Angelika Abt-Zegelin, Martin W. Schnell (Hrsg.)

Die Sprachen der Pflege

W0087304

Angelika Abt-Zegelin, Martin W. Schnell (Hrsg.)

Die Sprachen der Pflege

Interdisziplinäre Beiträge aus Pflegewissenschaft,
Medizin, Linguistik und Philosophie

schlütersche

Bibliografische Information Der Deutschen Bibliothek

Die Deutsche Bibliothek verzeichnet diese Publikation in der Deutschen Nationalbibliografie; detaillierte bibliografische Daten sind im Internet über http://dnb.ddb.de abrufbar.

ISBN-10: 3-89993- 168-8
ISBN-13: 978-3-89993-168-6

Die Herausgeber:
Dr. Angelika Abt-Zegelin, Prof. Dr. Martin W. Schnell
Fakultät für Medizin
Institut für Pflegewissenschaft
Stockumer Straße 12
58453 Witten

Die Wittener Schriften:
Die »Wittener Schriften« verbinden eine Reihe von Publikationen aus den Arbeitsschwerpunkten des Institutes für Pflegewissenschaft an der Universität Witten/Herdecke.
Es handelt sich um Tagungsdokumentationen, Forschungsberichte oder um thematisch gebündelte Qualifikationsarbeiten der Studierenden. Diese Abschlussarbeiten werden ausgewählt und eingeleitet, so dass sie interessant für ein Pflegefeld in Praxis und Theorie sind. Herausgeberinnen und Autorinnen wechseln je nach Thema. Für die gesamte Reihe ist die Arbeitsgruppe „Publikationen" des Instituts verantwortlich.

© 2006 Schlütersche Verlagsgesellschaft mbH & Co. KG,
        Hans-Böckler-Allee 7, 30173 Hannover

Alle Rechte vorbehalten. Das Werk ist urheberrechtlich geschützt. Jede Verwertung außerhalb der gesetzlich geregelten Fälle muss vom Verlag schriftlich genehmigt werden. Die im Folgenden verwendeten Personen- und Berufsbezeichnungen stehen immer gleichwertig für beide Geschlechter, auch wenn sie nur in einer Form benannt sind. Ein Markenzeichen kann warenrechtlich geschützt sein, ohne dass dieses besonders gekennzeichnet wurde.

Satz: PER Medien+Marketing GmbH, Braunschweig
Druck und Bindung: Druck Thiebes GmbH, Hagen

Inhalt

Einführung in das interdisziplinäre Problemfeld: Die Sprachen der Pflege

Angelika Abt-Zegelin, Martin W. Schnell

Dieses Buch ist Ausdruck einer durch die Jahre gehenden und nachhaltig betriebenen Lehr- und Forschungstätigkeit der Wittener Pflegewissenschaft und ihres Umfeldes.

Der konkrete Anlass dieser Publikation war die Tagung **Sprache und Pflege**, die am 14. und 15. Oktober 2005 an der Universität Witten/Herdecke von uns veranstaltet wurde und die damit zehn Jahre nach der ersten Tagung, noch im Bildungszentrum Essen (DBfK) zum selben Thema stattgefunden hat. Es zeigte sich, dass in den zehn Jahren seit 1995 eine kleine Tradition und Forschergemeinschaft entstanden ist.

1997 erschien das erste Buch zum Thema Sprache und Pflege (*Zegelin* 1997). Ein Band, der inzwischen restlos vergriffen ist. In der Zeit danach entstanden Dissertationen und andere Qualifizierungsarbeiten: pflegerische Kommunikation mit jungen und alten Patienten, interprofessionelle Kommunikation (Pflege/Medizin), Aufnahmegespräch im Krankenhaus (Pflege/Patienten), der pflegerische Sprachgebrauch in Wort und Schrift (Pflegedokumentation), die Sprache als Bildner der Pflegewirklichkeit usw. In der Pflegepraxis und auch in der Pflegebildung ist das Bewusstsein für die berufliche Sprache gestiegen.

Am **Institut für Pflegewissenschaft in Witten** finden seit dem Sommersemester 2001 regelmäßige Lehrveranstaltung zum Problemfeld oder zu Einzelaspekten des Zusammenhangs von Sprache und Pflege statt. 2005 erschien im Huber-Verlag, Bern, das zweite Buch zum Thema, herausgegeben von *Angelika Abt-Zegelin* und *Martin W. Schnell*.

Die Begriffe »Sprache und Pflege« bezeichnen einen besonderen und zugleich allgemeinen Problemzusammenhang.

Dies umso mehr, weil Pflegen und Sprechen auf einen bestimmten heilberuflichen Kontext unter vielen anderen verweist. Allgemein, da das Sprechen und Pflegen seiner selber und anderer jeden Menschen in unterschiedlicher Art und Weise bewegt. Insofern erwies es sich als sinnvoll, die fachwissenschaftliche Diskussion um die Pflege durch Beiträge der Vertreter anderer Disziplinen wie Linguistik, Germanistik, Anglistik, Sprachphilosophie, Semiotik, Medizin und Kulturwissenschaft zu erweitern und damit zu bereichern.

Gebrauch und Entwicklung von Sprache in und über die Pflege stellt sich als Gemengelage dar. Eine enorme Kraft besitzt das große Praxisfeld, geprägt durch Traditionen, durch die herkömmliche Ausbildung, in den letzten Jahren auch durch die Sozialbürokratie. Der Einfluss der Pflegewissenschaft ist dabei verschwindend gering. Es ist nicht damit zu rechnen, dass sich eine wissenschaftlich überformte Sprache auf die Pflegepraxis stülpt, ebenso wenig ist zu erwarten, dass die Einführung von Klassifikationssystemen die Verständigung im Pflegehandeln ändert. Alle diese Erscheinungen bedienen ganz unterschiedliche Ziele.

Die Pflegesprache ist, metaphorisch gesehen, ein nach allen Seiten offenes Haus mit vielen Anbauten. Neben der medizinischen Prägung spielen Begriffe aus anderen Wissenschaften eine Rolle. Eigenständigkeitsbemühungen hinterlassen Spuren, internationale Einflüsse werden aufgenommen, Modernismen, Anglizismen, Begriffe aus der Ökonomie, aus dem Qualitätsmanagement oder aus der Datenverarbeitung verändern Sprache.

Die Offenheit erlaubt eine große Dynamik, sie lässt aber viel Raum für Willkür und Zufall. Die berufliche Pflege in Deutschland ist kaum organisiert und nicht in der Lage, die wesentlichen professionellen Konzepte zu klären. Pflegende können ihr Handeln oft nicht angemessen ausdrücken, die »babylonische Sprachverwirrung« ist leider Normalität.

Erforderlich ist nicht ein konstruiertes und kompliziertes »Fachchinesisch«, sondern eine präzise und vor allem eindeutige berufliche Verständigung – durchaus in einer Art, die in anderen Berufen selbstverständlich ist. Verglichen mit dem Dachdecker-Gewerbe, in dem etwa die Bezeichnung »Dachfirst« völlig klar ist, stehen die Pflegeberufe erst am Anfang ihrer Begriffsbildung.

Verantwortung für die Entwicklung »ihrer« Sprache tragen alle Berufsangehörigen, besonders jedoch die ausbildenden und leitenden Menschen, die Fachmedien, die Gesellschaften und Verbände.

Die **These** dieses Buches lautet daher: Die Pflege kommt auch im Durchgang durch verschiedene Sprachen zu Wort, Begriff, Bild oder Zeichen und damit zu sich selbst.

Das Zur-Sprache-Kommen der Pflege, von dem an anderer Stelle die Rede war (*Abt-Zegelin, Schnell* 2005), wird hier differenzierter und präziser fassbar.

Die Pflege in **Eigen- und Fremdsprache** steht am Anfang dessen und bezeichnet zunächst die Eigensprache des anderen, pflegebedürftigen Menschen. Seine für ihn typische verbale und nonverbale Sprach- und Ausdrucksweise anzuerkennen bedeutet, dass, so *Christa Olbrich*, die Pflegepraxis den möglichen Gegensatz von allgemeinem Regelwissen und individuellem Fallverstehen umgehen kann.

Die Eigensprache des anderen sieht sich einem unerfahrenen und unkritischen Gebrauch von englischen Begriffen im deutschen Pflegediskurs gegenüber. *Yvonne Ford* analysiert die daraus entstehende problematische Identität von Begriff und Sache. Ein bekanntes Beispiel ist die aus der Übersetzung von der englischen in die deutsche Sprache resultierende Unterscheidung zwischen Grund- und Behandlungspflege, die suggeriert, dass es diese Unterscheidung real und immer geben würde. Den Verschleierungen im Gesundheitswesen, die der Gebrauch einer Fremdsprache produzieren kann, ist eine sorgfältige Sprach- und Übersetzungspolitik entgegen zu stellen.

Ein Blick auf das Ganze der **Sprachkultur** im Bereich der Pflege- und Gesundheitsversorgung zeigt allerdings auch deren normierende und nivellierende Aspekte. Fragwürdige Unworte und ein verantwortungsloser Jargon ebnen Eigenes und Fremdes ein, machen sie gleich und damit ununterscheidbar. *Angelika Abt-Zegelin* und *Franz Sitzmann* zeichnen diese Tendenz anhand eines ABCs jener Unworte nach, die die Wirklichkeit nachhaltig prägen. Eigenes und Fremdes müssten sich gegen diese Sprachunkultur durchsetzen können.

Die Pflege hat es im Rahmen der Sprache der **Dokumentation und Klassifikationen** mit dem Medium des Textes zu tun. An einem alltäglichen Pflegebericht verdeutlichen *Gisela Brünner* und *Lena Oesterlen*, dass der Text im Berichtswesen die Funktion hat, Wissen ablegen, wieder finden und verarbeiten zu können. Um diese Funktion erfüllen zu können, benötigt der Text, etwa im Vergleich zum Dialog, allerdings Zusätze, die häufig vergessen werden. Pflegende behandeln Texte wie Versatzstücke mündlicher Kommunikation. Die Aussage: »Pat. ist unauffällig«, mag als mündliche Information unter zwei anwesenden Pflegenden im Alltag ausreichen, als geschriebener Text, der in keinem erkennbar sinnhaften Kontext steht, ist der Satz hingegen überflüssig und sinnlos. Aus dieser Einsicht müssten Aus- und Fortbildung im Hinblick auf das Dokumentationswesen Konsequenzen ziehen.

Ein anderer und weiterer Ansatz zum Ausbau der Professionalität der Pflege im Hinblick auf die Sprache bildet seit vielen Jahren die Diskussion über Pflegeklassifikationen. Am Beispiel von NANDA und ICNP zeigt *Peter König*, dass die Bedeutung der Klassifikationen darin liegt, Gegenstände pflegerischen Handelns in formal exakte Begriffe bringen zu können, so dass eine Vergleichbarkeit durch Standardisierung entsteht. Die Klassifikation im Sinne einer Fachsprache unterscheidet sich von der unexakten Alltagssprache der Pflege, die für kommunikative Zwecke gleichwohl unverzichtbar bleibt.

Klassifikationen, die internationale Allgemeingültigkeit beanspruchen, müssen einer besonderen Formalität und Kombinationslogik gehorchen. *Gunnar H. Nielsen* zeigt, dass eine Klassifikation, die eine veritable Statistik, eine aussagefähige Dokumentation und einen gemeinsamen Bedeutungsrahmen für die Benutzer beinhalten soll, im Ausgang von der multiachsialen Kombinationslogik des ICNP ermöglicht wird. Die philosophische Logik *(Leibniz, Frege, Quine)* liefert die Denkmöglichkeit der Integration aller Klassifikationen in das ICNP, sofern dieses ein Überlegungsgleichgewicht zwischen atomaren Ausdrücken und allgemeiner Ordnung kombinatorischer Klassifikation schafft. Sparsam verwendete Grundbegriffe (atomare Ausdrücke) können prinzipiell unendlich miteinander kombiniert werden und somit eine allgemeine Ordnung der Klassifikationen mit entsprechender Integrationskraft ausmachen. Das Problem, dass diese erhabene Konstruktion allerdings mit sich bringt, erinnert an das Problem jeder Weltsprache oder jedes Weltethos': Sie wird nicht gesprochen und findet daher kaum kulturelle Bodenhaftung.

Fortgeschrittene Pflege soll, so die Vorstellung in vielen Visionen, das Sprachspiel der Wissenschaft durchlaufen. Die **Sprache der Wissenschaft** verspricht den Ausdruck von Objektivität, die Überwindung der vagen Sprache des Alltags und die Ermöglichung einer Fachsprachlichkeit sowie der Professionalisierung der Pflege. Dieser Wunsch stellt ein Problem dar, denn die gesprochene Sprache der Pflege hat ihren Sitz im leiblichen Handeln *(Charles Taylor)* und ist als solche durch den Kontext heilberuflicher Institutionen wie Medizin oder Ökonomie geprägt.

Die Sprache der Pflege und die Sprache der Wissenschaft konvergieren nicht, sie bilden eine heterogene Konstellation, wie *Manfred Hülsken-Giesler* in seinem kritischen Beitrag zeigt. Vermittlungen sind dennoch nötig, bleiben schwierig, auch wenn sie anders ansetzen würden.

Die **Pflegeversicherung** als normatives Instrument des Gesundheitssystems beinhaltet bestimmte **sprachliche Normen** und Formen, die, wie *Stefan Arend* ausführt, eine linguistische Auseinandersetzung ermöglichen. Definition der Pflege ist Normierung der Sache und leistungsrechtliche Verteilung und zwar trotz logischer Brüche in den Gesetzestexten. Sprachwissenschaft agiert hier als Sprachkritik.

Metaphern werden seit Aristoteles von der Philosophie untersucht. Aber erst seit Friedrich Nietzsche und dann ab den 1950er Jahren realisiert die Sprachwissenschaft, dass die **Sprache der Metaphern** eine besondere Funktion hat. Sie ist nicht nur Schmuck, den man auch ablegen kann, um wie ein Prosaist die Dinge direkt ansprechen zu können, wie Jean-Paul Sartre meint, denn Metaphern sind vielmehr Konstitutionsprinzipien der Wirklichkeit, so auch der Pflegepraxis.

Rudolf Schmitt und *Ulrike Böhnke* zeigen dies für die Rede des Patienten, für die Rede der Pflegenden, für die Interaktion zwischen beiden und hinsichtlich der nicht nur semantischen Streitigkeiten bei der Institutionalisierung der Wissenschaft von der Pflege. Metaphernanalyse und Leib, der zugleich Subjekt und Objekt der Pflege ist, konvergieren schließlich.

Metaphern konstituieren das Zwischenfeld des Dialogs, in dem Patienten mit dem Arzt oder der Pflege stehen, indem sie als Ausdruck und Manifestation des Befindens und besonders des Schmerzes fungieren.

Mechthilde Kütemeyer führt eine Analytik und damit eine Ordnung der Metaphern des Schmerzes vor, die hinsichtlich ihrer Eigenlogik variieren. Seelisch bedingter Schmerz, organischer Schmerz, psychogene Schmerzen und Traumata weisen jeweils eine Typik auf, die Heilberuflern zu verstehen aufgegeben ist, damit jene ihre Patienten wiederum verstehen können.

Die Arbeiten zur **Sprache der Literatur** gehen von der These aus, dass pflegerelevante Erfahrungen und Ereignisse in der Literatur (Roman etc.) so zum Ausdruck gebracht werden können, dass sie durch die Literatur treffend beschrieben werden und dass diese Beschreibungen von ihrem Wahrheitsgehalt her mit wissenschaftlichen Untersuchungen zum selben Thema korrespondieren. *Martin W. Schnell* und *Anika Mitzkat* zeigen dies anhand des Romans »Small World« von Martin Suter für das Frühstadium einer Demenz.

Anika Mitzkat erfasst auf dieselbe Weise Erfahrungen des Phänomens der Bettlägerigkeit durch Samuel Becketts Roman »Malone stirbt«.

Eine empirische Forschungsarbeit aus dem Bereich der **Phänosemiotik** beschließt das Buch. *Martin W. Schnell* und *Anika Mitzkat* haben Zeichen (in Form von Schildern, Aufklebern etc.) in einem Krankenhaus daraufhin untersucht, welche Erfahrungen diese den Patienten und den Besuchern ermöglichen. Ausgehend von Karl Bühler, Roland Barthes und der Phänomenologie der Aufmerksamkeit wird geprüft, welches Leitsystem und welche Ethik die Zeichen haben.

Insgesamt zeigen die hier versammelten interdisziplinären Beiträge aus Pflegewissenschaft, Medizin, Linguistik und Philosophie:

- dass Sprache, auch in der Pflege, sinn- und bedeutungsstiftend ist, kommunikative und ethische Funktionen hat,
- dass die Qualität der Sprache in der Pflegepraxis immer noch der Verbesserung bedarf,
- dass diese Verbesserung die These dieses Buches zu beachten hat: Die Pflege kommt im Durchgang durch verschiedene Sprachen zu sich selbst,
- dass Pflege Anteil hat an verschiedenen Sprachengestalten: unexakter Alltagssprache, Eigen- und Fremdsprache, exakter Formalsprache, juristischer Normsprache, literarischer Metaphorik und diskursiver Zeichensprachen.

Diese Differenzen, die es zu reflektieren gilt, sollen auch künftig Gegenstand der Arbeit des Instituts für Pflegewissenschaft der Universität Witten/Herdecke sein. Wir freuen uns, diese Beiträge in Ergänzung der Tagung im Rahmen der Wittener Schriften vorlegen zu können.

Für die Mitarbeit an dieser Publikation und an der Tagung »Sprache und Pflege« im Oktober 2005 danken wir den Autorinnen und Autoren, dem Verlag und den Mitgliedern der Arbeitsgruppe Sprache und Pflege: Helmut Budroni, Manuela Galgan, Harald Haynert, Lena Oesterlen, Anne Meißner, Anika Mitzkat und Karin Voss.

Witten, im Mai 2006
Dr. Angelika Abt-Zegelin
Prof. Dr. Martin W. Schnell
Institut für Pflegewissenschaft
Universität Witten/Herdecke

1 Die Pflege, die eigene und fremde Sprachen

1.1 Idiolektik: ein Konzept für die Pflegepraxis

Christa Olbrich

Pflegerisches Handeln ist ohne Kommunikation nicht denkbar. Sprache ist **das** Milieu, in dem Pflege sich vollzieht. Denn über die Sprache schaffen wir gegenseitiges Verstehen und Verständigung, erst dadurch wird Pflege ermöglicht.

Umso erstaunlicher ist, dass es kaum pflegespezifische Konzepte zur Interaktion gibt. Im Folgendem werde ich hier Elemente der idiolektischen Gesprächsführung vorstellen, die im Rahmen therapeutischer Berufe seit etwa 20 Jahren etabliert sind und die auch für den Pflegeberuf unter Beziehungs- und Professionsaspekten eine hohe Bedeutung erlangen können. Denn sie ermöglichen in hervorragender Weise einen Zugang zu anderen Menschen, der gekennzeichnet ist durch die Achtung seiner Einzigartigkeit und der Anerkennung seiner Verantwortung. Denn auch der zu pflegende Mensch ist Experte seiner Lebenssituation.

1.1.1 Was ist Idiolektik?

In dem Wort Idiolektik steckt das Wort »Idiolekt«. Damit ist ein Sprachmuster gemeint, das eine Person verwendet, inklusive all ihrer phonetischen, grammatikalischen und die Wortwahl betreffenden Vorlieben (*Poimann* 2003:37).

Man kann dieses Sprachmuster also als die individuelle Eigensprache eines Menschen bezeichnen. Die Idiolektik ist die Wissenschaft vom Idiolekt, von der individuellen Eigensprache. In der Gesprächsführung bedeutet das den methodischen Umgang mit der Eigensprache.

Die Eigensprache ist die Gesamtheit der Ausdrucksmöglichkeit eines Menschen, mit seiner je eigenen Bedeutung. Es ist die individuelle Einzigartigkeit, die über Mimik, Körperhaltung, Bewegung, Gestik und Tonfall, also nonverbal in Erscheinung tritt. Ebenfalls sind es die einzigartigen verbalen Formulierungen, die ein Mensch in seinem oft unbewussten Sprachrepertoire hat. Die Ausprägung ist abhängig von verschiedenen Faktoren der Genetik, Neurophysiologie, Gelerntem und der jeweiligen momentanen Situation, in der sich ein Mensch befindet. In diesem Zusammenspiel entsteht die Einzigartigkeit der verbalen Sprache und nonverbalen Erscheinung eines Menschen.

Die Idiolektik als Eigensprache einer Person kann analog zum Dialekt als Eigensprache einer Volksgruppe gesehen werden. Auch hier finden wir verbale und nonverbale Ausdrucksmöglichkeiten, oft auch Rituale, die nur innerhalb dieser Gruppe praktiziert und die von außen stehenden Personen nicht verstanden werden.

1.1.2 Zur Entwicklung der Idiolektik

Die ursprünglichen Begründer des idiolektischen Konzeptes sind *A. David Jonas* (Arzt und Psychotherapeut) und *Doris F. Jonas* (Anthropologin). Zu Arbeiten im Feld von Psychosomatik und archaischen Relikten von Menschen wurden von ihnen die ersten theoretischen Erkenntnisse in den 1970er und 1980er Jahren veröffentlicht. Es folgte die Entwicklung einer idiolektischen Gesprächsmethode, vor allem von *David Jonas* im Bereich der medizinischen Kurzzeittherapie. Er lehrte nach der Emeritierung in den USA mit Lehrauftrag in London und Würzburg. In seinen letzten Jahren wurde er auf einen psychosomatischen Lehrstuhl in Wien berufen.

Das Konzept erlebte eine Weiterentwicklung in Theorie und Praxis und Fundierung im deutschsprachigen Raum. Getragen vom Engagement von *Horst Poimann* (Deutschland) und *Hans Hermann Ehrat* (Schweiz) wurde in Würzburg 1985 die Gesellschaft für Idiolektische Gesprächsführung (GIG) gegründet (www.Idiolektik.de). Dort werden sowohl umfangreiche Seminare, als auch eine Ausbildung zum Basiszertifikat, Graduiertenausbildung: Kurzpsychotherapeut IG oder Beraterin IG einschließlich Gruppenleiterqualifikation und die EAP Stufe: Psychotherapeut/Beraterin IG mit European Certificate of Psychotherapy/Councelling angeboten.

Die inhaltliche und methodische Weiterentwicklung erstreckt sich heute in den Bereichen therapeutischer Berufe, Qualitätsmanagement, Beratung und Pädagogik. In Pflegepraxis, Pflegewissenschaft und Hospizarbeit hat dieses Konzept ebenfalls Eingang gefunden.

Wollen wir in helfenden Berufen Menschen verstehen, so müssen wir erst etwas über sie wissen. *»In diesen Gesprächen wird es wichtig, nicht eine allgemeine, allgemein anerkannte Bedeutung des Gesagten zu Grunde zu legen, sondern man muss, um dem Hilfesuchenden gerecht zu werden, dessen Eigensprache erkennen und erfahren.«* (*Poimann* 2000:17)

1.1.3 Haltung in der Idiolektik

Einer idiolektischen Haltung liegen folgende Axiome zu Grunde:
»Das **Selbstorganisationsprinzip** oder die innere Weisheit des Menschen sorgt unter gegebenen Umständen für optimale Verhaltensweisen, um zu leben.
In der Eigensprache des Menschen kommt dieser umfassend in seiner Ganzheit zum Ausdruck.
Idiolektiker anerkennen als einzige Kraft der Veränderung das dem Menschen innewohnende Selbstorganisationsprinzip.« (im Vorwort des Readers 2003)

In einer Übertragung in den pflegerischen Kontext könnte dies so gesehen werden, dass pflegebedürftige Menschen ausschließlich aufgrund ihrer je eigenen Potenziale mit ihrer Gesundheit und Krankheit umgehen und auch ihre Entwicklung noch voranbringen.

Pflegende können ein Klima des Wohlfühlens gestalten. In diesem Klima gelingt vielleicht der Zugang zu den Ressourcen des anderen. Impulse können gesetzt werden und die von dem Patienten erkannte und formulierte Hilfe ist dann die adäquate, nicht die im Standard vorgegebene, wie sie in der Denkstruktur der Pflegenden ist.

Konkret ist die idiolektische Haltung geprägt von der kompromisslosen Anerkennung der Sichtweise des anderen. Es wird davon ausgegangen, dass der ratsuchende oder kranke Mensch von seiner inneren Weisheit geleitet wird und er selbst der Experte seiner eigenen Lebenssituation ist. Er bestimmt Inhalt, Tempo sowie Art und Weise des Gespräches oder auch die Form des Kontaktes und der Hilfe.

Diese Haltung kann auch als »absichtslos« oder »zieloffen« bezeichnet werden. Sie bietet eine gute Basis zur Entwicklung von Vertrauen, Sicherheit und Wohlbefinden. Gerade in Pflegegesprächen kann diese Einstellung sehr viel Nähe zum Patienten ermöglichen. Aus dieser Nähe heraus kann dann die entsprechende Hilfe mit dem Menschen ganz individuell entwickelt werden.

In Pflegegesprächen erfolgt keine Bewertung. Der Stand des Patienten wird so anerkannt, wie er ist. Ressourcen werden angesprochen, die Beratung orientiert sich an den Fragen der Patienten. In dieser Haltung zeigt sich das Vertrauen in die Eigenverantwortung der Person. In Gesprächen wird auf die Sichtweise des anderen eingegangen, ohne Wenn und Aber.

Deutungen und Interpretationen treten zurück. Wo diese sinnvoll erscheinen, werden sie als solche ausgewiesen und es wird damit methodisch umgegangen. D. h., eine Deutung wird z. B. zur Klärung formuliert. Wenn dies jedoch für den anderen nicht zutrifft, wird die Deutung sofort zurück genommen. Es geht um die Entwicklung seines Weltbildes, die Erweiterung seiner Grenzen, die Einbeziehung seiner Situation und Fähigkeiten.

In die Pflege übertragen könnte das heißen: Dem Patienten wird eine Einsicht in sein Gesund- oder Kranksein ermöglicht. Er kommt zu Erkenntnissen, die ihm ein erweitertes pflegerisches oder allgemeines Verhaltensrepertoire ermöglichen.

1.1.4 Methoden der idiolektischen Gesprächsführung

Die Eigensprache beinhaltet bei jedem Menschen Schlüsselwörter, Metaphern oder ganz individuelle Redewendungen. Werden diese methodisch aufgegriffen, so kann das Gespräch sehr schnell in für den anderen wesentliche Bedeutungen führen. Schlüsselwörter heben sich aus dem Gesagten durch Besonderheiten hervor. Ein Wort kann z. B. besonders betont, laut oder leise gesprochen werden. Solche Wörter sind Begriffe, die – wenn man ihren Bedeutungsinhalt erfragt – einen besonderen Zugang zur Person, ihren Problemen und Vorstellungen ermöglicht.

Auch Metaphern oder bildhafte Vorstellungen machen unsere Sprache anschaulich. Viele Informationen werden von Menschen über den visuellen Kanal aufgenommen und verarbeitet. In der Pflege weiß man, dass sich gerade schwer kranke Menschen über Symbole und Bilder ausdrücken. Wird das von Pflegenden verstanden und mit geschulter Kommunikation aufgegriffen, so kann hier eine wesentliche Tiefe des Gespräches erreicht werden.

Im pädagogischen Kontext kann das heißen, dass einer Unterrichtsgestaltung mit Medien von bildhafter Gestaltung eine ernste Bedeutung gegeben wird. Der Einsatz von Metaphern, szenischen, symbolhaften oder spielerischen Methoden kann die Kreativität fördern. So werden eigene Potenziale für das Aneignen von Wissen und Erfahrungen frei. Auch Humor kann methodisch in das Unterrichtsgeschehen integriert werden. Lernen wird nicht auf Defiziten, sondern auf schon vorhandenen Erfahrungen und Wissen aufgebaut.

Zur Methode gehören des Weiteren ganz wesentlich die Fragestellungen. Diese werden kurz und offen gehalten. Offene Fragen sind dadurch gekennzeichnet, dass sie die Antwortmöglichkeiten weit halten und der Antwortende die Entscheidung darüber trifft, sich da zu äußern, wo er möchte und kann. Es sind Fragen nach dem wie, wo, wer, wann, was, die einen offenen Rahmen bilden. Warum-Fragen werden nicht gestellt, denn sie fordern Personen zu rationalen Erklärungen und Rechtfertigungen auf. Dies widerspricht einer wertfreien Haltung. Für Patienten können so unangenehme Situationen entstehen.

Die Methode der offenen Fragen schafft ein Klima, in dem der andere Mensch eine Zugewandtheit erlebt. Er erkennt: »Die Pflegeperson interessiert sich für mich, ich kann das sagen, was mir wirklich wichtig ist.« Gezielte und geschlossene Fragen engen den anderen ein und geben ihm das Gefühl, ausgefragt zu werden. Trotzdem sind natürlich auch geschlossene Fragen im Zusammenhang mit der Pflegeanamnese oft wichtig. Eine idiolektisch geschulte Person wird wissen, wann und wie sie bestimmte Fragestellungen verwendet.

Eine weitere Fragemethode ist die des Konkretisierens. Man fragt nach: »Wie sieht das konkret aus? Können Sie ein Beispiel geben? Können Sie das beschreiben?« Damit erreicht man, dass der Mensch in seinen vielleicht verstrickten Gedanken von einer abstrakten auf eine anschauliche oder bildliche Ebene kommt. Das Gespräch wird leichter. Intuition und Verstehen gelingen, indem aus tieferen Schichten des Gehirns (limbisches System) Verknüpfungen hergestellt und Einsichten aktiviert werden können. Dazu gibt es neurophysiologische Erklärungsansätze.

Um die doch etwas abstrakte Darstellung von Haltung und Methode zu veranschaulichen, möchte ich nun ein Beispiel aus einem Seminar von mir vorstellen.

1.1.5 Ein Gesprächsbeispiel zum Umgang mit Fragen zur Ressourcenorientierung

Im Methodenrepertoire der Idiolektik haben ressourcenorientierte Fragen eine besondere Bedeutung. Sie können für die direkte Pflege beim Patienten ebenso hilfreich sein wie im Bereich der Aus-, Fort- und Weiterbildung. Ein Beispiel aus einem Weiterbildungsseminar zur Anleitung:

Frau A., eine Altenpflegerin in der ambulanten Pflege, sagt – sehr unvermittelt, im Rahmen eines sehr offen gehaltenen Unterrichtsgespräches – sie könne bald nicht mehr zur Pflege eines Mannes gehen, da dies so belastend sei. Es sei nicht mehr zum Aushalten.

Ich: Können Sie etwas mehr zur Situation sagen?

Frau A.: Bei dem Mann muss ich die Körperpflege übernehmen, nicht ganz vollständig. Einiges kann er noch selbst, er sitzt im Rollstuhl. Ich kann da nicht mehr hingehen, es ist so belastend.

Ich: Was ist das Belastende?

Frau A.: Eigentlich nicht der Mann, sondern die Frau, die ständig dabei ist und auf den Mann einredet.

Ich: Und wie ist das zum Beispiel?

Frau A.: Sie wertet ständig ihren Ehemann ab – jetzt stell dich doch nicht so an, mach das doch so, wie die Schwester sagt – sie behandelt ihn wie ein Kind.

Ich: Ist das Abwerten das Belastende?

Frau A.: Stimmt, ja, mit dem Mann allein komme ich gut klar, ich mag ihn sogar.

Ich: Wann ist die Situation nicht belastend? (Frage nach der Ressource)

Frau A.: In der Zeit, in der die Frau nicht anwesend ist

Ich: Können Sie diese Zeit verlängern? (die Ressource vermehren)

Frau A.: Ja, wenn ich den Patienten mit dem Rollstuhl dahin … fahre, ist sie nicht dabei.

Ich: Ist das eine Möglichkeit für Sie?

Frau A.: Ja, so könnte ich das in Zukunft vermehrt machen.

Erklärungen zum Gesprächsverlauf:

Meine erste Frage ist offen gehalten. Ich möchte mehr zur Situation zu erfahren.

Die zweite Frage: »Was ist das Belastende?«, ist nicht typisch für die idiolektische Fragestellung, da man nicht nach Problemen fragt. In diesem Fall jedoch habe ich diesen Begriff als Schlüsselwort erkannt, da dieser Begriff schon im ersten Satz der Einleitung zum Gespräch verwendet wurde. Wenn die Hypothese zum Schlüsselwort nicht stimmt, wird sie sofort verworfen. Hier ist es richtig, denn die Altenpflegerin kann sofort erklären, was sie meint.

Meine nächste Frage: »Und wie ist das zum Beispiel?«, ist offen, die Situation kann konkret werden und wird auch von mir nochmals konkretisiert.

»Wann ist die Situation nicht belastend?«, ist nun die Frage nach einer möglichen Ressource, diese wird durch eine Nachfrage erweitert. Die Altenpflegerin findet die Lösung in sehr kurzer Zeit für sich.

Interpretation: Durch offene Fragen kann der andere sehr schnell zu dem ihm eigenen Thema kommen und eine Klärung für sich selbst finden. In meiner wertfreien, zieloffenen Haltung kann ich mich ohne Anstrengung – ohne selbst Lösungskonzepte produzieren zu müssen – auf das Gespräch einstellen. Es wird leicht und für mich nicht belastend.

Da kommunikative Fähigkeiten nicht nur über kognitives Wissen, sondern fast ausschließlich über direkte Erfahrung entwickelt werden, erscheint es an dieser Stelle sinnvoll, eine Übung aus dem Repertoire der idiolektischen Gesprächsführung anzubieten. Wir bleiben beim Thema der Ressourcenorientierung.

Übung

Rahmen der Übung: Bilden Sie eine Dreiergruppe und bestimmen Sie die Rollen. Eine Person ist die Fragende, eine Person die Erzählende und die dritte Person hat die Beobachtungsrolle.
Nach fünf Minuten sollen Sie die Rolle wechseln. Insgesamt 15 Minuten, so dass jeder einmal eine Rolle erfährt.

Auftrag an die fragende Person:

Haltung: Üben Sie eine Haltung ein, in der Sie als Fragende Ihre eigenen Gedanken zurückstellen. Nicht nur die Gedanken, sondern natürlich jede verbale Äußerung, werden zurückgehalten. Erkennen Sie bedingungslos an, was der andere sagt.

Methode: Stellen Sie nur kurze offene Fragen. Fragen Sie nach Konkretem (z. B.: »Wie können Sie das beschreiben?« – »Wie sieht das aus?«) Wenn Sie glauben, ein Schlüsselwort gehört zu haben, so fragen Sie danach (z. B.: »was meinen Sie damit?«) Die beobachtende Person richtet ihre Aufmerksamkeit auf diese Angaben und behält ihre Beobachtung für sich. In einer späteren Reflexionsphase kann das natürlich ausgetauscht werden.
Einstiegsfrage: »Beschreiben Sie ein Hobby oder einen Urlaub oder einen Tag Ihrer Woche!«

1.1.6 Bedeutung für die Pflegepraxis

Pflege findet in **Beziehung** und **Interaktion** mit Menschen statt. Pflegetheorien weisen darauf hin, sie bleiben allerdings meist in normativen Vorgaben, was erreicht werden sollte. Wie nun eine gute Beziehung hergestellt werden kann, wird kaum formuliert, denn sie läuft über verbale und nonverbale Sprache und dies bedarf einzuübender Interaktionsprozesse. Mit der sehr ausgeprägten Haltung der kompromisslosen Anerkennung der Sichtweise des anderen in der Idiolektik wird ein unerlässlicher Boden für Vertrauen, Achtung und damit auch für Beziehung erfahren. Um diese Haltung zu entwickeln, ist es notwendig, dass hier erst eigene Erfahrungen in idiolektischen Gesprächen vorangegangen sind.

Im **Professionsverständnis** von *Oevermann* vollzieht sich auch Pflege in der Dichotomie der Anwendung von Regelwissen und individuellem Fallverstehen. D. h., die Pflegeperson steht in dem Konflikt, dass sie z. B. nach Standard, Konzept, Norm oder Theorie vorgehen müsste. Nun erlebt sie aber den Patienten in seiner momentanen Situation, in der er etwas anderes möchte oder braucht. Um hier professionell zu handeln, muss sie die Fähigkeit haben, den erforderlichen Pflegebedarf herauszufinden. Sie braucht authentische Information und muss diese mit ihren Vorstellungen und den Bedürfnissen des anderen abstimmen. Offene Fragen, eine geschulte Wahrnehmung, auch für nonverbalen Ausdruck, ermöglichen den Zugang und die aktuelle Einschätzung. Erst dadurch wird ein Aushandlungsprozess möglich.

Im Pflegeprozess hat die **Informationssammlung** einen hohen Stellenwert. In der Pflegepraxis erleben wir allerdings oft ein an Checklisten ausgerichtetes Vorgehen. Schüler lernen das »Was«, das getan werden muss, dabei ist das »Wie« häufig viel wichtiger. In einem Bild könnte man sagen: Mit dem »Was«, das die Pflegende realisiert, kommt sie in den Himmel, mit dem »Wie« der Durchführung gelangt sie in die Hölle. Von Bedeutung, und das ist ein langer Lernprozess, ist die Kunst, sich auf den anderen einzustellen; herauszuhören wo steht dieser; sprachlich auf ihn eingehen, um die Information zu bekommen, die sinnvoll ist. Erst wenn es der Pflegeperson gelingt, in einem Erstgespräch all ihre gedanklichen Vorstellungen der Pflege für diese Person zurückzunehmen und zieloffen vorzugehen, kann sie wahrnehmen und herausfinden, was der Patient braucht und wie er es haben möchte. Der Zugang zum Verstehen ist erst die Kunst des Fragens.

Pflege beansprucht für sich – inzwischen gesetzlich verankert – ressourcenorientiert vorzugehen. Sieht man jedoch die Praxis genau an, so sind es die Defizite, an denen sich das Handeln ausrichtet. Fragt man, was wird unter Ressourcen verstanden, so werden die Dinge genannt, die der Mensch noch körperlich kann. Anhand der ATL wird aufgezählt: hier kann er noch den Arm bewegen, dort kann er sich noch die Schuhe selbst binden, das muss als Ressource erhalten werden.

Jeder Mensch verfügt über fast unerschöpfliche Ressourcen in lebensbiografischen Erfahrungen, in seelischen und spirituellen Bereichen. Über die Sprache, und nur darüber, können wir für den anderen einen Zugang eröffnen. Er aktiviert seine eigenen, vielleicht verborgenen Kräfte. In der Idiolektik wird der Grundsatz vertreten: Nicht die Probleme, sondern die **Ressourcen** werden angesprochen. Achtet man im Gespräch auf Schlüsselwörter, kann es sehr schnell gelingen, dass die Person zu ihr wesentlichen Anliegen kommt.

Zusammenfassend kann man sagen, dass die Haltung und die Methoden der idiolektischen Gesprächsführung eine sehr gute Möglichkeit sind, um in Beziehung und Interaktion eine Qualität für die Pflege zu erschließen. Eine Sensibilisierung für die Sprache bedeutet auch Achtung und Verantwortung für mich und den anderen zu verwirklichen. Hierin liegt auch die ethische Dimension im Pflegeberuf (*Olbrich* 1999), damit gelingt es, aus den normativen Postulaten in den ganz konkreten kommunikativen Umgang des Pflegealltags zu kommen.

Literatur

Ehrat, H. H., Poimann, H. (Hrsg.): Idiolektik. Eigensprache, Psychosomatik, Edukation. Reader. Huttenscher Verlag, Würzburg 2003.

Jonas, A. D., Daniels, A.: Was Alltagsgespräche verraten. Huttenscher Verlag, Würzburg 1996.

Jonas, F., Jonas, A. D.: Signale der Urzeit. Archaische Mechanismen in Medizin und Psychologie. Huttenscher Verlag, Würzburg 1996

Oevermann, U.: Theorie der Professionalisierung als Teil der allgemeinen Gesellschaftstheorie. Ms. Frankfurt/M. 1981.

Olbrich, C.: Pflegekompetenz. Huber Verlag, Bern 1999.

Olbrich, C.: »Hinter den Worten« – Eigensprache. In: Altenpflege, 1/2006, S. 60–61.

Poimann, H.: Vier Ebenen der Idiolektik. Huttenscher Verlag, Würzburg 2000.

www.idiolektik.de

Gesellschaft für Idiolektische Gesprächsführung. Huttenstr. 10, 97072 Würzburg.

1.2 »Risiken und Nebenwirkungen« von englischen Begriffen im deutschen Pflegediskurs

Yvonne Ford

1.2.1 Eine Glosse

*»Guten Morgen, allerseits. Bevor wir heute mit unserem **Team-Handover** beginnen, möchte ich Ihnen über ein Gespräch mit dem **Management** unseres **Profit Centre** berichten. Es geht um einige Veränderungen, die für die kommenden Monate geplant sind. Sie werden später eine Gelegenheit zum **Brainstorming** zum Thema **Changemanagement** haben, so dass Ihr **Input** berücksichtigt werden kann. Ihre **Partizipation** ist sehr wichtig! Wir müssen alles tun, um **fit for the future** zu sein und der Konkurrenz auf dem Gesundheitsmarkt zu begegnen.*

*Zuerst dürfen alle von Ihnen an einer neuen Fortbildung teilnehmen: Das **Patient-Friendly** Hospital. Es ist wichtig, dass wir die Patienten freundlich behandeln und ihnen positives **Feedback** und **Motivation** geben. Es ist auch sehr wichtig, dass wir sie als unsere Kunden, als Gäste, sehen, und nicht länger als Patienten. (So werden sie dann vielleicht nicht so schnell merken, dass die Leistungen in unserem **Health-care-System** gekürzt werden.)*

*Und jetzt zu den Neuerungen: Wir werden einen **Service Point** unten in der Eingangshalle, ab jetzt **Lobby** genannt, einrichten. Hier können unsere Gäste **ein-checken**, bevor sie auf Station kommen und per **Computer** gleich ihre Essenswünsche eingeben. Sie können anhand eines für ihr Krankheitsbild speziell erarbeiteten **Care Pathway** sehen, an welchem Tag sie voraussichtlich entlassen werden und falls nötig, einen Termin mit der **Home Care Nurse** vereinbaren. Bevor sie auf Station kommen, werden Sie eine **DVD** über die bevorstehenden Untersuchungen und Be-*

handlungen sehen können, so dass sie besser informiert sind. Das neue Patient **Education Centre** wird an den **Service Point** angedockt.

Wir haben eine neue **Managerin** für diese beiden Bereiche gewinnen können; sie hat ihr **Bachelor in Health Information and Communication** vor kurzem gemacht und hat ihr **Thesis** über **Best Practice in Patient Management** geschrieben. Sie spricht sieben Sprachen, hat gute Kenntnisse in Latein und Altgriechisch und ist sicherlich bereit, viele (Über-)Stunden zu investieren, um dieses neue Projekt ins Laufen zu bringen. Wir bieten somit ein **All-inclusive Package** an.

Hier auf unserer Station werden wir ein neues Pflegesystem einführen: **Primary Nursing**. Einige von Ihnen haben vielleicht schon etwas davon gehört – es bietet den **Registered Nurses** mehr Verantwortung und Berufszufriedenheit an. Wir werden weniger voll examinierte Pflegende auf Station haben, aber natürlich mehr **Pflegeassistents**. Unser **Slogan: Less is more!** Die **Primary Nurses** werden zuständig für die Hälfte der Patienten sein und ihre eigenen Teams von **Helpers** haben. Jede **Primary Nurse** wird auch eines der modernsten Handys bekommen, so dass sie erreichbar ist, falls Fragen oder Probleme auftauchen.

Das **Rooming-in-System** des **Womens Centre** wird ein wenig abgeändert, damit es auf andere Stationen übernommen werden kann: So können die Familienmitglieder besser in die Pflege von ihren Angehörigen eingebunden werden. Und natürlich wird unser **Family-Caring-Model** von der Universität wissenschaftlich begleitet; es ist uns gelungen, EU-Gelder dafür zu bekommen! Wir hoffen, dass mit unserem **Fast-Track-System** die Patienten schneller das Krankenhaus verlassen können. Aber jetzt drängt die Zeit. Ich werde morgen mehr über unsere Pläne für ein postoperatives **Wellness Centre** berichten …«

Sollte ich mich als Englischsprachige nicht über so viel Englisch in der deutschen Krankenhauslandschaft freuen? Ich sehe allerdings einige Probleme, die aus dieser Entwicklung herrühren und möchte sie in diesem Artikel ansprechen.

Aber zuerst einen Rückblick:
Im 19. Jahrhundert war es die französische Sprache, die ein Zeichen von Bildung und Rang darstellte. Französisch wurde in den vergangenen Jahrhunderten an den deutschen Fürstenhöfen gesprochen und unterrichtet. Nur das »gemeine« Volk sprach deutsch. Bis in das 20. Jahrhundert wurden französische Begriffe in deutsche Sätze gestreut, um den Eindruck zu erwecken, dass der Sprecher oder die Sprecherin zu den »Oberen« gehörte.

Seit der Nachkriegszeit ist es aber die englische Sprache, die mit Freiheit, Wachstum, Forschung und Fortschritt verbunden wird und in den letzten Jahren ist Englisch auch die Sprache der Globalisierung geworden. Englisch hat sich weltweit zur *lingua franca* entwickelt und wird heute von mehr Menschen als zweite oder dritte Sprache gesprochen als von »Muttersprachlern.«

Aber Englisch wird nicht nur von Millionen gesprochen – Englisch beeinflusst auch andere Sprachen. Englische Begriffe werden in die deutsche Sprache übernommen und z. B. als Nomen, Adjektive oder Verben integriert; als Rechtfertigung wird behauptet, dass es »hierfür kein treffendes deutsches Wort gibt.« Immer öfter werden englisch klingende Begriffe (so genanntes Denglish) kreiert, um zu suggerieren, dass der Sprecher oder die Institution weltoffen ist, erfahren und auf der Höhe der Zeit. Das Streben, ausschließlich deutsche Begriffe zu benutzen, wird als altmodisch interpretiert.

Bei vielen Deutschen (und Menschen in anderen Ländern) ruft diese Entwicklung ambivalente Gefühle hervor: In Deutschland ist Englisch die Sprache der Befreier, aber auch die der Besatzer. Obwohl dies jetzt mehr als 60 Jahre zurück liegt, glaube ich, dass dieser Zwiespalt noch wirksam ist. Englisch ist Sprache der Pop-Kultur, wird oft aber auch als Sprache der amerikanischen Hegemonie empfunden. Englisch wird als Chance (Zugang zum internationalen Diskurs), aber auch als notwendiges Übel gesehen.

So versuche ich zu erklären, warum so viele Anglizismen in die deutsche Sprache übernommen wurden, obwohl die Fähigkeit, einen wissenschaftlichen Diskurs in Englisch zu halten, zu lesen und zu schreiben, in der Pflege noch verhältnismäßig unterentwickelt ist. In diesem Zusammenhang sind die unterschiedlichen Schulabschlüsse der Pflegenden zu berücksichtigen.

Die Probleme, die durch den unerfahrenen, unkritischen Gebrauch von Anglizismen in der Pflege (und allgemein in Gesundheitswesen) entstehen, sei es in der mündlichen Kommunikation oder in schriftlicher Form, möchte ich im Folgenden ansprechen und einige Alternativen vorschlagen.

1.2.2 Fehler in der Übersetzung englischer Fachliteratur

Bei Übersetzungen entstehen hauptsächlich drei Fehlerarten: Teile des Textes werden unbeabsichtigt weggelassen, neue Inhalte werden hinzugefügt oder der Text wird falsch verstanden und falsch übersetzt. Übersetzungen sind immer geprägt von der Person, die sie bearbeitet; Entscheidungen über Wortwahl und Satzbau müssen durchgängig getroffen werden, um den Text verständlich und leserlich in der Zielsprache zu machen.

Wenn ein übersetzter Text gelesen wird, dann soll die Leserin nicht anhalten müssen, um zu fragen, was gemeint ist. Dies ist ein Wahrzeichen einer guten Übersetzung – und gleichzeitig eine Gefahr. Die Leserin kann nicht beurteilen, ob das, was sie liest, das ist, was der Autor vermitteln wollte.

Besonders auf akademischem Niveau wäre es wichtig, Zugang zu Originaltexten zu haben, um zu vermeiden, dass fehlerhafte Übersetzungen übernommen und weiter gegeben werden.

Ein Beispiel hierfür ist die fehlerhafte Übersetzung des Nuffield document über Pflegetätigkeitsfelder aus dem Jahre 1953. Die Begriffe »Grundpflege« und »Behandlungspflege« sind Produktionen der Übersetzung. So wie sie dann in Deutschland in die Ausbildung und Pflegepraxis integriert wurden, wichen sie von der Absicht des Nuffield Document ab (vgl. www.nhshistory.net/1948–1957.htm#Nursing.)

Es gibt auch immer wieder Verwechslungen bei der Übersetzung der englischen Wörter »nursing, nurse, nursing school, nursery school, care, caring, carer.« Eine ausführliche Erklärung all dieser Wörter habe ich in das Buch »Nursing English essentials« integriert (siehe unten). An dieser Stelle nur so viel: »Nursing« ist die Übersetzung für den Beruf »Pflege«; »caring« ist ein wesentlicher Bestandteil dieses Berufes, aber der Beruf selbst wird nicht als »care« oder »caring« übersetzt. Studenten, die Pflege studieren, studieren nicht »care« (sic!) sondern »nursing« oder »nursing science«.

Sowohl Männer als auch Frauen, die den Beruf gelernt haben, sind »nurses«. Sie haben ihre Ausbildung an einer »nursing school« absolviert – nicht an einer »nursery school« – dies ist ein Ort für Kleinkinder.

Es wäre wichtig, dass ein übersetzter Text immer mit dem Namen der Autorin und der Übersetzerin veröffentlich wird, so dass die Qualifikationen und Erfahrungsbereiche von beiden dargestellt sind. So werden die Leserinnen daran erinnert, dass sie nicht das Original lesen. Sie werden sensibler und kritischer mit dem Text umgehen. Die Arbeit beider Personen wird gewürdigt.

Zusätzlich wäre es wichtig, eine Datenbank einzurichten, in der englische Pflegebegriffe und -konzepte mit ihren deutschen Übersetzungen eingetragen werden, um den aktuellen Stand des Konsenses zu dokumentieren. Diese Datenbank könnte laufend ergänzt und/oder korrigiert werden und sollte für alle Übersetzer zugänglich sein.

Weiterhin sollten Kurse angeboten werden, die es Pflegenden, Studierenden und Lehrenden ermöglichen, Englischkenntnisse auf hohem Niveau zu erlangen. Dies wird die Teilnahme an internationalen Kongressen leichter und effektiver machen und die Veröffentlichung von deutschen Pflegekonzepten und Pflegepraxis in englischer Sprache voran bringen.

1.2.3 Verwirrende Gespräche mit Patienten

Der Gebrauch englischer Begriffe ist zum Teil selbstverständlich in die Sprache der Pflegenden aufgenommen worden und Teil ihres Berufs-Jargons. Die Verwendung derartiger Begriffe in Patientengesprächen verursacht Verwirrung und bedeutet, dass Patienten ihre Krankheit und die Konsequenzen nicht oder nur mangelhaft verstehen.

Als Beispiele möchte ich einige Begriffe nennen:
Im Alltagsdeutsch werden die Adjektive »positiv« und »negativ« verstanden als »günstig« und »ungünstig.« Wenn ein Testergebnis als positiv oder negativ beschrieben wird,

versteht die Patientin genau das Gegenteil von dem, was die Pflegende mitteilen möchte. Es ist berichtet worden, dass Patienten, die gehört haben, ihr HIV-Test wäre »negativ«, sich anschließend das Leben genommen haben.

Dieses Problem betrifft nicht nur den Gebrauch von Anglizismen in Deutsch; ähnliche Probleme entstehen im Deutschen, wenn bei Patientengesprächen Fachtermini, z. B. aus der Medizin (mit Begriffen, die auf Latein und Griechisch basieren), benutzt werden. Pflegekräfte können für Missverständnisse sorgen, wenn sie Anglizismen unreflektiert übernehmen:

- Ein Drogenabhängiger soll »clean« werden und bleiben
- Eine brustamputierte Frau wird einen Termin bei der »breast care nurse« erhalten
- Ein Herzkranker soll einen »Pacemaker« erhalten
- Bei einem Patienten soll eine »Bypass-Operation« durchgeführt werden
- »Staging« wird für einen Krebskranken gemacht
- Ein Patient, der eine Darmuntersuchung bekommt, sollte vorher »GoLitely« einnehmen
- Ein Psychiatrie-Patient hat ein »Borderline-Syndrom«
- Ein Patient mit Schlaganfall wird in einer »Stroke Unit« aufgenommen
- Einer, der unter Schlafapnoe leidet, wird in einen »Sleep Lab« untersucht
- Die überforderten Eltern eines behinderten Kindes sollen »Coping« lernen.

Die wichtigste Funktion einer Sprache soll Verständigung sein. Allerdings, wenn so viele Begriffe benutzt werden, wie die zuvor benannten, werden sie von den Patienten nicht verstanden; folglich findet keine Verständigung statt. Verschlimmerung des Zustandes der Patientin, unerwünschte Nebenwirkungen, Verlängerung des Krankenhausaufenthaltes mit erhöhten Kosten, zeitnahe Wiederaufnahmen usw. können die Konsequenzen sein. Der Patientin wird vermittelt, dass sie zu beschränkt ist, um zu verstehen um was es geht – und viele werden aus Scham nicht nachfragen.

Wichtig wäre, dass Pflegende das Thema »effektive Kommunikation« genauer anschauen, dass auf Station Untersuchungen über Kommunikation zwischen Pflegenden und Patienten durchgeführt werden. Externe Beobachter können helfen, verwirrende Begriffe und ineffektive Formen der Kommunikation, die mittlerweile selbstverständlich geworden sind, sichtbar zu machen und Alternativen zu entwickeln. Personen, die für die Öffentlichkeitsarbeit zuständig sind oder Patientenliteratur, z. B. für Krankenkassen schreiben, sollten sehr genau prüfen, ob ihre Texte von den Patienten wirklich verstanden werden.

1.2.4 Verschleierung der Folgen von Gesundheitsreformen

Ich glaube, dass viele englische Begriffe im Gesundheitswesen gebraucht werden, um den Eindruck zu erwecken, dass erprobte, erfolgreiche Modelle aus angelsächsischen Ländern in das deutsche Gesundheitswesen eingeführt werden, um etwa Finanzierungsprobleme zu lösen.

Bei den Bezeichnungen solcher Modelle und Konzepte wird meistens die englische Sprache beibehalten. Ich erwähne nur einige: DRGs, DMPs, OPS, controlling, auditing, primary nursing, case management, care pathways, discharge planning, evidence-based practice, outcomes, benefits, fund-raising, corporate identity, synergy effect, data base, human resources, down-sizing, lean management, quality assurance, unique selling point, supervision, coaching usw.

Wer weiß wirklich, was in den Ursprungsländern mit diesen Begriffen gemeint ist? Sie werden in Deutschland von vielen übernommen und nachgesprochen, ohne dass eine kritische Auseinandersetzung mit Ursprung, Umsetzung und Wirkung stattfindet. Dies hat zur Folge, dass der Kreis derer, die über die Vor- und Nachteile solcher Denkmodelle diskutieren, eingeschränkt wird. Nach dem Motto: »Wissen ist Macht«, werden Entscheidungen von einem relativ kleinen Personenkreis getroffen, aber diese Entscheidungen ziehen tief gehende Folgen nach sich.

So wird zum Beispiel der Begriff »primary nursing« in Deutschland seiner ursprünglichen Bedeutung entfremdet. In Deutschland werden unter dem Deckmantel »primary nursing« Pflegestellen abgebaut: Wenige ausgebildete Pflegekräfte sollen Hilfskräfte überwachen und die Verantwortung für deren Handeln übernehmen.

Genau das Gegenteil war das Ziel, als »primary nursing« in den Vereinigten Staaten entwickelt wurde. Es sollten **mehr** ausgebildete Pflegekräfte auf Station sein, so dass sie sich gegenseitig in der Ausführung der Pflege vertreten können. Die Pflegeplanung sollte in den Händen einer qualifizierten Pflegekraft bleiben, solange die Patientin im Krankenhaus behandelt wird. Hilfspersonal sollten ausgebildete Pflegende unterstützen, aber nicht ersetzen.

»Primary nursing« war nicht als kostensenkende Maßnahme gedacht. Vielmehr sollte dieses Modell dafür sorgen, dass die Berufsressourcen der examinierten Pflegekräfte bestmöglichst verwendet werden, um eine optimale Pflege der Patienten zu erreichen. Optimale Pflege bedeutet in diesem Kontext, dass die Pflegemaßnahmen ausgewählt werden, um die Pflegeziele zu erreichen, dass Komplikationen vermieden werden sollten und dass die Patientin früher entlassen werden kann. So werden Kosten reduziert.

Solange Pflegekräfte keinen Zugang zu Quellentexten und Informationen über das Modell »primary nursing« bekommen, sind sie vom »Hörensagen« abhängig und können keine adäquaten Gesprächspartner sein, wenn es um die Einführung neuer Modelle geht.

Es ist sicherlich kaum machbar, alle englischen Begriffe im deutschen Pflege- und Gesundheitsdiskurs auszuklammern, und vielleicht gar nicht wünschenswert. Dennoch denke ich, dass es wichtig ist, englische Begriffe (so gut wie möglich) zu übersetzen und zu erklären. Ein Glossar als Anhang an schriftliche Dokumente würde der Leserin helfen, die Anglizismen (und deren Abkürzungen) besser zu verstehen.

Zusätzlich sollten Hintergrundinformationen zur Entstehung und Erfahrung mit den Modellen und Konzepten im Ausland in deutscher Sprache zur Verfügung gestellt werden, z. B. durch das Ministerium für Gesundheit. Diese Dokumente sollten auch der Öffentlichkeit zugänglich sein.

Die »Risiken und Nebenwirkungen« (sowie auch die Vorteile) des Gebrauchs von Anglizismen sollten an den Fachhochschulen und Universitäten thematisiert werden. Je mehr die Pflege ihre eigene Sprache erarbeitet und entwickelt, desto weniger wird sie unkritisch die Sprache eines »Dritten« übernehmen, um ihre Arbeit zu beschreiben.

Literatur

Nuffield Provincial Hospitals Trust, The work of nurses in hospital wards – The report of a job analysis, London: NPHT, 1953.

Ford, Y.: Nursing English essentials. Huberverlag, Bern 2005.

Ford, Y.: »Wechseln Sie die Perspektive« – Deutsche Sprache und kulturelle Sensibilität in der Pflege. In: Altenpflege 1/2006, S. 57.

Zifonun, G.: Überfremdung des Deutschen: Panikmache oder echte Gefahr. IDS-Sprachforum, Institut für Deutsche Sprache. Mannheim, Mai 2002.

StZ Sprach-aktion: Denglish – was ist das eigentlich? Stuttgarter Zeitung, Stuttgart, Archiv.
www.stuttgarter-zeitung.de/stz/page/detail.php/502837
www.stuttgarter-zeitung.de/stz/page/detail.php/285041?skip=20

1.3 »So viel Wortmüll war nie« – Sprachkultur in Ausbildung und beruflicher Bildungsarbeit

Angelika Zegelin, Franz Sitzmann

Kranke und pflegebedürftige Menschen melden sich selten zu Wort. Sie haben ihre Interessen nicht organisiert, sie haben keine »Lobby«. Patient zu sein ist ein flüchtiger Status und schwerkranke Menschen und ihre Angehörigen haben mit sich selbst genug zu tun.

Aus diesem Grund ist verständlich, dass ein Protest gegen zunehmend diskriminierende und durch Ökonomie geprägte Begriffe wie »Patientengut«, »Altenlawine« oder »Cash-Cows« meist unterbleibt.

Umso mehr sollten die beruflich Pflegenden sich aufgefordert fühlen, Position zu beziehen, sich zu Wort zu melden und sich ggf. schützend vor ihre Klienten zu stellen – und dies nicht nur, weil pflegebedürftige Menschen die Arbeitsplatzgaranten für die Pflegeberufe darstellen.

Zunächst gehört es dazu, eine Sensibilität für fragwürdige Bezeichnungen im eigenen Arbeitsumfeld zu entwickeln, den eigenen Jargon zu hinterfragen.

Gut vorstellbar ist etwa ein Austausch darüber im Arbeitsteam, ein gemeinsames Suchen nach neuen Begriffen auf einer Besprechung. Lehrerinnen im Bereich Pflege kommt hier eine besondere Verantwortung zu, sie sollten auf guten Ausdruck achten.

Auch Fachartikel und Lehrbuchtexte weisen zahlreiche »Unworte« auf, Autorinnen und Redakteurinnen sollten sich ebenfalls um korrekte Sprache bemühen.

Über den eigenen Arbeitsalltag hinaus ist wünschenswert, dass beruflich Pflegende sich auch in die öffentliche Diskussion einschalten und auf »Wortmüll« hinweisen, Radio- und TV-Sendern Rückmeldung geben, Leserbriefe schreiben.

Im Nachgang des ersten Sommerforums »Sprache und Pflege« 1995 erfreuten sich besonders die Veranstaltungen zu »Unworten« großer Beliebtheit. In zahlreichen Ausbildungsstätten, in der Fort- und Weiterbildung und an Hochschulen haben wir unsere Gedanken vorgetragen und dazu aufgerufen, »vor Ort« selbst kleine Sprach-Werkstätten durchzuführen. Diese können von 30 Minuten bis zu mehreren Stunden dauern.

Nach unserer Erfahrung hat sich folgendes Vorgehen bewährt:
• Darstellung einzelner fragwürdiger Begriffe
• Gemeinsames Sammeln weiterer Unworte
• Suchen nach Herkunft der Begriffe
• Überlegungen zu den Auswirkungen, zur Meinung der Betroffenen
• Formulierung neuer und besserer »Ausdrücke«

Interessant ist auch die Frage, warum solche Begriffe überhaupt Eingang in die berufliche Sprache finden. An Antworten findet sich ein breites Spektrum, von Gedankenlosigkeit und Gemeinschaftsgefühl bis hin zu emotionaler Distanzierung und bewusster Herabwürdigung des anderen.

Zur Herkunft der Begriffe hat *Franz Sitzmann* immer wieder auftauchende Kategorien ausmachen können. So stammen manche Begriffe aus dem Bereich Spionage/Militär, andere aus Handwerk/Technik/Transportwesen, viele aus der Ökonomie, einige aus der Familie/Kindersprache (vgl. *Sachweh* 2006) oder aus (vergangenen) Herrschafts- und Machtansprüchen, manche gar aus der Schädlingsbekämpfung. Ebenso finden sich immer noch Bezeichnungen aus dem Nationalsozialismus. Einige Begriffe machen lächerlich, andere setzen auf »Schönfärberei«, verschleiern einen Sachverhalt.

In den Veranstaltungen haben wir aber auch feststellen können, dass es nicht so einfach ist, Sprache zu verändern, mancherorts entsteht auch Ablehnung. Sprache ist »verräterisch« und rührt an unser »Innerstes« – wir fühlen uns ertappt, haben es gar nicht so gemeint … Es geht uns nicht darum, eine »Sprachpolizei« aufzubauen, ein strafendes Klima zu erzeugen oder »Sprachhygiene« zu betreiben. Unser Ziel ist es, aufmerksam zu machen, eine Empfindlichkeit zu bewirken und ein Nachdenken in Gang zu setzen.

Franz Sitzmann hat über viele Jahre fragwürdige Begriffe gesammelt. Im Folgenden ist ein Auszug mit Themen des Gesundheits- und Pflegewesens dargestellt, sowohl »Unwörter« aus der **gesellschaftlichen Diskussion der letzten Jahre. Aufgenommen sind auch Jargon-Begriffe aus der Kranken- und Altenpflege.**

1.3.1 ABC der denk-würdigen Begriffe

A wie abfackeln

Abfackeln: Wohnungen ausländischer Menschen

Abführen: Wohin?

Abgänge: »Wir hatten zwei Abgänge« meint: Zwei Menschen sind auf der Station gestorben

Abschießen: Dem Patienten ein Barbiturat injizieren

A3–S3-Patienten: Existieren Millionen Individuen oder lediglich Patientenklassen?

An alle *Ärzte und Stationen:* Stereotype Anrede im Labor-Rundschreiben; werden mit »Stationen« die Pflegenden gemeint?

Ärztliche Visite: So nannten die Beteiligten im KZ die Selektion in die Gaskammer (vgl. Klee, E.: Auschwitz, die NS Medizin und ihre Opfer. S. Fischer Verlag, Frankfurt/M. 1997)

Aktion Sorgenkind versus Aktion Mensch: Eine mutige und konsequente Umbenennung einer bekannten Spendensammelaktion

Altenheimer: Despektierliche Bezeichnung von Bewohnern eines Altenpflegeheimes

Altenlawine oder *Altenplage:* Warum kann nicht von einer Umkehrung der Alterspyramide gesprochen werden?

Altenschwemme: »Während Kostenexplosion und Altenschwemme als unmittelbare Bedrohungen beschworen werden, um politische Vorstellungen durchzusetzen, zeigt die Realität, dass die Kosten für das Gesundheitswesen eher moderat steigen.« (Deutsches Ärzteblatt vom 15.4.05)

Altersrationierung als Begriff kennzeichnet die Absicht von Wissenschaftlern, eine Altersbegrenzung bei teuren medizinischen Leistungen (u. a. Dialyse, Herzoperationen) einzuführen

Anatolischer Bauch: Auf das Abdomen bezogene Diagnose bei Verständigungsproblemen ausländischer Patienten

Anbrüchige: Krankenhäuser, Altenheime usw. stellen Sammelpunkte von »gesundheitlich Anbrüchigen dar ...« (Kommentar im Bundesseuchengesetz, gültig bis 2000)

Patient ist nicht *ansprechbar:* Wer hindert denn die Pflegenden, den bewusstseinseingeschränkten Patienten anzusprechen?

Antibiotische Abdeckung: in Arztbriefen verwendete fachlich falsche Redewendung, wenn eine länger dauernde Antibiotika-Prophylaxe gemeint wird: Es gibt kein einziges Antibiotikum, das alle in Frage kommenden Erreger einschließt!

AOK-Schopper: Saloppe Bezeichnung für einfache Rollstühle

Apoplex: »Die Patientin hat einen Apoplex geschoben« – in Schwaben übliche »Tätigkeit« eines Patienten mit Hirnarterienverschluss

Wir sind (optimal) *aufgestellt:* Gern genutzter Begriff bei strukturellen Themen unserer Krankenhäuser (in Reih' und Glied? In militärischer Manier?)

Aufklärung des Patienten: Was war zuerst? Die Aufklärung der Spionage oder der Patienten?

Aufrüsten und Abrüsten des Bettplatzes für einen neuen Patienten oder Atomwaffen?

Aufsicht und Wartung als Aufgabe von Pflegenden: in welchem Tierpark?

Bewohner sollen nicht *austrocknen*! als Arztanordnung auf der Station für pflege-bedürftige Bewohner

B wie Bächlein machen

Bächlein: Babysprache für erwachsene Betreute, die so nicht angesehen werden

Ballastexistenzen: Im 3. Reich gebräuchliche Bezeichnung für schwer Behinderte

Baujahr, wenn vom Geburtsjahr eines Patienten gesprochen wird

Warum sprechen wir von *Behinderten* und nicht von »Menschen mit besonderen Bedürfnissen«?

Belegschaft herunterbrechen: Mitarbeiter entlassen

Wie viel *Betten* hat Ihr Haus? Spricht er von einem Hotel oder Möbelhaus? versus Akutkrankenhaus mit Betten für 480 Patienten

Bettenausnutzungsgrad: Mit wie viel Kilogramm kann das Bett belastet werden? Wie viel Menschen können gleichzeitig in einem Bett behandelt werden?

Bettgalgen: Welcher Patient wird sich nicht davor fürchten?

Bettpfanne: Soll mit diesem Geschirr der Appetit angeregt werden?

Die Patienten sollten gut *bewässert* sein!

Biologischer Abbau: Begriff für das altersbedingte Ausscheiden von Mitarbeitern

Biologischer Brutkasten: Bezeichnung für eine Frau, die über 12 Wochen im »Hirn-tod«- Zustand ihr Kind austrägt

Blockbuster: Bezeichnung für ein extrem umsatzstarkes Pharmapräparat. Das Wort stammt aus dem Englischen und bezeichnet wörtlich eine Bombe, die einen ganzen Häuserblock in die Luft sprengen kann. Die Biotechnologie-Industrie strebt die Entwicklung von Blockbustern an, um die hohen Entwicklungskosten für Biophar-mazeutika kompensieren zu können.

to bounce = Entlassen, »Hinauswerfen« eher unbeliebter Patienten

Breit antibiotisch abdecken: Der Patient ist breit antibiotisch gegen alles abgedeckt.

Brückenpflegekraft: Unter welcher Brücke werden die Patienten gepflegt?

C wie chimärische Experimente

Chimärische Experimente: Verschleiernder Fachbegriff einer Technik, die mensch-liche Embryos in Tiere verpflanzt und Hybride erschafft

Chirurgische Pflege: Ist es die Chirurgie oder der Chirurg, der gepflegt wird?

Cocktail: In Bars und Krankenhäusern gereichte Flüssigkeit unterschiedlichen Inhalts

D wie Ding

»Das arme Ding«: Ausdruck für einen behinderten Menschen; eine Missachtung von Mensch und Sprache

Dekontamination: Bezeichnung für die Säuberung von Schmutz, atomarem Müll und Mikroorganismen

Wunderschöner *Dekubitus:* Umgangssprachlich gebrauchte Bezeichnung für ein großes Druckgeschwür

Dekubituspflege: Was ist das Ziel: Der Erhalt des Druckgeschwürs oder die Abheilung?

Diabetiker spritzen sich mit Altinsulin ab: Hoffentlich nicht mit tödlicher Dosis

Diätenanpassung: Ist damit die Reduzierung der Kalorien gegen Adipositas oder die Erhöhung des Abgeordnetenentgelts gemeint?

Diurese ankurbeln: Ein weiteres mechanistisches Bild für die Physiologie des Menschen

Downsizing: Eine moderne Formulierung für die Entlassung, für ›Mitarbeiterabbau‹

Durchbetten: die Patienten werden *»durchgebettet«*

E wie Ehrlichkeit

Ehrlichkeit, ein bisschen mehr: Forderung aus der Weihnachtsansprache von Horst Köhler 2005: Geht das denn? Wie stelle ich das im alltäglichen Leben an: *Ein bisschen mehr Ehrlichkeit, Anständigkeit und Redlichkeit im täglichen Umgang?* Ist das denn nicht schon wieder eine Lebenslüge?

Alles so *einfach:* »Alles sollte so einfach wie möglich gemacht werden, aber nicht einfacher.« (Albert Einstein)

Einfuhr/Ausfuhr

Eingriff am Bett

Einschleusen

Einstellen des Kindes bei Diabetes: Allein technisch betrachtete (»Einstellschraube«) Sorge um eine ausgewogene Stoffwechsellage des Menschen

Einweichen in der Desinfektionslösung: Wann das Instrument wohl gar ist?

Engmaschige Vitalzeichenkontrolle

Gefährliche Entgleisungen: So wird ein Artikel in einer bekannten Fachzeitschrift der Pflege 10/2005 zur Klinik und Therapie bei Hyper- und Hypoglykämie überschrieben

Entsorgung: Sind wir die Sorgen wirklich los, wenn der Müll in der MVA oder im End-Lager liegt? Inzwischen wird *Entsorgen* auf alles Mögliche angewandt, was man loswerden möchte. Zynischerweise werden dabei auch Menschen zu Gegenständen der *Entsorgung.*

Erdnüsse oder *peanuts:* Unwort des Jahres 1994

Erlaubnis zum Halten eines Pflegekindes

Ernährungsregime

»Es tut mir leid, aber ...« oder *»Ich möchte Ihnen nicht zu nahe treten, aber ...«*: Auf den folgenden Inhalt ist besonders zu achten, meist ist er beleidigend oder gelogen.

Exitus, Abgang

F wie Fäkale

Pflegende gehen in die *Fäkale, Fäkalienraum*

Fallbesprechung

Fertigmachen ist eine Tötungsvokabel: ein »fertiggemachter« Mensch ist ein ermordeter Mensch

Fetozid, selektiver: Klingt es nicht nach bakterizid, fungizid, viruzid?

Finalpflege: Begriff der Krankenversicherung für die Bezuschussung ambulanter Pflege von Sterbenden zu Hause

Patient ist *fix und foxi*

Flachlegen von Patienten

Flügel hängen lassen

Forschungspark für Umweltfragen: So wird das ehemalige Atomwaffenversuchsgelände heute genannt.

Fruchthalteapparat: eine Mutter

Sozialverträgliches *Frühableben* fördern: Unwort 1998

Führungshygiene: gibt es offensichtlich in der Chefetage von Bertelsmann

Füttern von Heimbewohnern

G wie Galgen

Galgen

Gase machen oder *»doch nochmal Gase zu machen«*: Aufforderung, eine Mikromethode zur Bestimmung von pH und Kohlendioxid im Arterien- oder Kapillarblut anzuwenden; früher üblicher Begriff »Astrup abnehmen«, »BGA vorzunehmen«

Black Gehirn: Bezeichnung für den Hirnfunktionsausfall bei Sterbenden

Gendercide: Die in Indien und China noch heute weit verbreitete Abtreibung von Mädchen aufgrund ihres Geschlechts (s.a. *Fetozid,* selektiver)

Generaloberin

General Nurse als integriertes Ausbildungsmodell

Geronte

Gerontozid

Geschäft erledigen

Für meine *Gesundheit* ist mir nichts zu teuer: Meinte eigentlich: für die eigene Gesundheit darf den anderen nichts zu teuer sein:

Die *Gesundheitskasse*

»*Gib* dem ersten in der 31 mal' eben die Spritze!«

Gibt bald den Löffel ab

Gipspfleger: Auf welcher Baustelle?

Grundpflege

H wie Häufchen machen

Häufchen machen

Hängt auf halb acht (liegt quer im Bett)

Heim oder heim?

Heiminsasse: Wie viel Jahre hat er noch abzusitzen? (Bauer, Sieber: Ernährung und Demenz. In: Psychoneuro 30 (2004) 9:481–488)

Heiminsassen fertigmachen

»*Helfen*«: Es fällt auf, dass der Begriff »helfen« aus der pflegerischen Theorie verschwunden ist. In: Thiemes Pflege. 9. Aufl., gibt es noch »Hilfe bei Aspiration« und »beim Essen eingeben«

Hinterteil

Hirntod versus irreversibles Hirnversagen

hochaseptisch: Warum noch nicht »mega-», »ultra-», »giga-», »super-», »hyper-aseptisch«?

Humanitäre Katastrophe: Befinden sich Menschen in Not oder ist die Hilfe katastrophal?

Humankapital: Der Begriff degradiert nicht nur Arbeitnehmer in den Betrieben, sondern Menschen überhaupt zu nur noch ökonomisch interessanten Größen; die zunehmend ökonomische Bewertung aller denkbaren Lebensbezüge wird gefördert.

I wie Inkontinenzpflege

Inkontinenzpflege: Wird ein Mensch gepflegt oder lediglich ein Defizit?

Interruptio: Ein Euphemismus, denn was soll fortgesetzt werden, wenn es abgebrochen ist?

Ins Wasser werfen: Ein Patient soll gebadet werden.

K wie Kadavernieren

Kadavernieren: Falsches Sprachbild für den Gegensatz der Nierenlebendspende. In Verwesung begriffene menschliche Leichen kann man Kadaver nennen, der Begriff eignet sich eher für tote Tiere.

Das »*nicht zum Leben bestimmte Kind*«

Kinder als Fremdlast

Der Patient ist *knochentrocken*/staubt

Kohortenisolierung

KPH: Abkürzung für den Kollegen mit einer Krankenpflegehilfeausbildung.

Krankenbeobachtung: Wird nur der kranke Anteil des Menschen wahrgenommen?

Krankenhaus als *Sammelpunkt von gesundheitlich (physisch oder psychisch) Anbrüchigen* (Bundesseuchengesetz § 48a)

Krankenhausvermeidungspflege: Beispiel für die Wortungetüme der Versicherungsbürokratie. Diese Begriffe haben sich seit zehn Jahren in der Pflege festgesetzt und bestimmen den Alltag. Sie haben viel tiefere und weit reichendere Auswirkungen als jedes Pflegemodell. Die umstrittene Bezeichnung Grund- und Behandlungspflege ist durch die Leistungsgesetze fest zementiert.

Krankenschwester,« *vollexaminiert, frischexaminiert*«

Nierenentnahme am Kadaver: Nierenspende vom »Hirntoten«

Krankheit: Der Begriff *Krankheit* wird zunehmend vermieden: Gesundheitswesen, Gesundheitskasse, Gesundheitsvorsorge (soll der Krankheit oder der Gesundheit vorgebeugt werden?), Gesundheitsmarkt, »*von der Krankenversicherung zum Gesundheitsservice*«

Verwendung von »*Kriegsverbrechen*« und »*Massenmord*« als Synonyme

Kundenorientierung: die »Qualitätsbewegung« hat besonders viele Worthülsen produziert. Begriffe, die darüber hinwegtäuschen, dass nicht tatsächlich mehr Qualität entsteht, sondern Reste unter verschlechternden Bedingungen gesichert werden sollen.

L wie Patienten lagern ein

Patienten lagern ein: Mechanistisches Krankheitsbild

Leichenkammer: Sieht dementsprechend der Umgang mit dem Verstorbenen aus?

Massive *Leistungsverdichtung* in den Kliniken

Unsere Leutchen hier

Wir müssen die *Leutchen rausholen*

Inzwischen spricht man von BSE = bad simple English.

Liquiditätsmangel: Hier hat niemand Durst, sondern schlicht kein Geld.

M wie Maximaltherapie

Maximaltherapie wird gefahren: Mechanistisches Krankheitsbild mit Anlehnung an das Transportwesen

Medizinisch ausreichende Behandlung: Stille Rationierung medizinischer und pflegerischer Leistungen versus medizinisch notwendige Behandlung

Medizid: Bezeichnung für ärztliche Beihilfe zum Suizid oder aktive Euthanasie

Mehrlingsreduktion mittels Fetozid: Gleichnamige Richtlinie der Bundesärztekammer vom 7.8.1989

Menschenpark nach »Zähmung und Züchtung des Menschen nach vorgeburtlicher Selektion humaner Merkmale«

Milchaustauscher enthält Magermilchpulver, tierische Fette (Schweineschmalz, Rindertalg, Seetieröle) aus Kadavern als Ersatz von Kuhmilch für Kälber

Mindergiftige Stoffe: In der Fachsprache der Toxikologie völlig korrekter Begriff. In der Pflege sind »mindergiftige Stoffe«, also durchaus gefährliche Substanzen, natürlich fehl am Platz, wenn sie – wie in Frankfurt/Main in den 1990er Jahren mehrfach geschehen – nach schwersten Chemieunfällen mit gesundheitsgefährdenden Auswirkungen für ganze Stadtteile in öffentlichen Erklärungen des Verursachers (damals Hoechst AG, heute sanofi-aventis) zur Beruhigung der Bevölkerung eingesetzt werden.

Mitarbeiter: Begriff weist auf die Zugehörigkeit zur lohnabhängig arbeitenden Klasse hin, ohne Differenzierung zwischen Arbeitern und Angestellten; ein zusammengehöriges Miteinander-Arbeiten und Miteinander-Entscheiden wird impliziert!

Mongolismus: 1965 wurde dem Antrag der Mongolei an die WHO zugestimmt, diesen rassistisch besetzten Begriff für Menschen mit einer Genmutation (Verdreifachung des 21. Chromosoms) nicht mehr zu verwenden.

Sinnloses Morden: Gibt es einen Mord, der Sinn macht?

Negativwachstum: wirtschaftliche Krisen

Patienten *neu beziehen*

Nicht ansprechbarer Patient, nicht *kooperativer* Patient

O wie Omi

Objekt der Pflege: Benennung von Menschen in einem Gerichtstext zur Rollstuhlverordnung

Omi, Opi: Babysprache gegenüber erwachsenen Pflegeabhängigen

Operative Sicherung; politisch-operative Maßnahme: STASI-Anweisung zur Überwachung Helmut Kohls

Organmaterial: Inhumaner Begriff für einen Menschen vor der Explantation von Organen

P wie pampern

Leute p*ampern:* Besser Einlage, Vorlage oder Firmenname wie Certina oder Attends

Parasiten: In einem von Bundesminister Clement abgesegneten Report über »Abzocke im Sozialstaat«. So wird in dem Text suggeriert, Menschen, die zu Unrecht Sozialleistungen bezögen, seien schlimmer noch als Parasiten: »Biologen verwenden für Organismen, die zeitweise oder dauerhaft zur Befriedigung ihrer Nahrungsbedingungen auf Kosten anderer Lebewesen – ihren Wirten – leben' übereinstimmend die Bezeichnung Parasiten.« Auch wenn es natürlich »völlig unstatthaft« sei, »Begriffe aus dem Tierreich auf Menschen zu übertragen«, wird darauf verwiesen, dass Sozialbetrug »besonders verwerflich sei«, weil »nicht durch die Natur bestimmt, sondern vom Willen des Einzelnen gesteuert«. (Frankfurter Rundschau online vom 19.10.2005)

Patient ist noch »in Arbeit«

Der *Patient hat Probleme gemacht:* Wenn sich die Befindlichkeit eines Patienten verändert, sind das keine Probleme, die er *gemacht* hat; wenn er sie nicht hätte, wäre er kein Patient

Patienten medikamentös abschirmen

Patient pflegerisch o.k. oder *o.B.* (pflegerischer Übergabebericht)

Patienten *gut bewässern*

Patientengut

Patientenimporte: zur Finanzierung deutscher Pädiatrieeinrichtungen

Patientenprofil

Patienten ruhig stellen: Sachen und Objekte sind ohne Bewegung, still, geräuschlos; med: vorübergehend außer Funktion setzen, in einer bestimmten Lage, Stellung halten, fixieren (Bein, Darm)

»Ich habe da noch einen *Patientensack*«: Was ist gemeint? Was befindet sich im Sack?

Patientenanfall fällt oft im Zusammenhang der Arbeitszeit im Spital (Lexikon: anfallen (ahd): der Feind, eine Krankheit, Leidenschaft fällt ihn an; Anfall: plötzlicher Ausbruch einer Krankheit

Patienten wenden

Patienten werden bestellt

›Ärzte, *Personal* und andere Beschäftigte‹

Personalausstattung

Dünne *Personaldecke*

Der *Personalkörper umfasst 417,7 Vollzeitäquivalente* (aus einer Ausschreibung zum Trägerwechsel eines ostdeutschen Krankenhauses)

Personalmaßnahmen für den »Mitarbeiterabbau«

Personalschlüssel: Zu welcher Tür passt er denn?

Der Patient *pfeift auf dem letzten Loch*

Pflege der Organe für die Pflege eines Patienten mit ›Hirntod‹

Pflege-Ei

Pflegefall: Der müsste der Berufsgruppe doch eigentlich willkommen sein

pflegeleicht

Pflegerisch o. B.; *pflegerisch o. k.*; *pflegerisch status idem*: als mangelhafte Befundbeschreibung in der Pflegedokumentation

Das Pflege – ›Wir‹

PGD (= preimplantation genetic diagnosis) als Tarnbegriff für gesellschaftliche Selektion (Embryonenselektion): »Die guten ins Töpfchen, die schlechten ins Kröpfchen«

›Als *Pflegefall* aus dem Krankenhaus entlassen‹: Der Fall lässt tief blicken.

Pflegedienst – Kfz-Lösung oder Sozialversicherung?

Die *Pflegefälle* werden in Heimen untergebracht.

Pflegeheim und nicht Wohnhaus für Pflegebedürftige

Pflege*personal*

Pflegestützpunkt, Schwesternkanzel, Schwesternzimmer, Pflegezentrale

Pflegetherapie: Es gibt wohl die Aufgaben Pflegen, Vermitteln und Begleiten, auch ein Therapeutisches Team, aber keine Pflegetherapie.

Po

pötten

präfinal: Braucht der Patient keine Pflege mehr?

positive Priorisierung von Gesundheitsleistungen: Euphemistische Umschreibung von Rationierung

Privatliquidation

»Wer wäscht heute *die Psychosen*?«: Frage einer Stationsschwester

Q wie Qualität

Qualität- …: Inflationäre Beifügung im Zeitalter des Leistungsabbaus im Gesundheitswesen

Quantensprung: Man redet heute oft vom Quantensprung. Vor allem Politiker wollen damit sagen, dass es sich dabei um etwas ganz Besonderes, etwas Großes, handelt. Dabei befasst sich die Quantenphysik mit winzigen Atomen …

R wie Reform

Reform: Der bis in die Gegenwart überwiegend noch mit positiven Erwartungen verknüpfte Begriff ist in den letzten Jahren in zahlreichen politisch-taktischen Verbindungen missbraucht und entwertet worden, so dass man von einer als Reform gepriesenen Veränderung oft nur noch Verschlechterungen erwartet. Beispiele sind die zahlreichen unausgegorenen »Gesundheitsreformen«; auch das Kompositum »Rentenreform« löst inzwischen mehr Sorgen als Hoffnungen aus; die »reformierte Oberstufe« steht für ein mit Recht viel gescholtenes Experiment. Aber schon der Begriff »demokratische Bodenreform« verschleierte in der sowjetischen Besatzungszone umfassende Enteignungen und die Absicht späterer Verstaatlichung.

Neues Therapie-*Regime* bei Kolorektalkarzinom: militaristisch

Reha vor Pflege: Pflege scheint das Allerletzte zu sein (besser: Reha durch Pflege)

Rentnerschwemme

restructuring: »Mitarbeiterabbau«

Rollis für Rollstuhlfahrer

Rückbau

Laborparameter sind aus dem *Ruder geschlagen*

Patienten, die in die Sepsis *rutschen*

S wie Sachzwänge

Sachzwänge sind meist Probleme von Menschen

Sammeltransport

ethnische *Säuberung*: Es geht um Vertreibung, oft Misshandlung oder Mord

Aus dem *Schlaganfall* wird der Pflegefall

der *Schlaganfall* von 18

Schnäpschen

einen *Schub* haben

Schulschwester

schwächeln

der *schwamm* 'mal wieder

Selbstmord: Warum sprechen wir nicht von Suizidpatienten, von Selbsttötung, von Tod durch eigene Handlung oder Suizid? »Selbstmord« wirkt sozial stigmatisierend.

Die Doktorandin sprach davon, dass sie »*Patienten selektiert*« hat: Auf der Auschwitz-rampe?

Siffwännchen: Pflegejargon; Gefäß mit Desinfektionslösung für verschmutzte Instrumente

sozialverträglicher Stellenabbau: Entlassung von Mitarbeitern

Sterbefreudigkeit, nachlassende der älteren Mitbürger: Zynischer Begriff für das Älter-werden

Krankenschwester half 30 Patienten beim Sterben: Verschleiernd für die Tötung von 30 Menschen!

Streitkultur: Besser ist eine Dialogkultur

T wie beide Teile

Beide Teile Deutschlands: Was ist gemeint: Ost- und Westdeutschland oder Nord- und Süddeutschland?

therapeutisches splitting meint, dass Internisten den Chirurgen den Gallenstein weg-nehmen und ihm nur noch die Gallenblase überlassen *trockenlegen*

Tod: Wie viel *Tode* hat der Mensch?
– *Herz-Lungen-Tod,*
– *Hirntod,*
– *Sozialer Tod,*
– *Klinischer Tod,*
– *Teilhirntod,*
– *Personentod* oder *Tod des Menschen*

Töpfen, Topfen

aufs *Thrönchen* setzen

to turf out = hinauswerfen für eher unbeliebte Patienten

U wie Überalterung

Fortschreitende *Überalterung* – führte zur Errichtung des Krankenhauses ...

engmaschige *Überwachung*

Umlegen eines Patienten in ein anderes Zimmer

Unersättlichkeit des Gesundheitswesens durch den medizinischen Fortschritt: es resultiert eine Fortschritts-Ausgaben-Spirale.

untenrum waschen

Unterbringung im Altenheim oder im Wohnheim: Angebot in Stellenanzeigen für Pflegende

Unterstübchen waschen

Beatmeter Uterus: Bezeichnung für eine Frau, die über 12 Wochen im »Hirntod«-Zustand ihr Kind austrägt

V wie Verengung des Ausbildungsstellenmarktes

Verengung: meint die mangelnde Bereitschaft zur Ausbildung; es gibt nicht mehr genügend Lehrstellen.

Verfallsdatum, therapeutisches: als Begriff zur Absicht, eine Altersbegrenzung bei teuren medizinischen Leistungen (u. a. Dialyse, Herzoperationen) einzuführen

Verhinderungspflege als Beispiel unkritischer Übernahme ökonomischer Begriffe

Verschiebung der Alterspyramide

W wie »Wasch Dich mal' eben für den Chef!«

»Wasch Dich mal' eben für den Chef!«: Die hygienische Maßnahme dient doch der Asepsis?

»ganze Wahrheit«: gibt es auch eine halbe, dreiviertel oder einfünftel Wahrheit?

Wiederbelebung: War denn der Mensch bereits verstorben?

Windel, Windelwechsel, wickeln, windeln: anstelle von Inkontinenzeinlage

»Wir sitzen alle in einem Boot!«: Beispiel für die »Wir«-Argumentation von Vorgesetzten, die oft zu ergänzen ist mit: »Nur rudern die einen und die anderen angeln.«

Wir haben beschlossen: das Pluralis majestatis (›Wir‹)

Wohlstandsmüll: Damit titulierte Helmut Maucher, Präsident des Verwaltungsrats im Nestlé-Konzern, arbeitsunwillige, arbeitsunfähige und sogar kranke Menschen.

Z wie Zappel

Zappel, Unbekannt: Aufschrift auf dem Namensarmband eines als hilflose Person aufgenommenen Patienten mit Krämpfen

Zählebigkeit

Manche Begriffe sind deutlich diskriminierend, bei anderen fällt die negative Bedeutung erst auf den zweiten Blick auf. So haben wir uns daran gewöhnt, dass von »Überalterung« gesprochen wird, aber heißt **Über** nicht »zu viel des Guten«?

In der Tat ist gemeint, dass es zu viele alte Menschen gibt. Damit werden die Errungenschaften von Sozialwesen, Hygiene und Medizin in den letzten 80 Jahren diskreditiert und dem Wunsch der Menschen, länger zu leben, eine Absage erteilt. Abgesehen von den hier aufgezählten Begriffen wimmelt unser öffentliches Leben von merkwürdigen Begriffen und Schönfärbereien: Freistellen, Kollateralschaden, Nullwachstum, Rückbau, suboptimal – dies sind einige Wörter, die immer wieder auftauchen und nachdenklich machen sollten.

Einige Vertreter schulden diese Begriffe einer bloßen Nachlässigkeit, andere halten die Ausdrücke für ein Beispiel von »Gewalt im Kopf«. In der Regel rächt sich ein undifferenzierter Sprachgebrauch. Die Einteilung in Grund- und Behandlungspflege ist dafür nur ein Beispiel.

Sie wurde von den Pflegenden selbst in den 1960er Jahren kreiert und bestimmt heute den Vergütungsmodus in der ambulanten Pflege. Jeder weiß um die Unsinnigkeit der Einteilung: Die Klienten fragen sich, warum das Eingeben von Augentropfen mit 250 Euro finanziert wird, aber eilig in 20 Minuten gewaschen, mobilisiert und das Frühstück serviert werden soll, so dass kaum Zeit für Gespräche bleibt – Pflegeverbände und Pflegewissenschaft kritisieren diese Aufteilung seit Jahren.

So kann es sein, dass eine »Fehlbelegung« andere Handlungen hervorruft, ein »nichtansprechbar« wirklich zur Stummheit führt und eine »Alterslast« schließlich als unerträglich empfunden wird.

In Neurowissenschaften, Psychologie und Linguistik ist es umstritten, inwieweit Sprache unser Denken bestimmt, zweifellos ist Denken auch möglich, ohne gesprochene Sprache. Unumstritten ist allerdings der starke Zusammenhang von Sprache, Denken und Handeln.

Nicht jede verbale Diskriminierung zieht auch weiteres Handeln nach sich. *Sowinski* wies aber darauf hin, dass bei tätlichen Übergriffen und Patiententötungen, immer ein zynischer Sprachgebrauch vorweg ging. Sie wertet dies als Zeichen einer Überforderung, eines »Burnout«-Syndroms«.

1.3.2 Newspeak contra Oldspeak

In seinem utopischen Roman »1984« entwickelte der englische Schriftsteller George Orwell die Prinzipien einer Neusprache. Die Absicht war, das Denken regierungskonform zu kanalisieren und einer neuen Generation die Altsprachen unverständlich zu machen. Durch radikale Auslöschung unerwünschter Begriffe und durch neue Wortbildungen und Vereinfachung des sprachlichen Ausdrucks wurde das Oldspeak durch Newspeak ersetzt. Orwell wollte damit bereits 1949 aufrütteln und sensibilisieren. Er sorgte sich um seine Muttersprache und riet seinen Landsleuten: »To let the meaning choose the word and not the other way round.« Für ihn waren Sprache und Denken unlösbar miteinander verbunden und er war überzeugt, dass, wenn das Denken die Sprache verderbe, auch die Sprache das Denken verderbe.

Der Krieg der Vokabeln hat die Sprache erfasst. Es besteht eine oft erbittert geführte Auseinandersetzung zwischen den Befürwortern von »Säuberungsaktionen« gegen Unworte und ihren Gegnern, die den »Sprachverbesserern« totalitäre Tendenzen vorwerfen. Beiden Lagern soll hier nicht das Wort geredet werden.

Unser Anliegen ist eine Sensibilität für den Sprachgebrauch in Pflegezusammenhängen.

»Pflege, die nicht kommuniziert, ist unmenschlich«, darüber hinaus ist es uns wichtig, darauf zu achten, wie über Pflege gesprochen wird.

Literatur

Abt-Zegelin, A.: Alles im grünen Bereich. In: Intensiv 2000/8, S. 92–95.

Abt-Zegelin, A. et al.: »Patient unauffällig« – Fachsprachlicher Aspekt der Pflegedokumentation. Rechtliche und pflegefachliche Anforderungen an die Dokumentation, Teil 3. In: Die Schwester/Der Pfleger 04/2004, S. 36–42.

Beine, K. H.: Sehen, Hören, Schweigen – Krankentötungen und aktive Sterbehilfe. Lambertus-Verlag, Freiburg 1998.

Beuse, H.: Pflegefachsprache. Eine Analyse der Entwicklung. In: Intensiv 2001/9, S. 151–158. (beachte auch: www.zwai.net/pflege/).

Klemperer, V.: LTI. Reclamverlag, Leipzig 1975.

Koch, K.: Rationierung im Gesundheitswesen: Forderung nach offener Diskussion. In: Deutsches Ärzteblatt 102, 15, 15.04.2005, Seite A-1036/B-876/C-822.

Mrazek, D.: Die Sprache des Todes. www.morgenwelt.de/375.html, Zugriff vom 07.05.2004.

Olschansky, H.: Täuschende Wörter. Kleines Wörterbuch der Volksetymologien. Reclamverlag, Stuttgart 1999.

Orwell, G.: 1984. Ullsteinverlag, Berlin 2003.

Sachweh, S.: »Noch ein Löffelchen« – Effektive Kommunikation in der Altenpflege. Huberverlag, Bern 2006.

Schirrmacher, F.: Das Methusalem-Komplott. Blessingverlag, München 2004.

Sieweck, U.: Bundesseuchengesetz – Gesetz zur Verhütung und Bekämpfung übertragbarer Krankheiten beim Menschen. Reckinger Verlag, Siegburg 1993 (gültig bis zum Jahr 2000).

Sitzmann, F.: Pflege in Freiheit und Verantwortung. Recom Monitor 4/1989, S. 32–34.

Sitzmann, F.: Verkleisternde Sprache. In: Sitzmann, F. (Hrsg): Pflegehandbuch Herdecke. 3. Aufl. Springerverlag, Berlin 1998.

Sitzmann, F.: Call-Outs zur Patientensicherheit. Take care Pflegekalender 1999. Ullstein-Medical Verlag, Wiesbaden, 1998.

Sitzmann, F.: Reden wie einem der Schnabel gewachsen ist? In: Abt-Zegelin, A. Schnell, M. W.: Sprache und Pflege. 2. Aufl. Huberverlag, Bern 2005.

Sitzmann, F.: Aus Fehlern lernen. In: Georg, J.: Pflegekalender 2006. Huberverlag, Bern 2005.

Sitzmann, F.: Lasst uns über Fehler und Risiken sprechen. NOVA – Schweizer Berufs- und Fachverband der Geriatrie-, Rehabilitations- und Langzeitpflege 2005/10, S. 21–23.

Sowinski, C.: Das Pflegeverbrechen gibt es nicht. In: Pro Alter. KDA. 2005/3, S. 60–63.

2 Die Pflege und die Sprachen der Dokumentation und Klassifikation

2.1 Sprachliche Gestaltung und Funktionalität von Pflegeberichten – Analyse eines ganz gewöhnlichen Beispiels

Gisela Brünner, Lena Oesterlen

2.1.1 Einleitung

Über Pflegeberichte und ihre vielfältigen Probleme ist in der Literatur wie auch in der Praxis bereits viel geschrieben (und geklagt) worden. Wir wollen in diesem Beitrag nicht in die allgemeinen Klagen einstimmen, sondern an einem authentischen, ganz gewöhnlichen Textbeispiel zeigen, wie sich solche Probleme in der Sprache bzw. im Text selbst darstellen, wie sie analysiert werden können und wie man mit den Ergebnissen in Lehr- und Vermittlungszusammenhängen umgehen kann.

Deshalb rücken wir den methodischen Aspekt in den Vordergrund; es geht uns mehr darum, Problemfragen an den Text zu stellen, als Antworten und Lösungen zu formulieren. Dieses exemplarische und problemorientierte Vorgehen wird gewählt, weil wir meinen, dass genau dies auch das Verfahren ist, das in Lehrsituationen den ersten Schritt darstellen sollte.

Wir fokussieren hier die sprachlich-kommunikativen Zusammenhänge, ohne auf die zahlreichen externen, institutionellen usw. Schwierigkeiten des Schreibens von Pflegeberichten näher einzugehen. Denn unser theoretischer Hintergrund ist ein sprachwissenschaftlicher, ein Konzept, das Sprache und Text als Handeln begreift. Sprachliche Handlungen werden schriftlich oder mündlich ausgeführt, um bestimmte Zwecke zu erfüllen. Diese Zwecke und die übergeordneten Handlungszusammenhänge bestimmen wesentlich darüber, in welcher Form (Grammatik, Wortwahl, Formulierungsweise usw.) sprachliche Handlungen auszuführen sind.

Die Zwecke und übergeordneten Funktionen, die der Pflegedokumentation im Allgemeinen zugeschrieben werden, fassen *Höhmann* et al. in ihrem Forschungsbericht wie folgt zusammen: Die Pflegedokumentation diene »*als:*
1. *innerprofessionelles und möglichst auch berufsgruppenübergreifendes Informationsmedium zur Weitergabe, Koordination und Sicherung der Kontinuität einzelner Pflegehandlungen,*
2. *Nachweis professionellen und patientenbezogenen Handelns auf dem Stand aktueller pflegerisch/medizinischer Erkenntnisse,*
3. *innerprofessionelle Erfolgskontrolle und Qualitätsnachweis,*

4. *Nachweis einer effizienten Verwendung knapper finanzieller Mittel und*

5. *juristischer Nachweis der Pflegequalität*« (vgl. *Ellenbecker & Shea* 1994 zit. n. *Höhmann* et al. 1996, S. 15).

Für den Pflegebericht im Speziellen und die hier verfolgten Analysegesichtspunkte ist der erste Punkt der zentrale: seine Rolle als Informationsmedium, die im Folgenden näher bestimmt werden soll.

2.1.2 Der Pflegebericht als Wissensspeicher

Das Medium Sprache wird in mündlicher Kommunikation (in Diskursen) anders eingesetzt als in schriftlichen Formen der Verständigung (Texten). Denn Diskurse finden typischerweise in einer gemeinsamen Wahrnehmungssituation (»face-to-face«) statt, auf die die Gesprächspartner direkten Bezug nehmen (z. B. durch Zeigen im Wahrnehmungsraum). Die sprachlichen Äußerungen werden ergänzt und ihr Verstehen unterstützt durch nonverbale und stimmliche Mittel sowie sichtbare praktische Handlungen oder Ereignisse. Die Verständigung kann darüber hinaus durch schnelle dialogische Wechsel leicht abgesichert werden.

Zeile	Name: .... Anna Müller ... Geburtsdatum: ...12.2.1932... 73 J., w., GYN Blatt Nr. ___			
	Datum	Uhrzeit	Pflegebericht (Blau – Tags/Rot – Nachts)	Pfl./Hz.
1 2	06.07	FD	Pat kommt mit Mamma Ca. Labor gerichtet Pat soll nach der OP durchunters. haben	A
3		SD	Pat. soll noch ein MRT bds. haben	B
4		19:00	Pat. hat Ø Wünsche zur Zeit	C
5		ND	Pat hatte keine Wünsche, hat gut geschlafen.	D
6	07.07.	FD	Pat. hat schlecht geschlafen sehr aufgeregt vor den nächsten tagen	A
7			Freitag OP.	H
8 9		SD	Pat. soll morgen operiert werden, vorher evtl. Sentinel für 8:00 Uhr angemeldet.	C
10		ND	Pat. ist unauffällig	E
11	08.07.	FD	Pat. bekommt heute OP vorher Sentinel bei Becker	A
12 13		SD	Pat. aus dem AWR hochgebracht von Pfleger Tim; Pat. hat ein rotes dick geschwollenes (re) Auge; Info an die Anaesthesie;	B
14 15		19:50	Fr. Dr. Walter war da; Pat. hat jetzt nach Bepanthen Augensalbe und Ysin (?) Augentropfen ihre Grüner Star Tropfen von der Ärztin erhalten;	B
16 17		20:50	Pat. hat jetzt eine Braunüle von Dr. Kern gelegt bekommen, Pat. soll dann lt. Dr. Walter: Amp Dipi in 100 ml NACl erhalten	B
18		ND	s. B-Bogen, Pat. erhält Dioxan 500 i.v + ? Amp.	
19 20			Dipi als KI. Danach Besserung d. Beschwerden, Pat. schläft. Auf Anordnung bis ca. 24:00 Uhr $^1/_2$ Std. RR-Kontrollen	E
21 22		FD	Pat. fühlt sich besser möchte mit Hilfe ins Bad sich fertig machen klappt ganz gut	A
23 24		7:15	Pat meldet sich mit starken Schmerzen Übelkeit und Erbrechen sagt laut Frau Dr. Fuchs soll sie Schmerzmittel haben	

►►

Zeile	Datum	Uhrzeit	Pflegebericht (Blau – Tags/Rot – Nachts)	Pfl./Hz.

Name: .... Anna Müller ...   Geburtsdatum: ...12.2.1932...   73 J., w., GYN
Blatt Nr. ___

Zeile	Datum	Uhrzeit	Pflegebericht (Blau – Tags/Rot – Nachts)	Pfl./Hz.
25			Würzburger angehangen auf 20/250 NaCl + 1 Amp Anemit (?)	A
26 27		9:30	Pat fühlt sich viel besser, Fr. Dr Fuchs war bei Pat. hat nach VW geschaut und abgepolstert.	A
28 29	09.07	10:00	Ärztin der Anästhesie war nochmal bei Pat. Kalium Kontrolle und Augenkonsil gewünscht vor (E)	A
30		14:00	Würzburger Schmerztropf z. Zeit abgestellt; Vitalzeichenkontrolle gelaufen	B
31 32 33		19:00	Pat. hat in Ruhe Ø Schmerzen, nur bei der Mobilisation. Pat. möchte versuchen ohne Schlaftablette zu schlafen, meldet sich sonst bei der Nachtschwester	B
34		ND	Pat. erhält auf Wunsch 20 gf (?) Novalgin z. Nacht	E
35 36	10.07	FD	Pat. konnte einigermaßen gut schlafen, Pat äußert Besserung am Auge., hat sich im Bad selbst versorgt fühlt sich etwas fitter.	A
37		9:00	Braunüle ex, Pat geht es gut	A
38 39		11:30	Pat. wünscht die OÄ Fuchs zu sprechen sagt bekommt durch den Druckverband keine Luft.	A
40		11:45	Fr. Dr. Fuchs spricht gleich mit Pat. DV ex Drainagen belassen	A
41		SD	Pat. wartet noch auf Fr. Dr. Fuchs	B
42 43		18:10	Pat. nach vorne ins Untersuchungszimmer geschickt zum Verbandswechsel;	B
44 45		18:30	Der Zahnarzt der Patientin ist gekommen, da die Pat. die Prothese nicht selbst lösen kann	B
46		ND	Pat. geht es nach eigenen Angaben viel besser	E
47 48 49	11.07.	FD	Pat. fühlt sich gut hat gut schlafen können ist froh das sie nur noch einen Schlauch hat Abd-Sono gelaufen	A
50		SD	Pat. läuft herum	B
51 52		ND	Pat. gesagt, dass sie zum Scan muß, erklärt was es für eine Untersuchung ist, fragt immer wieder, ob es normal ist, ob die Anderen, das auch müssen	D
53 54 55	12.07.	FD	Pat hat heute Scan, Pat hat Angst vor die ganzen Untersuchung, fragt stendlich das die andere Pat. mußen au (?) da hin. Magt sie sorgen wegen Befund – das sie muß noch mal operiert	F
56 57		SD	P. war zum Scan; Termin b. social-Dienst mitgeteilt – morg CT Abd. Augen-Konsil gelaufen, morg VW-Red ex	G
58				
59	13.07.	FD	Pat hat heute CT-Abd F	
			(Dokumentation wird hier fortgeführt)	

Abb. 1: Pflegebericht »Frau Müller«.

Texte dagegen dienen der materiellen Fixierung und Übertragung von Wissen (»Information«) über Zeit- und/oder Raumgrenzen hinweg. Die gemeinsame Wahrnehmungssituation ist aufgehoben, der Text wird in einer Situation geschrieben, in einer anderen zur Kenntnis genommen und verarbeitet. Das verlangt vom Schreiber, seine Darstellung unabhängig von der aktuellen Wahrnehmungssituation zu machen.

In der beruflichen Zusammenarbeit von Menschen sind Texte wie der Pflegebericht »Wissensspeicher«; sie haben – anders als die »flüchtige« mündliche Kommunikation, die mit der Schallwelle verschwindet – Bestand über die Zeit (und können außerdem über Raumgrenzen hinweg transportiert werden). Typischerweise entsteht bei dem einzelnen Mitglied eines Teams während der Arbeit Wissen. Wenn dieses als bedeutsam für die anderen Mitglieder eingeschätzt wird, legt das Team-Mitglied es als Information in dem Speicher ab, so dass andere später darauf zugreifen können. Aber auch zur Fixierung und Aufbewahrung für die spätere eigene Wiederverwendung der Information (»Gedächtnisstütze«) sind Texte die geeignete Form. In diesem Sinn dient der Pflegebericht der Zusammenarbeit auf einer Station (Organisationseinheit), dem Austausch des Wissens unter den Team-Mitgliedern und der Koordination der verschiedenen Tätigkeiten. Wissensaustausch und Handlungskoordination durch das Medium des Pflegeberichts sollen sich auf die Kontinuität der Versorgung der Patienten richten und diesem Ziel dienen.

Drei Aspekte sind für den Pflegebericht als einen effizienten Wissensspeicher bedeutsam: das **Ablegen** von in der Arbeitstätigkeit anfallenden Informationen im Pflegebericht, das bedarfsweise **Auffinden** von benötigten Informationen und schließlich ihre »Entnahme« und verstehende **Verarbeitung** durch den Leser. Die Rezeption, die Auffindbarkeit, Verstehbarkeit und Verwendbarkeit der Informationen, muss schon beim Ablegen berücksichtigt werden. Die genannten drei Aspekte werden uns bei der folgenden Textanalyse als Leitlinien dienen.

2.1.3 Analyse eines Textbeispiels

Das Beispiel »Frau Müller« stammt von der gynäkologischen Station eines großen Krankenhauses im Ruhrgebiet und ist aktuell (2005). Die Patientin ist eine 73-jährige Frau mit Brustkrebs; für sie ist eine Mamma-Ablatio (Brustabnahme) vorgesehen. Wir haben diesen Textausschnitt aus einigen uns zur Verfügung gestellten ausgewählt, weil er ganz unspektakulär und »normal« ist – sprachlich weder besonders gut noch besonders schlecht und inhaltlich ohne außergewöhnliche Ereignisse. Wir greifen den Anfang (Blatt 1–3) heraus, weil hier noch keine Voraussetzungen für das Verständnis vorliegen müssen.

Der Originaltext wurde mit sämtlichen Fehlern usw. abgeschrieben, damit er einfacher lesbar ist. Unleserliches wurde durch Fragezeichen gekennzeichnet, Namen wegen der Anonymität geändert, Handzeichen der Pflegenden durch Buchstaben kodiert. Eine Zeilennummerierung wurde hinzugefügt, um leichter auf Textstellen verweisen zu können.

2.1.3.1 Der Berichtsanfang

Wir analysieren zunächst die Zeilen 1 bis 7. Dieser Teil des Pflegeberichts wird hier im Original abgedruckt (Handzeichen geschwärzt), um einen authentischen Eindruck zu ermöglichen:

Der Bericht beginnt lakonisch mit »*Pat kommt mit Mamma Ca.*«. Dies ist über einen neu ins Krankenhaus aufgenommenen Menschen sehr wenig Information: Name und Geschlecht der Person verschwinden hinter dem anonymisierenden Kürzel »*Pat*«, sie ist nur durch ihre Diagnose Brustkrebs charakterisiert.

Ein Bild der Person zu bekommen wird dadurch erschwert. Auch die Diagnose wird nicht weiter differenziert, ebenso wenig wie deren Bedeutung für Frau Müller. Die Leser erfahren auch nicht, zu welchem Zweck sie »*kommt*« (eingewiesen wird?). Weiß die Schreiberin A nicht mehr über Frau Müller zu sagen oder hält sie es für unnötig? Hat jemand mit Frau Müller – und ggf. ihren Angehörigen? – näher gesprochen und an anderer Stelle in der Dokumentation (wo?) darüber geschrieben?

Zwei weitere kurze berichtende Sätze schließen sich an, deren Zusammenhang nicht ersichtlich ist. »*Labor gerichtet*« ist vermutlich ein sprachlich verkürzter Bericht über eine vollzogene Handlung und wahrscheinlich war die Schreiberin die Ausführende (Verkürzung für: »Ich habe das Labor gerichtet«), aber sicher zu entnehmen ist dies nicht. Für wen ist dieser Satz relevant? Warum wird er formuliert? Im besten Fall wird hiermit die nachfolgende Kollegin darüber informiert, dass die Arbeit des Labor-Richtens schon erledigt ist und nicht mehr von ihr gemacht werden muss, und im besten Fall ist auch ohne nähere Angaben klar, was zum Labor-Richten für diese Patientin dazugehört. Im schlechtesten Fall ist die Eintragung überflüssig, weil die Tätigkeit zum Standardprogramm und ohnehin zu A's Aufgaben gehört.

Der dritte Satz kündigt (mit einem Schreibfehler) eine »*Durchuntersuchung*« an: Was ist damit gemeint? Bei welchem Arzt? Die Durchuntersuchung soll nach einer Operation geschehen, von der bisher noch gar nicht die Rede war. Es bleibt offen, was für eine OP wann durchgeführt werden soll, ob die Patientin deswegen gekommen ist und von wem die Information stammt (Frau Müller? Ärzte?). Irritieren kann, dass die Untersuchung erst **nach** der OP erfolgen soll. Welchen Zweck hat diese Ankündigung? Sollen Kollegen veranlasst werden, Frau Müller darüber zu informieren? Oder einen Untersuchungstermin zu machen? Dann hätte dies sicherlich expliziter formuliert und konkret adressiert werden müssen.

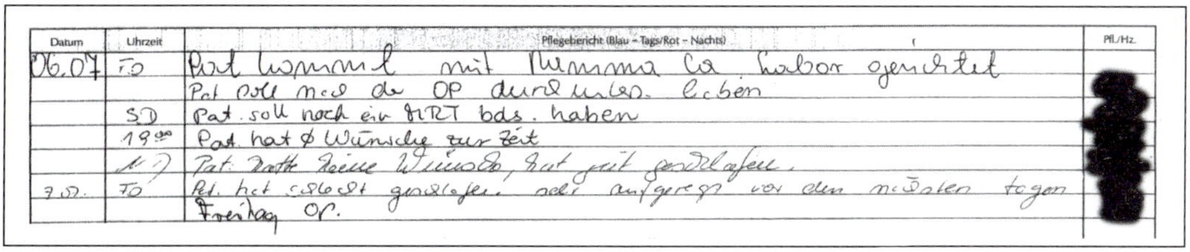

Abb. 2: Original Pflegebericht »Frau Müller«.

Allenfalls wäre noch die Erinnerungsfunktion für den Schreibenden selbst denkbar, aber wozu genau (Organisation? Patienteninformation?)? Oder handelt es sich womöglich um einen impliziten Hinweis darauf, dass Frau Müller noch andere Krankheiten hat, die es zu untersuchen gilt? Für einen fremden Leser (Kollegen) ist die Handlungsbedeutung des Satzes nicht eindeutig zu interpretieren, die angestrebten Handlungskonsequenzen bleiben offen.

Der inhaltliche Zusammenhang der ersten drei Sätze wird sprachlich nicht gekennzeichnet. Was hier steht, ist gleichzeitig zu wenig (über Frau Müller) oder zu viel (irrelevante oder nicht interpretierbare Einträge). Wenn der Inhalt relevant sein soll, wären hier klare Aufträge an bestimmte Personen zu formulieren. Wenn nicht, hätte A ihre Zeit besser darauf verwendet, die Befindlichkeit von Frau Müller zu beschreiben – für das therapeutische Team und um die Transparenz des Pflegeprozesses zu fördern.

Ganz ähnlich kann man beim Eintrag des B im Spätdienst (Z. 3) fragen: Von wem stammt diese Information (Patientin? Ärzte?)? Wann soll das MRT stattfinden? Wer muss die Information bekommen (Patientin? Kollegen? Erinnerung für B selbst?) und welche Handlungen werden von den Kollegen erwartet (Organisation? aufklärendes Gespräch mit Frau Müller?)?

Ein anderer Spätdienst C notiert (Z. 4), »Pat.« habe keine Wünsche zurzeit (d. h. um 19.00 Uhr). Dass Frau Müller in ihrer Lage keine Wünsche hat, kann man sich gar nicht vorstellen; gemeint sein können mit dem allgemeinen Begriff »Wünsche« hier also nur so einfache Dinge wie Bringen von Tee oder einer Schlaftablette. In diesem Fall ist eine Dokumentation jedoch reine Zeitverschwendung – wo Zeit in der Pflegepraxis doch immer knapp ist.

Der Nachtdienst D schreibt denselben sinnlosen floskelhaften Eintrag (Z. 5) (Ist das eine »Gruppennorm«?) und ergänzt »hat gut geschlafen«. Der nächste Frühdienst A dagegen behauptet das Gegenteil (Z. 6), ohne dass ihr dieser Widerspruch offenbar auffällt (jedenfalls wird er nicht bearbeitet). Hier stellt sich (neben Fragen nach dem Wann usw.) die grundsätzliche Frage: Wird hier eine Patientenäußerung wiedergegeben oder handelt es sich um eine Beurteilung durch die Pflegende aufgrund eigener Eindrücke? Die Perspektive zu bezeichnen, z. B. durch Zitat, scheint hier unerlässlich.

Die weitere Eintragung von A in Zeile 6 lässt vermuten, dass es ein Gespräch mit Frau Müller über ihr Befinden und u. U. auch die OP gab. Dieser wichtige Bestandteil der Arbeitstätigkeit bleibt jedoch unsichtbar und lässt sich nur indirekt erschließen – welch ein Kontrast zur vorangegangenen Dokumentation der fehlenden (trivialen) Wünsche von Frau Müller. Ob es sich hier um Redewiedergabe (z. B. »aufgeregt«) oder eigene Einschätzung handelt, wird von A nicht gekennzeichnet.

In Zeile 7 hat die Pflegende H »Freitag OP« notiert. Die Zusammenhänge der Textteile lassen sich nicht eindeutig interpretieren, sie werfen im Gegenteil neue Fragen auf: Hat die schlechte Nacht mit Frau Müllers Aufregung (vor der OP?) zu tun oder hat sie andere Gründe (Schmerzen?)? Handelt es sich bei der Aufregung um Angst? Vielleicht vor der OP, die, wie der Leser erst danach erfährt, am »Freitag« stattfinden soll? Wovor genau? (Narkose? Lebensgefahr? Befund? Verlust der Brust? Schmerzen?) Oder was heißt Aufregung *vor den nächsten tagen* sonst? Spielen hier noch andere Dinge eine Rolle? Kausale Verknüpfungen zur Unterstützung des Verständnisses werden sprachlich nicht hergestellt.

Vor allem aber bleibt völlig im Dunklen, welche Handlungskonsequenzen sich aus Frau Müllers Aufregung für wen ergeben. Hat A diese Emotionalität gesprächsweise bearbeitet? Gibt sie anderen indirekt den Auftrag, dies zu tun? Oder sich wenigstens sensibel im Umgang mit Frau Müller zu verhalten? Dies würde man von professionellen Pflegenden erwarten. Auch die Handlungskonsequenzen für die Angabe des OP-Termins sind nicht klar. Soll jemand die Patientin oder andere (z. B. Angehörige, die Küche) informieren, sie aufklären, sie praktisch vorbereiten?

Diese Analysen und Fragen machen deutlich, wie viele – durchaus relevante und grundlegende – Probleme des Pflegeberichts sich auch auf engstem Raum schon in wenigen Sätzen zeigen bzw. festmachen lassen. Hier bestätigt sich das Prinzip des »pars pro toto« – der Teil steht für das Ganze: Auch im ganz Kleinen, in den sprachlichen Details scheinen die großen, grundsätzlichen Probleme durch, sie durchdringen die Pflegeberichte wie der Schimmel den Käse.

2.1.3.2 Informationen ablegen

Um die Frage beantworten zu können, welche Informationen im Pflegebericht festgehalten und abgelegt werden sollen, bietet sich als Kriterium die Frage danach an, welchen Zweck der Eintrag verfolgt. Die Frage bezieht sich auf den Informationswert, für welche Tätigkeiten, Entscheidungen oder Ereignisse der Eintrag wichtig ist und ob er von Außergewöhnlichem berichtet.

Was soll der Adressat wissen oder tun? Ein Beispiel für irrelevante oder nicht interpretierbare Eintragungen (Z. 4–5) wurde bereits genannt, ähnlich verhält es sich mit der Aussage in Zeile 10: »*Pat. ist unauffällig*«. Hier wird sozusagen berichtet, dass es nichts zu berichten gibt. In anderen Fällen bleibt die Bedeutung verborgen: Berichtet der Eintrag in Zeile 50 »*Pat. läuft herum*« über ein besonders gutes Zeichen für die Mobilität der kranken Frau? Oder über ein besonders schlechtes für ihre Unruhe und Nervosität? Dann würden die Formulierungen »*Pat. ist schon in der Lage herumzulaufen*« oder »*Pat. geht unruhig umher*« Klarheit bringen. Ansonsten erscheint diese Textpassage sinnlos und deshalb überflüssig.

Ähnlich verhält es sich mit dem Eintrag in Zeile 15: Was ist die besondere Relevanz der Augentropfen-Gabe gegen Grünen Star, die hier beschrieben wird? Handelt es sich nicht um eine geplante Routinehandlung? Wurden die Tropfen bisher vergessen oder vernachlässigt? Oder abgesetzt? Oder stehen sie gar in Zusammenhang mit dem zuvor erwähnten geschwollenen Auge von Frau Müller? Solange die Bedeutung und Funktion dieser Einträge nicht ersichtlich wird, sind sie für den Leser irrelevant.

Im Pflegebericht festgehalten werden sollte, was im Rahmen der Pflegesituation außergewöhnlich ist. Zu den wichtigen Informationen gehören dann Erklärungen und Konsequenzen dieser Ereignisse. So erfährt der Leser z. B. in den Zeilen 44–45 zum ersten Mal, dass Frau Müller anscheinend ein Prothesen-Problem hatte. Wann dieses Problem wem bekannt war und wer dann nach welchen Lösungsversuchen entschieden hat, den Zahnarzt einzuschalten, und mit welchem Ergebnis, bleibt völlig offen.

Insbesondere bei Informationen über das Befinden oder die Bedürfnisse der Patienten sollte auch deren Perspektive berücksichtigt und Redewiedergabe statt Fremdbeobachtungen festgehalten werden. Wie erwähnt, hätte dadurch der Widerspruch in den Zeilen 5–6 aufgelöst werden können. Auch in den Zeilen 21–26 wäre – neben genaueren Zeitangaben – eine Redewiedergabe hilfreich, um den plötzlichen Befindlichkeitsumschwung der Patientin nachvollziehen zu können. Durch Zitate kann nicht nur die Quelle angegeben, sondern im Prinzip auch der Inhalt der Informationen zuverlässiger wiedergegeben werden als durch eigene Formulierungen. Die sprachliche Gestaltung von Redewiedergaben ist für die Pflegenden allerdings nicht immer einfach (z. B. Z. 24).

2.1.3.3 Informationen auffinden

Um gesuchte oder wichtige Informationen im Pflegebericht auffinden zu können, müssen seine inhaltliche Struktur und thematischen Stränge überschaubar sein. Im vorliegenden Beispiel finden sich meist jedoch nur Aneinanderreihungen unverknüpfter Sätze ohne erkennbaren thematischen Zusammenhang, statt sachlogisch aufeinander bezogene Äußerungen: In Zeile 19 wird ein Wissen über Beschwerden vorausgesetzt, das aber bisher im Pflegebericht nicht vermittelt wurde. Ob es im »B-Bogen« aufgefunden werden kann, ist unklar. Wie erklären sich in Zeile 21–23 die plötzlichen Schmerzen, Übelkeit und Erbrechen nach dem vorangegangenen problemlosen Bad-Besuch? Was hat in Zeile 12–15 das rote Auge von Frau Müller mit der Information an die Anästhesie, dem Erscheinen von Frau Dr. Walter und dem Grünen Star zu tun? Und was hat ein Termin beim Sozialdienst mit dem Scan oder der geplanten Computertomografie zu tun (Z. 56)? Sachlogische Bezüge werden hier weder sprachlich noch durch Zeichensetzung hergestellt.

Weitere (in ihrem Status sehr unterschiedliche) Hinweise zum Augenproblem finden sich ohne besondere Kennzeichnung zwischen völlig anderen Informationen erst wieder in den Zeilen 29, 35–36, 57. Dies lässt sich als Indiz dafür werten, dass die Pflegeberichte gar nicht darauf angelegt sind, Informationen wieder auffindbar zu machen, und vielleicht nicht einmal darauf, überhaupt gelesen und verstanden zu werden. Sonst wäre zu erwarten, dass einzelne thematische Stränge deutlicher gemacht und abgegrenzt würden.

Insgesamt fällt es im vorliegenden Textbeispiel schwer, wichtige Informationen zur körperlichen und psychischen Verfassung von Frau Müller wiederzufinden und im Sinne der Pflegekontinuität zu verfolgen. »Wunschlosigkeit« (Z. 4–5), »Unauffällig-keit« (Z. 10), gutes und schlechtes Schlafen (Z. 5–6, 35, 47), »besseres« und schlechtes Befinden (Z. 19, 21, 23, 26, 31, 36–39 usw.), Aufregung (Z. 6), Freude (Z. 47–48), Angst und Sorgen (Z. 53–54) der Patientin wechseln sich scheinbar zufällig untereinander und mit organisatorischen Hinweisen ab. Sie bleiben in der Regel undifferenziert, ohne eindeutige Erklärung, Handlungskonsequenzen und Evaluation. Wichtiges verschwindet zwischen Unwichtigem. Verfahren, den Berichtstext thematisch oder nach Relevanz zu systematisieren, um das Auffinden zu erleichtern, sind nicht erkennbar.

2.1.3.4 Informationen verwenden

Informationen müssen nicht nur einfach aufzufinden, sondern auch gut zu verwenden sein: Dafür müssen Adressat und sprachliche Handlung der Eintragung klar erkennbar sein.

Beispielsweise bleibt aufgrund des verkürzten Satzbaus offen, wer in Zeile 13 die Anästhesieabteilung (worüber?) informiert hat, informieren wird oder soll, wer in Zeile 19–20 die Blutdruckkontrollen bei Frau Müller durchgeführt hat, durchführen wird oder soll, wer in Zeile 40 den beengenden Druckverband entfernt hat, entfernen wird oder soll. Handelt es sich also um einen bloßen Tätigkeitsbericht, um eine Aufforderung an Kollegen, um eine Erinnerung für die Autorin selbst oder um eine Ankündigung, sie werde die beschriebenen Maßnahmen noch durchführen?

Durch den verkürzten Satzbau, der für diese Unklarheiten verantwortlich ist, scheint der Schreibende Zeit einsparen zu wollen, aber dies geht auf Kosten der Verstehbarkeit und Verwendbarkeit der Information.

Ein anderes Problem ist das schon angesprochene Fehlen sachlogischer Zusammenhänge. Der Sinn vieler Eintragungen bleibt verborgen, die Informationen erscheinen ungenau oder unvollständig. Warum wartet z. B. in Zeile 41 Frau Müller im Spätdienst noch auf Frau Dr. Fuchs? Immer noch wegen der Luftnot, die sie bereits um 11.30 Uhr hatte (Z. 38–39)? Verwirrend erscheint hier zusätzlich der Besuch des Zahnarztes (Z. 44): Wartet die Patientin um 18:30 Uhr womöglich immer noch im Untersuchungszimmer auf die Erlösung von ihrer Luftnot durch Frau Dr. Fuchs, auf einen anderen Verbandwechsel durch eine Pflegende oder inzwischen auf die Behebung eines Problems mit ihrer Zahnprothese? Die Eintragungen ergeben für den Leser keinen zusammenhängenden Sinn. Die reine äußere (und sehr unvollständige) Chronologie des Berichts wäre hier besser durch eine »Geschichte« zu ersetzen, die diese Informationen erst verwendbar macht.

Ein Problem ist auch, dass nicht ausreichend über Diagnosen, Interventionen und deren Wirkungen berichtet wird. Beispielsweise werden in Zeile 52 Fragen von Frau Müller angesprochen, ohne dass die möglicherweise dahinter stehenden Emotionen beschrieben werden. Hier und in Zeile 53–55 erfährt man nichts über die getroffenen oder von den Kollegen zu treffenden Maßnahmen und deren Ergebnisse. Ohne den Zusammenhang dieser drei Elemente sind die Informationen nicht verwendbar, um Entwicklungen (hier: emotionale) nachzuvollziehen und weiterhin sinnvoll intervenieren zu können.

2.1.4 Fazit

Als Ergebnis dieser kurzen Textanalyse eines ganz gewöhnlichen Pflegeberichts lässt sich zusammenfassen:

- Pflegerische Prozesse werden häufig nicht erkennbar, weil sie inhaltlich **unvollständig** und **unzusammenhängend** dokumentiert wurden. Wünschenswert wären Abfolgen von Beobachtungen, Einschätzungen, Handlungskonsequenzen und Evaluationen pflegebezogener Probleme und Ressourcen des Patienten, die ein Bild von ihm lebendig werden lassen. Im Beispiel finden sich aber meist nur berichtende Einträge über Pflegeprobleme.
- Die **Einordnung** von Informationen in einen Kontext und ihre Bewertung unterbleiben. Die bloße Aneinanderreihung unverknüpfter Sätze, die mangelnde Beherrschung der Zeichensetzung und wohl auch der deutschen Sprache insgesamt tragen hierzu bei. Das Fehlen einer Textstruktur und abgrenzbarer thematischer Stränge erschwert das Verstehen inhaltlicher Zusammenhänge.
- Die **Handlungsbedeutung** von Einträgen, ihr Zweck und ihre Adressierung lassen sich oft nicht eindeutig interpretieren, so dass die angestrebten Handlungskonsequenzen offen bleiben. Dazu tragen verkürzte Sätze bei, in denen Subjekte und finite Verbformen fehlen.
- Je **außergewöhnlicher** ein Ereignis ist, desto **detaillierter** sollte es dokumentiert werden – mit Begründungen und Konsequenzen. Besonders wichtige Ereignisse müssen engmaschig und mit genauen Zeitangaben dokumentiert werden, um nachvollziehbar zu sein. Dabei ist die Ereignis-Zeit der üblicherweise festgehaltenen Berichts-Zeit u. U. vorzuziehen. Ritualisierte Floskeln (wie in den Zeilen 4 und 10) sowie Aufzählungen von Routinetätigkeiten sind nicht nur überflüssig, sondern sogar kontraproduktiv, weil sie Wichtiges überlagern.
- Eine Ursache von Unklarheiten und Verständnisschwierigkeiten sind auch die mangelnde Differenzierung zwischen **Patienten-** und **Außenperspektive**. Da die Sichtweise von Patienten nur durch Gespräche zugänglich ist, hat die ausführliche Redewiedergabe gleichzeitig den Vorteil, dass die überall verrichtete, aber selten transparent gemachte Kommunikationsarbeit von Pflegenden zum Ausdruck gebracht wird.

Die hier gefundenen Ergebnisse wie auch die vorgeschlagene Analyseweise selbst lassen sich für die Aus- und Fortbildung im Schreiben von Pflegeberichten fruchtbar machen.

Die Arbeit mit authentischen Textbeispielen, in denen die Pflegenden sich und ihre Praxis wieder erkennen können, dürfte eine hohe Motivation bieten. Gleichzeitig wird es dadurch möglich, über allgemeine Empfehlungen hinausgehend an konkreten Einzeläußerungen exemplarisch durchzuspielen, welche Verstehensprobleme auftreten können, welche Ursachen sie haben und wie sie durch sprachliche Formulierungsarbeit vermieden werden können. Neben der kritischen Reflexion problematischer Beispiele können auch Positivbeispiele als Vorbilder genutzt werden. Damit werden die sprachliche Sensibilität und Problembewusstheit der Pflegenden erhöht.

Leitend sollte stets die Frage nach den Zwecken der sprachlichen Äußerung sein. Als **Testfrage** für die Schreibenden kann hier dienen: »Was genau will ich damit sagen?

Wem?« Auf dem Hintergrund dieser Frage lassen sich dann Formulierungsalternativen durchprobieren und ihre jeweiligen Vor- und Nachteile diskutieren. Auf diese Weise lässt sich eine Sensibilisierung für zweckorientierte sprachliche Formulierungen und ihre Wirkungen erreichen.

In diesem Zusammenhang sind konkrete sprachliche Einzelfertigkeiten zu entwickeln: So z. B. die angemessene Verwendung bestimmter Konjunktionen und Adverbien, um sachlogische Verknüpfungen und thematische Zusammenhänge herzustellen. Grammatische Formulierungen können geübt werden, um bestimmte sprachliche Handlungen als solche deutlich zu machen, z. B. als Aufforderungen, Ankündigungen, Hinweise oder Warnungen. Zu vermitteln sind auch Strukturierungsmittel, die die Textstruktur äußerlich kennzeichnen (Mittel der Hervorhebung usw.). Die Beherrschung aller dieser Fertigkeiten sollte dazu befähigen, im Pflegebericht einen handlungslogisch schlüssigen und pflegerisch relevanten Zusammenhang für den Leser herzustellen.

Weiterführende Literatur

Abt-Zegelin, A.: Sprache und Pflegedokumentation. In: Abt-Zegelin, A.; Schnell, M.W. (Hrsg.): Sprache und Pflege, S. 111–130. Huberverlag, Bern 2005.

Abt-Zegelin, A., Böhme, H., Jacobs, P.: »Patient unauffällig« – Rechtliche und pflegefachliche Anforderungen an die Pflegedokumentation. In: Die Schwester/Der Pfleger (3-Teiler: Hefte 2,3,4), 2004.

Höhmann, U., Weinrich, H., Gätschenberger, G.: Die Bedeutung des Pflegeplanes für die Qualitätssicherung in der Pflege. Forschungsbericht 261. Bundesministerium für Arbeit und Sozialordnung (Hrsg.), Bonn 1996.

Krämer, U., Schnabel, M.: Pflegedokumentation leicht gemacht. Was Pflegende wann und wie dokumentieren müssen. Huberverlag, Bern 2003.

Löser, A. P.: Pflegeberichte endlich professionell schreiben. Schlütersche Verlagsgesellschaft, Hannover 2004.

Oesterlen, L.: Brennpunkt Pflegedokumentation. Funktionalität – ein Blickwinkel auf die Pflegedokumentation am Beispiel des Pflegeberichts. In: Die Schwester/Der Pfleger 42 (9), S. 690–695, 2003.

Regouin, W.: Berichten, Rapportieren, Dokumentieren. Huberverlag, Bern 2000.

Spiller, A.: Sprache und Pflege – untersucht am Beispiel der Pflegedokumentation. In: PR-Internet (5), 2000, S. 132–142

2.2 Pflegeklassifikation und ihre Bedeutung am Beispiel der NANDA-Pflegediagnosen und der ICNP Version 1

Peter König

Pflegeklassifikationen gehören in Deutschland immer noch zu den Themen, die vornehmlich von einem kleinen Fachkreis diskutiert werden. Viele Pflegende halten es nicht für nötig, sich mit diesem Thema grundsätzlich auseinander zu setzen. In der Literatur erschienen in den letzten Jahren zunehmend Übersetzungen von Klassifikationssystemen aus dem Amerikanischen.

Die Diskussion über den Sinn und die Einsatzmöglichkeiten von solchen Systemen steht noch am Anfang. Die bisherige Diskussion in der Literatur (z. B. *Doenges, Moorhouse* 2002; *Bartholomeyczik* 2000:53–70; *Riffel* 2000:61–84) bezieht sich meist auf die Definition von Klassifikationssystemen oder auf Fragen der speziellen Anwendung, weniger auf den Entwicklungsprozess solcher Systeme. Viele dieser Entwicklungen sind im Ausland bereits weit fortgeschritten, ohne eine wesentliche Beteiligung aus deutschsprachigen Ländern. Es gibt allerdings auch in der deutschen Pflege einige Entwicklungen, die den Einsatz von Klassifikationen in naher Zukunft erwarten lassen.

2.2.1 Definition

Zunächst stellt sich die Frage, wodurch sich ein Klassifikationssystem auszeichnet. »Klassifikation« wird umgangssprachlich mit einem Ordnungsschema oder einer Struktur gleichgesetzt. Im wissenschaftlichen Sinne zeichnen sich Klassifikationen jedoch durch eine Reihe von festgelegten Regeln aus.

Ganz allgemein kann Klassifikation als der Versuch verstanden werden, eine systematische Ordnung von Gegenständen[1], Begriffen[2] oder Erscheinungen[3] vorzunehmen, die eine feststehende Benennung durch sprachliche Mittel erhalten. Die betreffenden Begriffe, die auch als Konzepte bezeichnet werden, müssen in irgendeiner Weise miteinander in Verbindung stehen, z. B. alle etwas mit Pflege bzw. Teilaspekten von Pflege wie z. B. Pflegediagnosen zu tun haben. Sie können dann in Gruppen und Untergruppen aufgeteilt werden, die jeweils durch bestimmte Merkmale charakterisiert sind. Sind Begriffe gesammelt, gruppiert und hierarchisch geordnet, entsteht ein Ordnungsschema aus Konzepten.

---

[1] Ein *Gegenstand (amer.: object)* kann als beliebiger Ausschnitt aus der wahrnehmbaren oder vorstellbaren Welt bezeichnet werden, z. B. ein Vorfall, eine Situation, ein Individuum.

[2] Ein *Begriff (amer.: concept)* kann als Denkeinheit bezeichnet werden. Diese wird gebildet aus einer Menge von Gegenständen, deren gemeinsame Eigenschaften (oder Merkmale) ermittelt werden. Durch dessen Abstraktion wird ein Begriff gebildet.

[3] Als *Erscheinung* oder *Phänomen* wird hier der sinnlich wahrgenommene Gegenstand oder auch das Objekt sinnlicher Anschauung bezeichnet. Ein Begriff oder Konzept ist die mentale Vorstellung eines Phänomens.

Die Beziehung zwischen Begriffen ist die Basis für ein hierarchisches Klassifikationssystem und die Organisation von Wissen innerhalb einer bestimmten Fachdisziplin. Wenn Begriffe in einer Wissenschaft sorgfältig gefestigt sind, werden sie zu formalen, standardisierten Begriffen innerhalb eines Systems. Die Einordnung eines Begriffes in ein Klassifikationssystem gibt Hinweise auf andere, in Beziehung stehende und untergeordnete Begriffe und deren Bedeutung.

2.2.2 Sinn und Zweck von Klassifikationen

Pflegeklassifikationssysteme werden in der Regel für einen ganz speziellen Zweck entwickelt, der im Einzelfall sehr unterschiedlich definiert sein kann. Deshalb sind im Laufe der Jahre viele verschiedene Systeme entstanden, die sich an bestimmten Kriterien orientieren. Sie sollen z. B.:

- die Entwicklung der Profession der Pflege fördern
- eine einheitliche Fachsprache hervorbringen
- als Grundlage für die Begriffsentwicklung dienen
- klinische Entscheidungen erleichtern
- Ergebnisqualität beschreiben
- vergleichbare Daten liefern
- als Grundlage für Datenbanken in Management, Lehre, Forschung und Praxis dienen
- Leistungen messbar machen
- die Einführung EDV-gestützter Pflegedokumentation erleichtern.

2.2.3 Sprache, Pflege und Klassifikation

Im Kontext von Sprache, Pflege und Klassifikation kann zunächst festgestellt werden, dass mit Hilfe von Pflegeklassifikationssystemen der Versuch unternommen wird, die in Sprache gefasste Beschreibung des »Gegenstandes« pflegerischen Handelns und das Handeln selbst in ein formal eindeutig definiertes Begriffsraster zu bringen. Ein bestimmter Teil des in der Pflege benötigten Wortschatzes soll auf eindeutig definierte und jeweils einzigartige, also nur für diese Definition nutzbare, d. h. standardisierte Begriffe festgelegt werden (vgl. *Bartholomeyczik* 2003:78).

Vorab muss angemerkt werden, dass der Gebrauch des Begriffs »Sprache« bei den Ansätzen zur Standardisierung in Klassifikationssystemen nicht ganz zutreffend ist, da Sprache nicht nur aus Begriffen oder Worten besteht, sondern auch aus Grammatik, Sätzen und Sinnzusammenhängen. In Klassifikationssystemen geht es im Wesentlichen um einzelne Begriffe, oft im Grunde nur um Worte oder sprachliche Bezeichnungen und deren Beziehung untereinander.

Die Sprache, die von Pflegenden in der Regel bei der Beschreibung von Patienten oder auch Tätigkeiten benutzt wird, ist die Alltagssprache. Alltagssprache zeichnet sich dadurch aus, dass sie von vielen Menschen genutzt wird, in vielfältigen Formen erscheint, Veränderungen unterworfen ist und unterschiedliche Bedeutungen bei gleichem Ausdruck beinhalten kann. Umgekehrt werden gleiche Inhalte oft unterschiedlich ausgedrückt, abhängig davon, wer die Sprache in welchem Kontext benutzt.

Kennzeichnend für alltagssprachliche Begriffe ist also, dass sie je nach Kontext unterschiedliche Bedeutungsinhalte haben können und dadurch flexibel und vielfältig einsetzbar sind. Die Grenzen der Alltagssprache sind dort zu sehen, wo es darum geht, bestimmte – auch komplexe – Begriffe präzise und ohne lange Erläuterung zu benennen und diese für die rasche eindeutige Kommunikation mit vielen anderen Menschen benutzen zu können.

Aus diesen Grenzen für die Anwendung von Alltagssprache ergibt sich die Notwendigkeit zur Formulierung einer Fachsprache, für die bestimmte Kriterien kennzeichnend sind (vgl. *Bürki* 1997:23 f):

- Konsens über Definition: Sie sollten eindeutig sein und die Fachkollegen sollten alle dasselbe darunter verstehen
- Keine Polysemie: Verschiedene Ausdrücke sollten immer auch Verschiedenes bedeuten
- Keine Synonymie: Für eine Bedeutung sollte es nicht mehrere Ausdrücke geben
- Kontextunabhängigkeit: Ein Fachbegriff sollte auch ohne Kenntnis von Zusammenhängen verständlich sein.

Die Entwicklung einer Fachsprache ist zwar nicht zwangsläufig mit der Entwicklung einer Klassifikation verbunden; sie bietet dafür aber eine gute Grundlage. Klassifikationen enthalten nicht alle Begriffe einer Fachsprache, zumindest jedoch bestimmte Schlüsselbegriffe einer Disziplin.

Bei der Konstruktion von Klassifikationssystemen wird der Versuch unternommen, die Definition der Begriffe nach den oben genannten Kriterien vorzunehmen. Bei der Entwicklung von fachsprachlichen Begriffen werden die Inhalte spezifiziert und zwar abhängig von der Disziplin, in der diese Begriffe definiert und klassifiziert werden.

Die Definition von einzelnen Begriffen in Klassifikationssystemen zeichnet sich dadurch aus, dass sie sich auf die wesentlichen Charakteristika speziell für diesen Begriff konzentriert. Diese Vorgehensweise wird deshalb gewählt, weil so die eindeutige Einordnung des einzelnen Begriffes in einem Gesamtbegriffsystem erst möglich wird (*Nielsen* 2003:25). Die Begriffsdefinitionen unterscheiden sich in dieser Hinsicht von Begriffsdefinitionen, z. B. in Lehrbüchern, die häufig den einzelnen Begriff sehr ausführlich, aber auch weniger trennscharf ausführen.

Die intensivsten Anstrengungen zur standardisierten Begriffsbildung und Entwicklung von Klassifikationen im Bereich der Pflege zeigen sich in den Systemen der NANDA-Pflegediagnosen, Taxonomy II (z. B. *Doenges* et al. 2003), der Pflegeinterventionen NIC (*McCloskey* et al. 1996) und der Pflegeergebnisse NOC (*Johnson* et al. 1997). Im Folgenden wird beispielhaft auf die Entwicklung der NANDA-Pflegediagnosen sowie auf die ICNP eingegangen.

2.2.4 Klassifikation der Pflegediagnosen

Die North American Nursing Diagnosis Association (NANDA) gilt als Pionier bei der Entwicklung und Klassifikation von Pflegediagnosen. Die Arbeit begann 1973 bei der ersten Konferenz zur Ordnung von Pflegediagnosen mit der Gründung einer Arbeitsgruppe und entwickelte sich bis 1982 zu einer festen Institution (NANDA), die die Pflege in USA und Kanada bei der Entwicklung von Klassifizierungen unterstützt.

Zur Entwicklung von Pflegediagnosen reichten Pflegende aus aller Welt gut begründete und belegte Vorschläge an die NANDA ein, die dann überarbeitet und modifiziert wurden. Idealerweise sollte jede konzeptionelle Basis durch Studien über das jeweilige Phänomen begründet sein. Die NANDA fungiert als eine Art Qualitätssicherungsinstitut für Pflegediagnosen, in dem anhand bestimmter Kriterien eingereichte Vorschläge geprüft und dann eventuell neu hinzugenommen und auch alte herausgenommen werden (*Gordon, Bartholomeyczik* 2001:451 f). Das primäre Interesse zur Entwicklung von Pflegediagnosen lag darin, den Pflegenden ein diagnostisches Instrument an die Hand zu geben, das für die Pflegediagnostik in der praktischen Anwendung Struktur und Inhalt bietet.

Diagnosen im Sinne der NANDA sind Begriffe, die einen kurzen prägnanten Ausdruck als Titel erhalten. Die Definition der Pflegediagnosen stützt sich maßgeblich auf genau definierte Kennzeichen (signs and symptoms) und Ursachen, die für jede Pflegediagnose definiert und damit unverzichtbar mit dem Titel der Pflegediagnosen verbunden sind. Darüber hinaus gibt die Angabe der Ätiologie einen Hinweis darauf, in welcher Richtung die Handlung geplant werden sollte.

Um Begriffe beschreiben und Klassen identifizieren zu können, benutzt die NANDA einen induktiven Ansatz, im Unterschied zur deduktiven Entwicklung aus Pflegetheorien.

Als mit Hilfe der eingereichten Pflegediagnosen ein immer größerer Teil des pflegerischen Handlungsspektrums beschrieben werden konnte, entstand der Bedarf, die Themen auch auf einem theoretisch begründeten Pflegeverständnis zu gliedern und in Beziehung zu setzen. Eine Arbeitsgruppe beschäftigte sich über viele Jahre mit dem Versuch, ein Ordnungsschema zu entwickeln, das als Gliederung für den pflegerischen Gegenstandsbereich sowohl bezüglich der theoriebedingten Anforderungen als auch bezüglich der Anforderungen für die praktische Nutzung geeignet erschien.

Im Ergebnis entstand ein Kompromiss, in dem nach Möglichkeit die wesentlichen Aspekte der verschiedenen theoretischen Strömungen berücksichtigt wurden. Das entstandene Ordnungsschema (Menschliche Reaktionsmuster = Human Response Patterns) wurde nach den Gesichtspunkten zur Erstellung einer Klassifikation aufgebaut und erhielt die Bezeichnung »Taxonomy I«. Inzwischen liegt die »Taxonomy II« als stark überarbeitete zweite Version vor, die bis zu drei Hierarchieebenen enthält (siehe Abbildung 3). Die Titel der Pflegediagnosen sind jeweils auf der untersten Hierarchieebene zu finden.

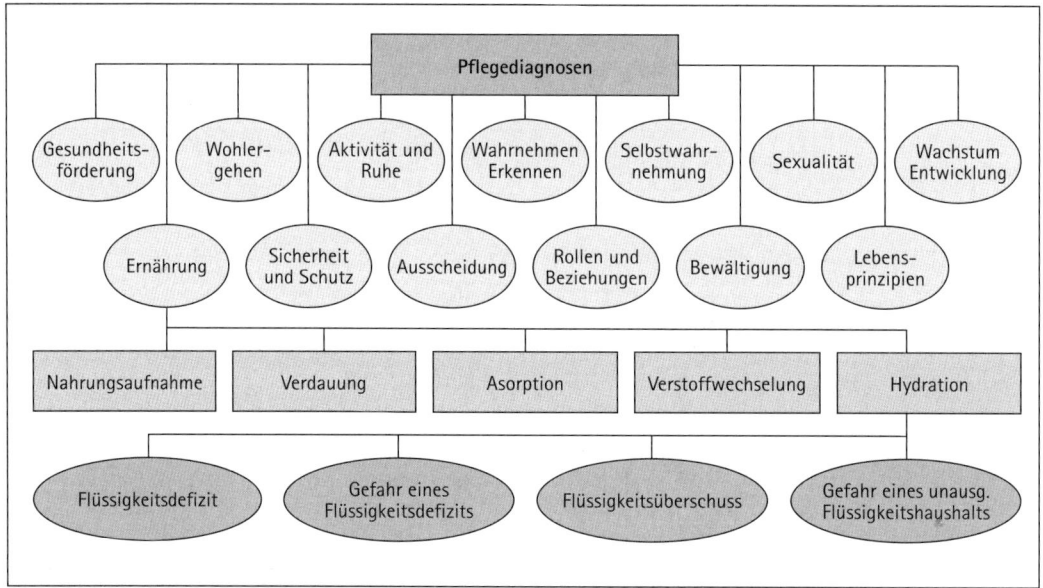

Abb. 3: Klassifikation der NANDA-Pflegediagnosen, oberste Gliederungsebene und am Beispiel »Ernährung« ausschnittsweise Gliederungsebene 2 und 3 (vgl. Doenges, Moorhouse 2002:67 f).

Die Taxonomy II ist somit die offizielle Klassifikation der Pflegediagnosen durch die NANDA. Diese Entwicklung hat jedoch nicht dazu geführt, das bestehende andere Ordnungssysteme wie z. B. die »Funktionellen Verhaltensmuster« von *Gordon* (Function Health Patterns), die Selbstpflegeerfordernisse von *Orem* oder die ATL abgeschafft wurden. Diese Ordnungssysteme haben weiterhin eine große Bedeutung in der Aus- und Weiterbildung sowie in der Pflegepraxis, beanspruchen für sich jedoch nicht, die Kriterien einer Klassifikation im oben definierten Sinn zu erfüllen.

Allen diesen Ordnungssystemen ist gemein, dass sich die Anordnung der »Über-» und »Unterdiagnosenbegriffe« nach inhaltlichen Vorstellungen richtet und nicht nach anderen Kriterien, wie z. B. sprachlichen Hierarchien.

2.2.5 Die Internationale Klassifikation für die Pflegepraxis (ICNP)

Die ICNP ist eine Klassifikation, die noch nicht so lange existiert wie die Klassifikation der NANDA und sich bezüglich vieler Aspekte deutlich unterscheidet. Um die verschiedenen Herangehensweisen zur Bildung von Klassifikationen in der Pflege deutlich zu machen, wird im Folgenden beispielhaft die ICNP beschrieben.

Die International Classification of Nursing Practice (ICNP) ist ein Projekt, das 1989 vom International Council of Nurses (ICN) ins Leben gerufen wurde. Der entscheidende Grund zur Entwicklung eines solchen Klassifikationssystems ist der Anspruch, pflegebezogene Informationen weltweit zur Verfügung zu stellen.

Andere Berufsgruppen im Gesundheitswesen, insbesondere die Mediziner, können bereits auf eine lange Tradition bei der Entwicklung von Klassifikationssystemen zurückblicken. Das bekannteste ist die über hundert Jahre alte International Classification of Deseases and Releated Health Problems (ICD 10. Version). Die World Health Organisation (WHO) hat diese und andere Klassifikationen dazu herangezogen, um weltweit gesundheitsbezogene Daten zu sammeln, auszuwerten und dadurch politische Entscheidungsprozesse zu beeinflussen. Die WHO strebt eine möglichst umfassende Datentransparenz und die Verwirklichung einer elektronischen Patientenakte an. Pflegebezogene Daten stehen bis jetzt jedoch nur unvollständig zur Verfügung. Die WHO hat bis heute noch kein pflegerisches Klassifikationssystem aufgenommen, da alle bestehenden Pflegeklassifikationssysteme auf bestimmte Anwendungsbereiche begrenzt waren.

Der ICN hat deshalb beschlossen, selbst die Entwicklung eines pflegerischen Klassifikationssystems voran zu treiben. Zur Bildung der ICNP wurden bereits vorhandene Klassifikationssysteme der Pflege aus verschiedenen Ländern benutzt, um ein System mit großer Reichweite und internationaler Verfügbarkeit zu entwickeln. Die ICNP bezieht sich auf die drei Dimensionen Pflegediagnosen (Beschreibung eines pflegebezogenen Zustandes), Pflegeinterventionen (oder Pflegehandlungen) und Pflegeergebnisse.

Nach 15 Jahren Projektarbeit sind viele Einzelprojekte entstanden, die sich mit speziellen Aspekten der ICNP-Entwicklung beschäftigen, auf die im Rahmen dieses Artikels nicht umfänglich eingegangen werden kann.

Ein bedeutendes Teilprojekt ist die Entwicklung der Struktur und der Bauprinzipien der Klassifikation sowie die Identifizierung und Zuordnung der pflegebezogenen Begriffe. Diese Projekte wurden unter den Bezeichnungen Telenursing, Telenurse und TelenurseID-ENTITY vom Dänischen Institut für Gesundheits- und Pflegeforschung (DISS) durchgeführt, finanziell unterstützt durch die EU. Als Fernziel wird die Nutzung der Klassifikation in elektronischen Patientenakten angestrebt.

In einem ersten Arbeitsschritt wurden weltweit Begriffe aus allen verfügbaren pflegebezogenen Klassifikationssystemen (z. B. Titel von NANDA-Pflegediagnosen) zusammengetragen. Diese wurden geprüft, verglichen, nach ihrer Relevanz selektiert und miteinander in Beziehung gesetzt. Die gesammelten Begriffe bezeichneten größtenteils Titel von Pflegediagnosen, weniger Kennzeichen und Symptome. In der ICNP werden vornehmlich Ausdrücke gesammelt, die benötigt werden, um eine pflegediagnostische Aussage oder Aussagen zu Interventionen zu formulieren. Die einzelnen Ausdrücke werden jeweils durch eine Definition beschrieben. Diese Definition ist jedoch nicht so umfangreich angelegt, wie beispielsweise die Beschreibung der NANDA-Diagnosen durch Zeichen und Symptome. Darüber hinaus wurden komplexe Begriffe in der ICNP zum Zweck der Klassifizierung in einzelne Worte zerlegt (z. B. Schlafstörung in »Schlaf« und »gestört«).

Als eine erste Rohfassung der Klassifikation erschien 1995 die so genannte Alpha-Version für Pflegephänomene und Pflegeinterventionen. In den darauf folgenden Jahren waren Pflegende in der ganzen Welt aufgerufen, Vorschläge zur Weiterentwicklung des Systems einzubringen. Aus den Ergebnissen dieser Arbeit wurde die

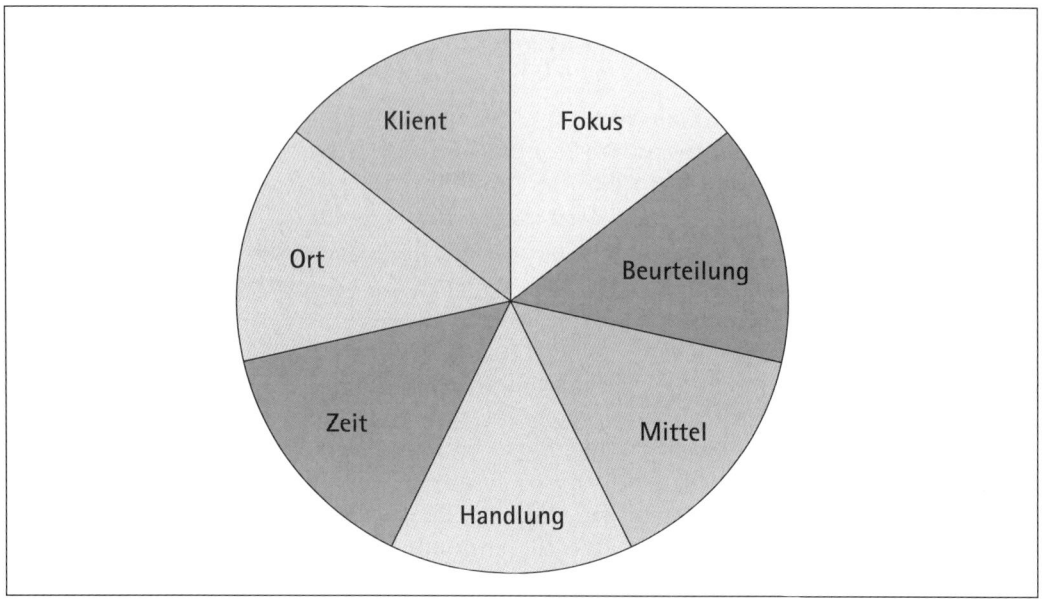

Abb. 4: Die sieben Achsen der ICNP Version 1.

zweite, wesentlich weiter entwickelte Beta-Version gebildet, die 1999 veröffentlicht wurde. Die Beta-Version beinhaltet jetzt die Möglichkeit, auch Pflegeergebnisse zu erfassen, indem eine erste Zustandsbeschreibung mit der Zustandsbeschreibung zu einem späteren Zeitpunkt verglichen wird. Die Beta-Version wurde inzwischen nochmals stark überarbeitet und liegt jetzt als Version 1 vor.

Die Version 1 der ICNP besteht aus sieben Achsen, mit Hilfe deren Inhalte sowohl Pflegediagnosen, als auch Pflegehandlungen und Pflegeergebnisse dargestellt werden können.

1. Fokus: Der Themenbereich, der für die Pflege relevant ist
2. Beurteilung: Einschätzung bezogen auf den Fokus der Pflege
3. Mittel: Eine Weise oder eine Methode, um eine Intervention durchzuführen
4. Handlung: Ein zielgerichteter Prozess angewendet für oder durchgeführt durch einen Patienten
5. Zeit: Zeitpunkt und -intervall, Häufigkeit, Dauer, Ereignis
6. Lokalisation: Anatomischer Ort oder Körperstelle einer Pflegediagnose oder einer Intervention
7. Klient: Person, auf die sich eine Pflegediagnose bezieht und auf die eine Intervention gerichtet ist

Das 7-Achsen Modell kann dazu benutzt werden, kombinierte Aussagen zu Pflegediagnosen, -interventionen oder -ergebnissen zu entwickeln. Dabei erfolgt die Gliederung und Bezeichnung der sieben Achsen im Wesentlichen nach sprachlichen und kaum nach pflegetheoretischen Gesichtspunkten. In Abbildung 5 ist dies z. B. deutlich an den Bezeichnungen der untergeordneten Begriffe in der Fokusachse zu erkennen. Da die Klassifikation sehr umfangreich ist, können hier nur die zwei obersten

Tabelle 1: Bildung von Aussagen anhand der Ausdrücke aus den sieben Achsen der ICNP.

	Handlung	Klient	Fokus	Beurteilung	Ort	Mittel	Zeit
Pflegediagnose		Individuell		Obstipation	akut		
Pflegehandlung	identifizieren	individuell	Ausscheidungs-				
			gewohnheiten				
	einschätzen		Schmerz	Abdomen			
	beraten		Ernährung		Diätplan		
	schulen		Nebenwirkungen				
Pflegeergebnis		Obstipation	abgenommen				

Hierarchieebenen dargestellt werden. Unter jedem dieser Überpunkte befindet sich eine Großzahl von weiteren Einträgen. Im Kapitel »Entität: Körpersubstanzen« beispielsweise befinden sich Ausdrücke wie Blut, Körpergewebe, Sputum, Magensaft oder Urin, die häufig in weiteren Hierarchiestufen gegliedert sind.

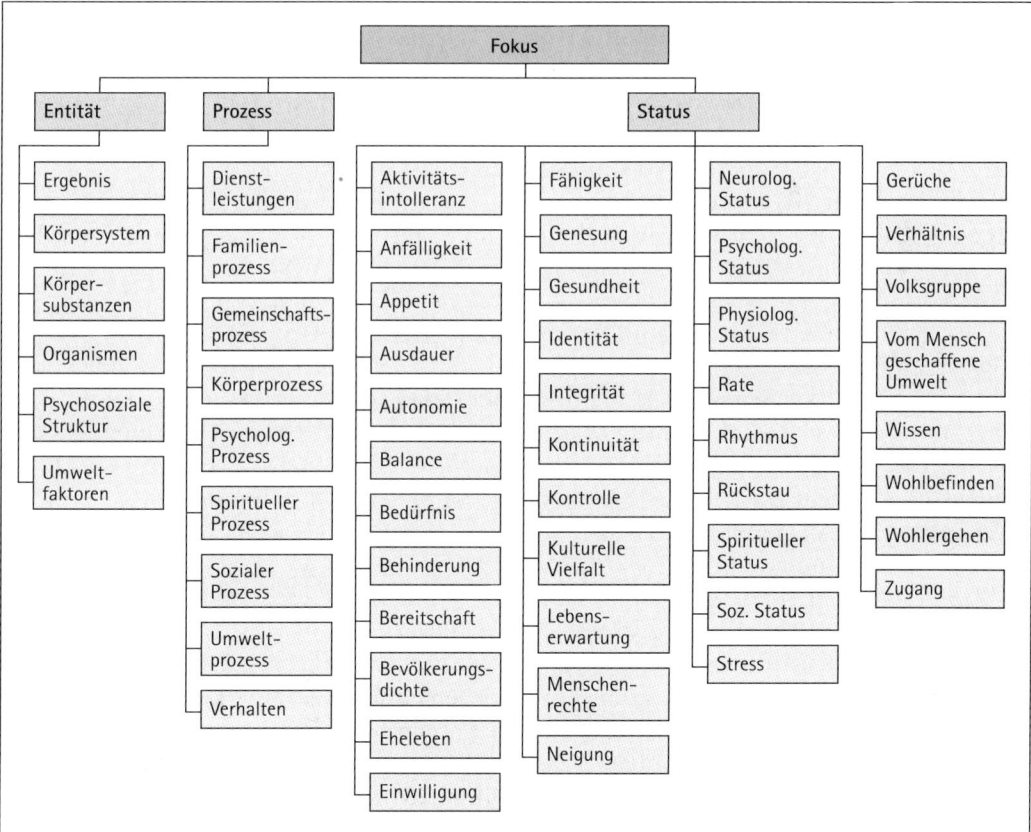

Abb. 5: Erste und zweite Hierarchieebene der Achse »Fokus« der ICNP Version 1.

Somit wird in der ICNP jeder einzelne Begriff definiert und eindeutig zugeordnet. Um eine diagnostische (bzw. Handlungs- oder Ergebnis-) Aussage formulieren zu können, müssen mehrere Begriffe aus verschiedenen Achsen benutzt werden, wie dies am Beispiel in Tabelle 1 zu erkennen ist.

Die praktische Anwendbarkeit zeigt sich also erst in der Konstruktion von Aussagen aus mehreren Begriffen. Seit 2005 initiiert der ICN vermehrt Projekte, in denen solche pflegediagnostischen Aussagen (und Beschreibungen von Pflegehandlungen bzw. -ergebnissen) identifiziert und in so genannten »Katalogen« für bestimmte Anwendungszwecke zusammengestellt werden. Diese Aussagen können dann den Titeln der NANDA-Diagnosen gleichen oder eben auch davon abweichende Aussagen enthalten.

2.2.6 Bedeutung

Das Vorgehen bei der Entwicklung der ICNP war im Vergleich zur NANDA-Klassifikation ganz anders, weil hier Ausdrücke, Worte und Begriffe gesammelt und nach sprachlichen – also nicht nach pflegeinhaltlichen – Regeln zugeordnet und hierarchisiert wurden. Es ging weniger um den Nachweis der pflegewissenschaftlichen Bedeutung als um den Nachweis des Gebrauchs dieser sprachlichen Bestandteile (vgl. *König* 2000:106). Der ICN arbeitet seinem Anspruch gemäß daran, ein standardisiertes System von Bezeichnungen in der ICNP zu schaffen, mit einer Logik der Sprache, also mit linguistischen Klassifikationskategorien. Auch wenn die Aufgabe zunächst unendlich umfassend erscheint, so ist es sicher technisch möglich, für die wichtigen Teile der Beschreibung von Pflegepraxis ein einheitliches Begriffssystem einzuführen. Es ist jedoch davon auszugehen, dass niemals der gesamte Sprachgebrauch standardisiert werden kann.

Die Verbindung zwischen Pflegediagnosen und der ICNP liegt darin, dass die ICNP die Bezeichnungen und deren Definitionen liefert, mit denen die Pflegediagnosen einschließlich ihrer Kennzeichen und der Ätiologie formuliert werden können.

Ein standardisiertes Begriffssystem, das einer Sprachlogik folgt, kann besser dazu benutzt werden, in verschiedene Sprachen übersetzt und weltweit angewendet werden, da die einzelnen Begriffe zunächst ohne Kontext bestehen können und damit die Kulturabhängigkeit geringer ist als bei so komplexen Konstrukten wie den Pflegediagnosen.

Es kann jedoch nicht übersehen werden, dass bei der Übersetzung von Begriffen viele Probleme auftreten (vgl. *Tackenberg* 2000:169; *Tackenberg, König* 2003:65 f). Nur sehr genaue Definitionen der Begriffe können grobe Missverständnisse verhindern. Bei Übersetzungen einer Fachsprache, die sich alltagssprachlicher Begriffe bedient, aber als Fachsprache den Anspruch hat, ohne Kontext eindeutig sein zu müssen, ergeben sich weitere Probleme dadurch, dass Alltagsbegriffe fast nie nur mit einem einzigen Ausdruck übersetzt werden können. Im Zuge der Entwicklung der ICNP wurde deshalb die Anlage eines Synonymwörterbuchs in Erwägung gezogen.

Die Bedeutung solcher standardisierter Sprachsysteme wie der ICNP ist vor allem bei der Nutzung von EDV-Systemen zur Pflegedokumentation zu sehen. Hier bietet der reichhaltige Wortschatz viele Möglichkeiten der kreativen Nutzung.

Soll ein solches Begriffssystem einen wesentlichen Beitrag zur Entwicklung einer Fachsprache leisten, muss dieser Wortschatz früh mit der Pflegepraxis verbunden werden, da sonst die Chance für eine Übernahme in die Praxis gering ist. Auch wenn Praxissprache bereits heute Standardbegriffe enthält, sind viele davon medizinische, andere sind einrichtungsspezifisch und werden außerhalb des Hauses nicht verstanden. Ein sehr großer Teil der gebrauchten Sprache dürfte wenig standardisiert und oft auch fachlich nicht reflektiert sein. Darüber hinaus besteht die Gefahr, dass die Sprache, und damit das Denken und die Beschreibungen, ausschließlich auf die standardisierten Begriffe reduziert werden. Das kann zu einer inhaltlich nicht vertretbaren Reduktion führen.

Als weiteren Anwendungsbereich ist die Entwicklung von Pflegeassessments auf Basis des ICNP-Wortschatzes und dadurch eine gezielte, exakte und schnellere Dokumentation zu nennen. Besonders hilfreich kann dies bei der Durchführung von Pflegeforschungsprojekten sein.

Nicht zuletzt sind standardisierte Begriffssysteme sehr gut dazu geeignet, Pflegedaten z. B. in Form eines Nursing Minimum Data Set (NMDS) zu entwickeln, mit dem landesweite und international vergleichbare Untersuchungen durchgeführt werden könnten. Hier kommt der ICNP eine Schlüsselrolle zu, wenn es gelingt, dieses System weltweit als eine Referenzterminologie der Pflege zu etablieren. Hierfür bestehen gute Chancen, da die Struktur der ICNP sehr gut zu der parallel verlaufenden Entwicklung eines Referenzmodells für Pflegeterminologien bei ISO passt (vgl. *Nielsen* 2001:98).

Die NANDA-Pflegediagnosen sind, wie oben bereits beschrieben, in erster Linie ein praktisches Arbeitsmittel in der Ausbildung und der Pflegepraxis. Der Aufbau und die Struktur sind sehr gut geeignet, um eine systematische Pflegediagnostik zu unterstützen. Den Pflegenden wird hiermit die Möglichkeit eröffnet, eigene diagnostische Hypothesen ohne großen Aufwand mit den neuesten Erkenntnissen aus der Pflegewissenschaft zu vergleichen, die in den NANDA-Pflegediagnosen dargestellt sind.

Betrachtet man die Entwicklung der NANDA-Pflegediagnosen in den letzten Jahren, wird sehr deutlich, dass dies ein sehr dynamisches und anpassungsfähiges System ist, in dem neue Erkenntnisse rasch eingearbeitet werden. Darüber hinaus wird mit der Verbindung zu Interventionsklassifikationen (NIC) und Ergebnisklassifikationen (NOC) (vgl. *Johnson et al.*: 2001) die Möglichkeit geschaffen, die wesentlichen Bestandteile pflegerischen Handelns prozesshaft abzubilden.

Abschließend kann angemerkt werden, dass sowohl die NANDA-Pflegediagnosen als auch die ICNP einen ganz bestimmten Zweck erfüllen und sich in dieser Hinsicht ergänzen.

Pflegediagnosen haben ihre Stärke in der praktischen Anwendung in der Pflege und in der Verbindung zu pflegetheoretischen Konzepten, während die ICNP eher als eine Pflegeterminologie zu sehen ist, mit deren Hilfe ein Fachwortschatz klassifiziert werden kann. Darüber hinaus bietet die ICNP als Referenzterminologie die Möglichkeit, verschiedene Klassifikationen weltweit miteinander in Verbindung zu bringen und Sprachbarrieren zu überwinden.

Trotz der großen Fortschritte im Bereich der Pflegeklassifikationen gibt es noch sehr viele Fragen zu klären und einen großen Forschungsbedarf. Die Intensität der Entwicklung wird stark von der Akzeptanz der Systeme in der Pflege und von der Nachfrage an Pflegedaten durch die Politik abhängen.

Literatur

Bartholomeyczik, S.: Nachdenken über Sprache – Professionalisierung der Pflege? In: Zegelin, A. (Hrsg.): Sprache und Pflege. Ullstein Mosby, Berlin u. a. 1997, 11–21.

Bartholomeyczik, S.: Pflegediagnosen aus einer Sicht der Pflegewissenschaft. In: Etzel, B. S. (Hrsg.): Pflegediagnosen – Die Internationale Klassifikation Pflegerischer Praxis. Kohlhammer Verlag, Stuttgart u. a., 2000, 53–70.

Blohmke, M. (Hrsg.): Ökologischer Kurs: Teil Sozialmedizin. Enke Reihe zur AO (Ä), Enke Verlag, Stuttgart 1979.

Bollnow, O. F.: Sprache und Erziehung. Urban Bücher 100. Kohlhammer Verlag, Stuttgart u. a. 1966.

Bürki, C. O.: Pflegesprache – gibt es sie?. In: Zegelin, A. (Hrsg.): Sprache und Pflege. Ullstein-Mosby, Berlin u. a., 1997, 23–36.

Chang, B. L.: Validity of Concepts for Selected Nursing Diagnoses. In: Clinical Nursing Research, Vol. 3, 1994, 183–203.

Chang, B. L.: Pflegediagnosen und die Konstruktvalidität von Schmerz, Selbstpflegedefizit und eingeschränkter Mobilität. In: Pflege & Gesellschaft, 4, 1999, 25–32.

Gordon, M.; Bartholomeyczik, S.: Pflegediagnosen. Theoretische Grundlage. Verlag Urban & Fischer, München u. a. 2001.

Doenges, M.; Moorhouse, M. F.; Geissler-Murr, C.: Pflegediagnosen und Maßnahmen. Huberverlag, Bern, 2002, 3.Aufl.

Johnson, M.; Bulechek, G.; McCloskey Dochterman, J.; Maas, M.; Moorhead, S.: Nursing Diagnoses, Outcomes and Interventions. NANDA, NOC, and NIC Linkages. Mosby, St. Louis u. a., 2001.

Johnson, M.; Maas, M.: Nursing Outcome Classification (NOC). Mosby, St. Louis, 1997.

Katz, E.; Ford, A.B.; Moskowitz, R.W.; Jackson, B.A.; Jaffe, M.W.: Studies of illness in the aged. The index of ADL; A standardized measure of biological and psychological function. In: Journal of the American Medical Association, 185, 1963:914–919.

König, P.: Geschichte und Entwicklung von Klassifikationssystemen in der Pflege. In: Etzel, B. S. (Hrsg.): Pflegediagnosen – Die Internationale Klassifikation Pflegerischer Praxis. Kohlhammer Verlag, Stuttgart u. a., 2000, 105–122.

Kollak, I.; Georg, M. (Hrsg.): Pflegediagnosen: Was leisten sie – was leisten sie nicht? Mabuse Verlag, Frankfurt am Main, 1999.

Maanen, H. van: Die Entwicklung einer Pflegefachsprache als Hilfsmittel in der Beschreibung von Pflegephänomenen, Pflegeinterventionen und Pflegeergebnissen. In: Fachtagung: Die Internationale Klassifikation pflegerischer Praxis (ICNP) als Instrument für die Pflege. Tagungsband. Typoskript. Klinik für Tumorbiologie, Freiburg. 1998, 1–14.

McCloskey, J.C.; Bulechek, G.M.: Nursing Interventions Classification (NIC). 2nd ed. Mosby, St. Louis,1996.

Mortensen, R. A.: Pflegediagnosen. Entwicklung und Anwendung. Verlag R.v. Decker's, Heidelberg, 1998.

Nielsen, G.: Europäische Normen für Pflegeterminologien. Was ist das? In: PR-Printernet 9, 2001, 93–112.

Nielsen, G: ICNP-Architektur und Systematik. In: ICN: ICNP Die Internationale Klassifikation für die Pflegepraxis. Huber Verlag, Bern, 2003, 23–41.

Roper, N.: Clinical experience in nurse education. Churchill Livingstone, Edinburgh,1976.

Roper, N.; Logan, W. W.; 4Tierney, A.: Die Elemente der Krankenpflege. Ein Pflegemodell, das auf einem Lebensmodell beruht. Recom Verlag, Basel, 1993.

Tackenberg, P.: Übersetzung der International Classification for Nursing Practice (ICNP) ins Deutsche. In: Etzel, B.S. (Hrsg.): Pflegediagnosen und die Internationale Klassifikation Pflegerischer Praxis. Kohlhammer Verlag, Stuttgart u. a., 2000, 169–180.

Tackenberg, P.; König, P.: Die Entstehung der deutschsprachigen ICNP-Beta-Version. In: ICN: ICNP Die Internationale Klassifikation für die Pflegepraxis. Huber Verlag, Bern, 2003, 65–75.

2.3 Sprache und Klassifikation – Über die neue Aufgabe der Internationalen Klassifikation für die Pflegepraxis

Gunnar H. Nielsen

2.3.1 Einleitung

Mit dem Erscheinen der ersten Version der Internationalen Klassifikation für die Pflegepraxis (ICNP) im Jahre 2005 ist deutlich geworden, dass traditionelle Erwartungen an Klassifikationen im Gesundheitswesen durch die ICNP nicht unmittelbar erfüllt werden können. Diese Entwicklung bahnte sich bereits in drei Projekten im Rahmen der Forschungsprogramme der EU im Bereich der Gesundheitsinformatik in den 90'er Jahren des vorigen Jahrhunderts den Weg. Die drei Projekte sind: Telenursing (1991–1994)[4], Telenurse (1996–1998)[5] und TelenurseID-ENTITY (1998–2001); kurz: die Telenurse-Projekte oder einfach Telenurse. In Telenurse werden die Vorläufer der Version 1, d. h. die Alpha- und die Beta-Version, der ICNP,

---

[4] Mortensen RA (ed) ICNP in Europe. Telenurse. Amsterdam: IOS Press, 1997.|

[5] Mortensen RA (ed) ICNP® and Telem+atic Applications for Nurses in Europe. Amsterdam: IOS Press, 1999.

entwickelt[6,7,8,9,10] und angewandt[11]. Deshalb soll in diesem Beitrag ausgewählte, einschlägige Aufgabenstellung der Telenurse-Projekte nachgezeichnet werden. Es wird dadurch auch möglich, die neue Funktion von ICNP im Kontext der Klassifikationen und Terminologien im Gesundheitswesen zu beleuchten. Die Entwicklung, die von den traditionellen Aufgaben von Klassifikationen im Gesundheitswesen wegführt, ist teilweise mit einer Abkehr von der Sprache verbunden. Diese Entwicklung berührt das Thema *Sprache und Pflege*. Es wird der Versuch unternommen diese Abkehr von der Sprache vor dem Hintergrund der neuen Aufgaben zu erläutern.

2.3.2 Hintergründe

Es gibt im Wesentlichen drei verschiedene Aufgaben von Klassifikationen im Gesundheitswesen. Alle drei Aufgaben bilden den Hintergrund für Telenurse. Traditionell haben Klassifikationen im Gesundheitswesen mindestens zwei wichtige Funktionen. In der Pflege dienen Klassifikationen vornehmlich dem Zweck der Dokumentation auf der Ebene des individuellen Klienten (Interface-Klassifikationen). Die Aufgabenstellung lautet: können Probleme und Ressourcen von individuellen Klienten mittels z. B. NANDA abgebildet werden? Und: können geplante und durchgeführte pflegerische Maßnahmen im Rahmen der individuellen Pflege mittels z. B. NIC beschrieben werden?

Ein Gebrauch von Klassifikationen in statistischer Hinsicht findet in der Pflege kaum statt. Umgekehrt ist es in der Medizin. Hier dominiert traditionell der Gebrauch von Klassifikationen für statistische Zwecke. Die Aufgabenstellung lautet: können die in der Bevölkerung auftretenden Krankheiten mittels z. B. ICD erfasst werden? Solche Erfassungen sind etwa für die Krankenhausplanung auf der Grundlage der Häufigkeiten von Krankheiten in der Bevölkerung wichtig (Aggregationsoder Berichtsklassifikationen). Ein Gebrauch von Klassifikationen für die Dokumentation der Zustände und Befindlichkeiten des individuellen Patienten während des Krankheitsverlaufes findet in der Medizin jedoch kaum statt. Bei der Entwicklung von Klassifikationen bewegen sich Pflege und Medizin in den 90'er Jahren teilweise in entgegensetzter Richtung: Die Pflege besitzt bewährte Klassifikationen für

6   Nielsen GH. PART I. Telenurse introduction. In: The International Classification for Nursing Practice (ICNP) with TELENURSE introduction. Alpha version. Copenhagen: Danish Institute for Health and Nursing Research, 1996:13–122

7   Nielsen GH. The architecture of ICNP. In: Mortensen RA ed. ICNP in Europe. Telenurse. Amsterdam: IOS Press, 1997:13–29.

8   Nielsen GH, Mortensen RA. The architecture for an international classification for nursing practice (ICNP). In: International Nursing Review 1996; 43(6): 175–82. In: Mortensen RA ed. ICNP in Europe. Telenurse. Amsterdam: IOS Press, 1997:59–63

9   Nielsen GH, Mortensen RA. The Architecture of ICNP. Time for outcomes. Part I. In: International Nursing Review 1997; 44(6): 182–188, 176

10 Nielsen GH, Mortensen RA. The Architecture of ICNP. Time for outcomes. Part II. In: International Nursing Review 1998; 45(1): 27–31

11 Nielsen GH, Mortensen RA. ICNP. Time for outcomes. Continuos quality development. A pilot study. In: Mortensen RA ed. ICNP® and Telematic Applications for Nurses in Europe. Amsterdam: IOS Press, 1999:79–103

die Dokumentation der klinischen Praxis und bewegt sich mit der ICNP-Initiative anfangs in Richtung statistischer Klassifikation. Die Medizin besitzt umgekehrt bewährte statistische Klassifikationen, z. B. die ICD, und bewegt sich in Richtung der Klassifikationen für die Dokumentation der klinischen Praxis der Ärzte. In der Pflege besteht der Wunsch nach einer Klassifikation sowohl für die Dokumentation als auch für die Statistik. Das Dänische Institut für Pflege- und Gesundheitsforschung ergreift als klinisch orientierte Forschungseinrichtung Anfang der 90'er Jahre die Initiative für die Telenurse-Projekte mit dem Ziel, sich für statistische Zwecke einen Zugang zu den zukünftig elektronisch hinterlegten Daten aus der Dokumentation der pflegerischen Praxis zu verschaffen. Es fehlt allerdings eine Klassifikation für die forschungsmäßige statistische Aufbereitung der erhobenen Daten aus der Dokumentation. Dieses Problem scheint einer Lösung nahe, als ICN 1989 in Seoul beschließt, eine internationale Klassifikation für die pflegerische Praxis zu entwickeln. In der Pflege wird kritisiert, dass vorhandene statistische Klassifikationen die Pflege nicht berücksichtigen. Die dominierende Klassifikation im Gesundheitswesen, nämlich die ICD, hat nicht die Ausdruckskraft, um pflegerische Sachverhalte abzubilden. Zwar hat die WHO mit der Entwicklung der ICIDH begonnen, aber auch diese statistische Klassifikation bleibt der medizinischen Sichtweise verhaftet, weil als konzeptionelle Grundlage die Folgen von Krankheiten gewählt werden, was an pflegerischen Sachverhalten vorbeizugehen droht, da diese nicht immer mit Krankheiten verbunden sind. Deshalb versuchte die nordamerikanische Pflege zuerst NANDA als statistische Klassifikation bei der WHO einzuführen, und dann, als dieser Versuch scheitert, 1989 in Seoul die Entwicklung einer wahrhaft internationalen (statistischen) Klassifikation für die pflegerische Praxis voranzubringen, eben die ICNP, unter den Auspizien des ICN.

Das erste Motiv der Telenurse-Projekte ist der Wunsch, die statistische Aufgabe von Klassifikationen lösen zu wollen. Das zweite Motiv bezieht sich auf die zweite Aufgabe von Klassifikationen, nämlich Mittel der Dokumentation der individuellen Pflege zu sein. Im Zuge der Digitalisierung der Patientenakte regt sich sowohl in der Pflege als auch in der Medizin eine kritische Haltung gegenüber den vorhandenen Klassifikationen. Im pflegerischen wie im medizinischen Bereich wird die fehlende sprachliche Ausdruckskraft der vorhandenen Klassifikationen für Zwecke der Dokumentation beanstandet. Die Einführung der elektronischen Patientenakte fordert zusätzliche computergestützte Hilfe bei der Beschreibung der einzelnen Fälle, weil übliche Freitexteingaben unstrukturiert, und zu aufwändig sind. Im Gesundheitswesen bieten sich Klassifikationen als natürliche Alternativen zur unstrukturierten Freitexteingabe an. Die vorhandenen Klassifikationen sind jedoch in ihrer Sprache zu allgemein gehalten, um der Komplexität des singulären, klinischen Falles gerecht zu werden. So der Tenor der Kritik sowohl in der Pflege als auch in der Medizin. Den Sprachen der vorhandenen Klassifikationen wird zudem Unvollständigkeit vorgeworfen, weil die klinische Realität angeblich nur partiell abgebildet werden kann. Die Kluft zwischen der ausdrucksarmen Sprache von Klassifikationen (für Dokumentation in der Pflege und für Statistik in der Medizin) einerseits und der ausdrucksreichen Sprache der klinischen Praxis andererseits muss bei der Einführung der elektronischen Patientenakte sowohl in der Pflege als auch in Medizin überwunden werden. Es entsteht die Forderung nach einer Brücke, die diese Kluft zu überwinden hilft. Diese Forderung führt innerhalb der Forschungsprogramme der

EU im Bereich der Gesundheitsinformatik zu einer intensiven Beschäftigung mit der Frage, wie eine Lösung aussehen könnte, die sowohl die Kritik in der Pflege an den bisherigen pflegerischen Klassifikationen für Dokumentation, als auch die Kritik in der Medizin an den bisherigen medizinischen statistischen Klassifikationen berücksichtigt. Der Überwindung der Probleme der Abstraktheit und Unvollständigkeit der Sprache der vorhandenen Klassifikationen im Gesundheitswesen widmen sich mehrere europäische Forschungsprojekte im Rahmen der EU-Programme für Gesundheitsinformatik. In der Pflege ist die Entwicklung und Anwendung einer Klassifikation für die pflegerische Praxis das erklärte Ziel der Telenurse-Projekte. In der Medizin ist das Projektkürzel Galen (Generalized Architecture for Languages, Encyclopedias and Nomenclatures) im Rahmen der EU-Forschungsprogramme für Gesundheitsinformatik synonym mit dem Bemühen um die Entwicklung und Anwendung einer ausdrucksstarken klinischen Terminologie für die medizinische Praxis. Beiden Projekten ist gemeinsam, dass sie versuchen eine höhere klassifikatorische Ausdruckskraft zu erzielen, ohne dabei das Erreichen einer maschinellen Verarbeitung der natürlichen Sprache im Sinne eines Natural Language Processsing der Computerlinguistik in Aussicht zu stellen. Der Unterschied der beiden Projekte geht aus den Zielen hervor. In Telenurse wird das begrenzte Ziel einer nicht unbedingt auf Computerunterstützung angewiesener kombinatorischer Klassifikation für die pflegerische Praxis verfolgt. In Galen wird das umfassende Ziel einer rein computerunterstützten kompositionellen klinischen Terminologie verfolgt[12].

Kompositionelle Sprachen sind Sprachen, die von der allgemeinen Grundregel ausgehen, dass die Bedeutung eines komplexen Ausdruckes durch die Bedeutung der atomaren Ausdrücke und der Regeln, die verwendet werden, um sie zu kombinieren, festgestellt wird. Diese Einsicht in das Sprachverständnis geht auf den deutschen Logiker G. Frege zurück, weshalb das Prinzip der Kompositionalität in der Literatur auch als Frege's Prinzip der Sprachbedeutung bekannt ist. Auf Initiative des Managements der Telenurse-Projekte wird im Bereich der Pflege eine Zusammenarbeit mit Galen eingeleitet. Telenurse bekommt unter den vielen Partnern Mitte der 90'er Jahre auch einen Galen-Partner[13].

Die Arbeit an dem Design von Klassifikationen und klinischen Terminologien wird im Rahmen der EU-Forschungsprogramme für Gesundheitsinformatik der 90'er Jahre immer von der Arbeit an dem Design einer elektronischen Patientenakte begleitet, und umgekehrt. Die EU-Forschungsprojekte im Bereich der Gesundheitsinformatik sind geprägt von der konzeptionellen Trennung des Designs einer Patientenakte von dem Design eines Klassifikations- bzw. Terminologiemanagements. Die Entwicklung einer elektronischen Patientenakte, bzw. die Entwicklung von Software zur Unterstützung des Pflegeprozessmanagements, wird auch in Telenurse konzeptuell getrennt betrachtet von der Entwicklung von Software für die Klassifikations-

---

[12] Kirby J. Trends in terminology work. In: Mortensen RA ed. ICNP in Europe. Telenurse. Amsterdam: IOS Press, 1997:59–63

[13] Hardiker N. The GALEN compositional approach to nursing terminology. In: Mortensen RA ed. ICNP in Europe. Telenurse. Amsterdam: IOS Press, 1997:79–85

verwaltung bzw. dem Terminologiemanagement. Diese Trennung ist ein Beispiel für eine weit verbreitete Softwarearchitektur, die zwischen Server und Client trennt. Üblich ist, dass Anbieter von Softwarelösungen, einschließlich Anbieter von Pflegesoftware, diese Trennung nicht vornehmen. Klassifikationen werden als Teil der Datenbank der Patientenakte hinterlegt und aufgerufen. Auch in Telenurse gelang es nicht die industriellen Partner davon zu überzeugen, dass die Dienstleistungen einer formalisierten ICNP als Werkzeug der Statistik und der Dokumentation durch einen anwendungsunabhängigen Terminologieserver übernommen werden sollten. Die Zurückhaltung der industriellen Partner hängt wohl teilweise damit zusammen, dass die Trennung zwischen Software für das Pflegeprozessmanagement einerseits, und Software für das Terminologiemanagement andererseits, die Frage der Integration der beiden Anwendungen aufwirft.

Bisher sind zwei Motive der Telenurse-Projekte beschrieben worden. Ein drittes tritt hinzu und betrifft die berufspolitische Aufgabe von Klassifikationen als eine Art Konsenswerkzeug in der Pflege: A Unifying Framework. Diese Aufgabe läuft quer zu den Aufgaben der Statistik und der Dokumentation, weil sowohl die Statistik als auch die Dokumentation von einem gemeinsamen pflegerischen Begriffsrahmen geprägt sein sollten. Durch die enge Zusammenarbeit der Telenurse-Projekte mit dem ICN wurde die Entwicklung der Alpha- und Beta-Versionen der ICNP auch von dieser berufspolitischen Aufgabe einer Klassifikation geprägt. Jedoch geht die Prägung auch in umgekehrte Richtung, weil die berufspolitische Aufgabe im Rahmen eines informationstechnologischen Forschungsprogramms umgesetzt wird. Durch die informationstechnologisch geprägte Operationalisierung der berufspolitischen Aufgabe von Klassifikationen als ein Konsensuswerkzeug entsteht im Gesundheitswesen die neue Aufgabe von Klassifikationen der Pflege im Zeitalter der Wissensgesellschaft. Die Wahrnehmung der neuen informationstechnologisch geprägten Aufgabe als Konsensuswerkzeug kann man im Anschluss an neueren Sprachgebrauch auch als eine Wahrnehmung der Rolle als Referenz-Klassifikationen bezeichnen. Wir werden sehen, dass bei ICNP eine doppelte Deutung des Begriffs einer Referenz-Klassifikation vorliegt.

2.3.3 Fragen und Methoden

Wie können die drei oben beschriebenen Forderungen (Statistik, Dokumentation, Konsensuswerkzeug) durch die Entwicklung einer Klassifikation für die Pflege erfüllt werden?

Als Frage formuliert: Wie kann eine Klassifikation für die pflegerische Praxis entwickelt werden, die sowohl eine sinnvolle statistische Aggregation von Daten als auch eine detailreiche strukturierte klinische Dokumentation erlaubt, und gleichzeitig einen gemeinsamen Begriffsrahmen ausmacht? Die heterogenen Forderungen an die Entwicklung einer Klassifikation für die pflegerische Praxis erfordern eine methodische Interdisziplinarität.

Hinter der Mannigfaltigkeit der Ansätze der unterschiedlichen Disziplinen befindet sich jedoch ein gemeinsamer Nenner, nämlich die allgemeine Theorie der Klassifikation.

Dies ist die erste von zwei methodischen Ansätzen. Die Alpha- und Beta-Version von ICNP wird in Telenurse hauptsächlich auf der Grundlage der allgemeinen Theorie der Klassifikation entwickelt. Mit dem Übergang zu einem multiachsialen kombinatorischen Design von ICNP wird in der Geschichte der Pflegeklassifikationen ein Paradigmawechsel vollzogen. Die Kombinatorik erlaubt mit einem kleinen Vokabular eine große Ausdruckskraft, die sowohl für die Zwecke der Statistik als auch für die der Dokumentation eine wesentliche Verbesserung gegenüber der Ausdruckskraft herkömmlicher Klassifikationen in der Pflege bedeutet. Die größere Ausdruckskraft, die durch die Kombinatorik geschaffen wird, eröffnet gleichzeitig die Möglichkeit, dass die ICNP als gemeinsamer Begriffsrahmen eingesetzt werden kann, weil alle vorhandenen Klassifikationen auf ICNP abgebildet werden können. Der philosophisch interessierte Leser ahnt im Hintergrund die Idee von G.W. Leibniz einer Characteristica Universalis, bei der alle Begriffe aus nicht weiter zerlegbaren Grundbegriffen zusammengesetzt sind. Diesen Grundbegriffen sollen in einer Begriffsschrift die Buchstaben entsprechen, an deren Zusammensetzung zu einem Begriffswort der Aufbau des von dem Wort bezeichneten Begriffs dann jeweils unmittelbar ablesbar sein soll. Letztere Idee der Begriffsrepräsentation wird im Rahmen der Zusammenarbeit zwischen Telenurse und Galen bei der Klassifikationsentwicklung eingesetzt. Damit sind wir beim zweiten methodischen Ansatz.

Leibniz' Programm einer Characteristica Universalis wird von dem deutschen Logiker Gottlob Frege 1879 in dem Buch »Begriffsschrift, eine der arithmetischen nachgebildeten Formelsprache des reinen Denkens« in seiner modernen Form umgesetzt. Dieses Werk gilt als der Anfang der modernen Logik und analytischen Philosophie. Durch die Einführung seiner Begriffsschrift meinte Frege u. a. die Mehrdeutigkeiten, die bei der Anwendung der natürlichen Sprache für die Repräsentationen des reinen Denkens entstehen, vermeiden zu können. Frege schafft mit seiner Begriffsschrift auch eine wesentliche Grundlage für die heutige Computertechnik und Informatik. Besonders im Bereich der Künstlichen Intelligenz-Forschung (kurz: KI-Forschung) der Gesundheitsinformatik werden formale Notationen, bzw. Begriffschriften, eingeführt, um die vermeintlichen Mehrdeutigkeiten, die bei der Repräsentation des reinen medizinischen und pflegerischen Denkens mittels natürlicher Sprache und Klassifikationen entstehen, zu vermeiden. In Galen heißt die formale Notation (Begriffsschrift) GRAIL: Galen Representation and Integration Language. Eine Begriffsschrift zur eindeutigen formalen Repräsentation von Begriffen kann zudem maschinell verarbeitet werden. Die maschinelle Verarbeitbarkeit ist ein weiteres Motiv für die Formalisierung natürlicher Sprachen und Klassifikationen. Klassifikationen wie z. B. ICNP müssen nämlich in einer formalen Notation (Begriffsschrift) repräsentiert werden, um maschinell verarbeitet werden zu können. Genau diese Arbeit wird als Teil der Zusammenarbeit zwischen Telenurse und Galen geleistet, indem Teile sowohl der Alpha- als auch der Beta- Version der ICNP mit Hilfe der formalen Begriffsnotation (Begriffsschrift) GRAIL repräsentiert wird. Hierdurch wird nicht nur das Ziel einer größeren, begrifflichen Stringenz verfolgt, sondern auch die maschinelle Unterstützung von Vorgängen des logischen Schließens, insbesondere den Vorgang des Klassifizierens (automatische Klassifikation). Es gehört zu den häufig nicht hinterfragten Voraussetzungen beider erwähnten methodischen Ansätze, dass Begriffe durch Symbole repräsentiert werden. Der Unterschied besteht darin, dass bei der allgemeinen

Klassifikationstheorie keine formalisierte Repräsentation vorausgesetzt wird, während dies bei dem besonderen Ansatz der KI-Forschung der Fall ist. Die allgemeine Klassifikationstheorie sichert also eine unreine Begriffsrepräsentation, die zudem nicht unmittelbar maschinell verarbeitbar ist. Dagegen sichern die besonderen Repräsentations-Techniken der KI-Forschung sowohl vermeintlich reine Begriffsrepräsentationen als auch die unmittelbare maschinelle Verarbeitbarkeit. Letztere ist hier das wesentlich Neue. Die zwei methodischen Ansätze der allgemeinen Klassifikationstheorie und der besonderen Repräsentations-Techniken der KI-Forschung erlauben nun die Forderung nach einer Klassifikation für sowohl Dokumentation, Statistik als auch Konsens gleich in zweifacher Weise zu erfüllen.

2.3.4 Lösungen

Auf der Grundlage der allgemeinen Klassifikationstheorie wird eine kombinatorische Lösung erarbeitet. Auf der Grundlage der besonderen Repräsentations-Techniken der KI-Forschung wird eine kompositionelle Lösung geboten. Die zwei Antworten implizieren eine doppelte Deutung und Anwendung von ICNP bei der Lösung der dritten und neuen Aufgabe von Klassifikationen als Konsensuswerkzeuge im Gesundheitswesen.

2.3.4.1 Die kombinatorische Lösung

Unter Berücksichtigung der Prinzipien der allgemeinen Klassifikationstheorie wird ICNP in den Telenurse-Projekten als kombinatorische Klassifikation entwickelt und angewandt, weil hierdurch die Ausdruckskraft für Zwecke der Dokumentation des Pflegeprozesses erhöht werden kann. Dabei wird die statistische Anwendung von ICNP nicht aus den Augen verloren, weil der Einsatz von ICNP bei der Dokumentation in der elektronischen Patientenakte immer mit dem Hinweis auf die Möglichkeit der Wiederverwertung der klinischen Daten für statistische Zwecke begründet wird.[14] Gleichzeitig bedeutet die erhöhte Ausdruckkraft durch den kombinatorischen Ansatz, dass ICNP auch als Referenzklassifikation, bzw. als einheitlicher Begriffsrahmen, gelten kann, weil alle übrigen Pflegeklassifikationen im Prinzip, auf Grund der erhöhten Ausdruckkraft, auf ICNP abbildbar sind. Die kombinatorische Ausgabe der Alpha- und Beta-Version der ICNP ist anderswo ausführlich beschrieben worden[15]. Deshalb soll hier aus Platzgründen auf umfassende Beispiele verzichtet werden. Der Begriff Referenzklassifikation wird bei der kombinatorischen Lösung der Telenurse-Projekte von der allgemeinen Schnittstellenproblematik her begründet. Diese Problematik liegt allen Standardisierungs- bzw. Normungsbemühungen zu Grunde. Das besondere Problem bei Klassifikationen ist die Mannigfaltigkeit der Klassifikationen: wie kann

---

[14] Nielsen GH. Beispiele der statistischen Auswertung einer ICNP-basierten elektronischen Pflegedokumentation: Pflegediagnosen, -Interventionen und -Ergebnisse. In: Emmenwerth E, Lauterbach A, Lysser M, Schrader U, eds. ENI 2002. Proceedings of the 1. International Scientific Congress for Nursing Informatics; 2002 Sep 27–28; Zürich, Schweiz. Hungen: Pr-internet, 2002.

[15] Nielsen GH. ICNP-Architektur und Systematik. In: Hinz M, Dörre, F König P, Tackenberg P Hrsg. ICNP. Internationale Klassifikation für die Pflegepraxis. Bern: Hans Huber Verlag. 2002. p. 23–41

Vergleichbarkeit pflegerischer Daten erzielt werden? Eine Lösung ohne Referenzklassifikation würde bedeuten, dass alle Klassifikationen mit allen Klassifikationen durch eine Mannigfaltigkeit an Schnittstellen verbunden werden müssten (Spagettilösung). Die Anzahl der Schnittstellen wächst nach einer bestimmten mathematischen Formel bei mehr als zwei Klassifikationen sehr schnell an. Dieses Problem kann durch die Wahl einer Klassifikation als Referenzklassifikation vermieden werden. Dann muss nur je eine Schnittstelle zu einer Referenzklassifikation, z. B. ICNP, geschaffen werden. In diesem Abschnitt wurde die nicht formale, aber kombinatorische Deutung des Begriffs einer Referenzklassifikation beschrieben. In dem folgenden Abschnitt soll auf die kompositionelle Deutung des Begriffs einer Referenzklassifikation eingegangen werden.

2.3.4.2 Die kompositionelle Lösung

Die Zusammenarbeit zwischen den Telenurse und Galen führt dazu, dass als Teil der Telenurse-Projekte auch ein Vorgriff auf die jetzige kompositionell geprägte Version 1 der ICNP vorgenommen werden konnte, weil die kombinatorische ICNP mit Hilfe der in Galen entwickelten Begriffsschrift GRAIL repräsentiert bzw. modelliert wird. Hier sei ein Beispiel angeführt, damit man einen Eindruck gewinnen kann von dem Aussehen einer solchen mehr formalisierten Ausgabe von ICNP (siehe Abb. 1).

Die Wahl einer formalen Begriffsschrift eröffnet an sich interessante Fragen, die hier allerdings nicht weiter verfolgt werden. Stattdessen soll auf das gegenseitige Verhältnis von Klassifikation und deren Formalisierung mittels einer reinen Begriffsschrift aufmerksam gemacht werden.

In Telenurse wurden die Alpha- und Beta-Version der ICNP vornehmlich formalisiert, um in den Besitz der Vorzüge der Rückkoppelung zwischen Formalisierung und Klassifikation zu gelangen, nämlich der Möglichkeit der Reglementierung der Bauarbeiten am ursprünglichen Gerüst der ICNP. Eine Formalisierung bringt Mehrdeutigkeiten und Inkonsistenzen zutage. Die Entfernung dieser Unreinheiten hilft, das logische Gerüst von ICNP zu klären und zu stabilisieren. Die Formalisierung bietet nicht nur den Vorteil der begrifflichen Reinheit beim dem Bau der ICNP, sondern auch den Vorteil der maschinellen Verarbeitbarkeit. In Galen wird auf der Grundlage von Formalisierungen mittels GRAIL Terminologie-Software entwickelt mit dem Ziel, so genannte automatisierte Terminologiedienstleistungen, wie z. B. Kodierung, Übersetzung *und Klassifikation*, anbieten zu können. Auf der Grundlage der Formalisierung mittels GRAIL wird als Teil der Telenurse-Projekte ein Beispiel einer solchen Termi-

Klassifikationssprache der ICNP:	Repräsentation durch die Begriffsschrift GRAIL:
Activities of Daily Living are types of Self Care with the specific characteristics: Behavioural processes of what is Needed to maintain oneself performed during a normal day	VolitionalAct which (performance whichG isEnactmentOf (Process whichG < actsOn Patient hasPersonPerforming Patient PlaysFunctionalRole MaintenanceRole >)

Abb. 1: Formale Repräsentation von ICNP.

nologiesoftware zur maschinellen Verarbeitbarkeit von ICNP als Demonstrationssoftware unter dem Namen CompET entwickelt (http://mig.cs.man.ac.uk/telenurse/).

Eine rechnerunterstützte einrichtungsübergreifende Dokumentation und Kommunikation ist im Gesundheitswesen nur möglich, wenn man sich auf *gemeinsame* Bedeutungen, die *maschinell* verarbeitbar sind, einigt. Damit stossen wir auf eine dritte und neuen Aufgabe von ICNP als Konsensuswerkzeug informationstechnologischer Prägung.

Die kompositionelle Deutung des Begriffs einer Referenz-Klassifikation geht von dem methodischen Ansatz der formalen »Referenzierungs-Techniken« der KI-Forschung aus: Begriffe werden durch formelle kompositionelle Terminologien (Begriffsschriften) *der Maschinenlesbarkeit* wegen so zusagen »referenziert« (ließ: repräsentiert). Diese kompositionelle Ausformung der Aufgabe von ICNP als Konsenswerkzeug kommt in den Telenurse-Projekten durch die Zusammenarbeit mit Galen zum ersten Mal zum Vorschein. Die von Galen inspirierte Idee einer formalisierten ICNP als Konsenswerkzeug spielt verstärkt bei der Ausarbeitung der Version 1 von ICNP eine Rolle. Hier wird eine neuere Software aus dem Umfeld der KI-Forschung gewählt, nämlich die Open Source Software Protegé, die besonders bei der Entwicklung und Anwendung von wissensbasierten Systemen zum Einsatz kommt. Eine Referenzklassifikation im Sinne einer maschinenlesbaren Klassifikation ist an sich keine Referenzklassifikation im Sinne der Wahl einer gemeinsamen Klassifikation, auf die andere Klassifikationen, um der Vergleichbarkeit willen, abgebildet werden können, wie dies bei der ersten Deutung des Begriffs einer Referenzklassifikation der Fall ist. Jedoch kann die Idee einer kompositionellen Terminologie verstanden werden als eine Terminologie, die alle anderen Klassifikationen formal repräsentiert bzw. integriert (vgl. GRAIL: Galen Representation and *Integration* Language). Durch eine solche integrative formale Repräsentation wäre einc kompositionelle Terminologie auch ein Konsenswerkzeug im Sinne eines Unifying Frameworks. Zusammengefasst: Die Wahl einer gemeinsamen natürlichen Klassifikation, auf die andere Klassifikationen abgebildet werden können, ist der Begriff einer Referenzklassifikation des kombinatorischen Ansatzes. Die *integrative* formale Repräsentation ist der Begriff der Referenzklassifikation des kompositionellen Ansatzes. Das Verhältnis der beiden Lösungen wird im folgenden Abschnitt erörtert.

2.3.5 Diskussion und Konklusion

Im Laufe der Telenurse-Projekte der 90'er Jahre werden die Vorläufer sowohl einer natürlichen als auch einer formalen Ausgabe der ICNP Version 1 entwickelt. Die Vorläufer einer natürlichen ICNP Version 1 sind für das menschliche Auge gedacht, und dementsprechend auch als Alpha- und Beta-Version veröffentlicht worden. Teile sowohl der Alpha- als auch der Beta-Version von ICNP liegen jedoch in Telenurse durch die Zusammenarbeit mit Galen auch als reine Begriffsrepräsentationen vor, die aufgrund der formalen Repräsentation maschinenlesbar sind. Diese können als die Vorläufer einer formalen ICNP Version 1 gelten. Seit dem offiziellen Erscheinen der Version 1 der ICNP darf die Existenz einer formalen und reinen Ausgabe der ICNP angenommen werden, die allerdings nicht für das menschliche Auge gedacht zu sein scheint, weil sie nicht veröffentlicht worden ist. Durch die Gegenüberstellung einer formalen und nicht formalen Ausgabe von ICNP stellt sich bereits im Tele-nurse-Projekt die Frage: was ist überhaupt ICNP? Die spontane Antwort lautet: Es gibt sowohl eine nicht formale als auch eine formale ICNP. Beim näheren Hinschauen ist diese Antwort jedoch nicht befriedigend, weil sie die Konsequenzen der Formalisierung übersieht. ICNP Version 1 ist bei Lichte gesehen identisch mit einer formalen Repräsentation (d. h. eine kompositionelle Terminologie), weil alle natürlichen Pflegeausdrücke vollständig in dem formalen Modell integriert worden sind. Hier ist nicht länger von der Rückwirkung einer Formalisierung auf die originale natürliche Klassifikation die Rede. Die originale, natürliche ICNP hat als selbstständiges Gebilde aufgehört zu existieren. ICNP selbst ist das formale Modell geworden, das sich der lästigen, unreinen ICNP letztendlich entledigt hat. Stattdessen wird die ICNP, die für das menschliche Auge gemeint ist, von der formalen maschinenlesbaren ICNP abgeleitet. Die ICNP für das menschliche Auge ist zu einem künstlichen Derivat geworden. An diesem Schicksal der ICNP wird die Abkehr von der Sprache bei der Klassifikationsentwicklung deutlich. Die natürliche Sprache der kombinatorischen Klassifikation wird ersetzt durch formale kompositionelle Begriffsrepräsentationen, die geeignet sind, die neue Aufgabe der ICNP als Konsenswerkzeug bei der maschinell lesbaren Kommunikation im Gesundheitswesen zu lösen. Sprachunabhängigkeit wird als besonderer Vorzug betrachtet, weil dadurch sowohl die Eindeutigkeit der Begriffsrepräsentationen als auch deren Maschinenlesbarkeit gewährleistet ist. Die Sorglosigkeit des Umganges mit der natürlichen Sprache, zeugt von der Stärke des selten hinterfragten Glaubens an reine Begriffe als Grundlage des Sprach- und Klassifikationsverständnisses. Dieser Mythos ist spätestens seit Quine ernsthaft in Frage gestellt worden: «*Uncritical semantics is the myth of a gallery in which the exhibits are concepts and the terms are labels. To switch languages is to change the labels ...*» *(W. Quine, «Ontological Relativity and other Essays», HUP 1969:27).* Der starke Glaube an ein besonderes sprachunabhängiges Reich der reinen Begriffe könnte leicht zu einem Modellplatonismus bei der Entwicklung von ICNP führen. Begriffshierarchien und Terminologiemodelle werden unabhängig von der natürlichen pflegerischen Sprache hinter geschlossenen Türen im Computerlabor entwickelt. Öffentlich zugänglich sind nur künstliche Derivate, die für bestimmte Zwecke optimiert worden sind. Hier seien z. B. die Zwecke der anfangs erwähnten Interface- oder Aggregations- bzw. Berichtsklassifikationen angeführt. Die Vorteile der maschinellen Verarbeitung einer reinen Klassifikation liegen auf der Hand, aber dem Begriff einer Referenzterminologie droht das Schicksal einer bloßen Sammlung von sprachlichen Ausdrücken, die nur noch eine a priori entwickelte Begriffstruktur für das menschliche Auge sichtbar und für das menschliche Ohr hörbar machen soll. Dem ist ein Modell-Aristotelismus entgegenzuhalten: Fange mit der natürlichen pflegerischen Sprache an. Spätestens seit dem Erscheinen der Version 1 der Internationalen Klassifikation für die Pflegepraxis (ICNP) ist es deutlich geworden, dass traditionelle Erwartungen an Klassifikationen im Gesundheitswesen durch die ICNP nicht unmittelbar erfüllt werden können. Es ist eine Folge der Abkehr von der Sprache und der Hinwendung zu formalen Begriffsrepräsentationen, dass die ursprünglichen Ziele einer ICNP als Mittel der Dokumentation und der Statistik fast in Vergessenheit geraten sind. Wenn klassische Aufgaben der Dokumentation und der Statistik nur über formale Derivate angegangen werden, dann gibt es keine unmittelbare Antwort auf die inhaltliche Frage, welche Pflegediagnosen, -Maßnahmen und -Ergebnisse durch die Pflegepraxis erhoben werden sollen. Weiter gibt es im Falle der formalen Derivate auch keine unmittelbare Antwort auf die Frage, wie die erhobenen Daten statistisch dargestellt werden sollen. Dokumentation und Statistik in der Pflege müssen neu erfunden werden, und die Entwicklung einer internationalen (statistischen) Klassifikation für die pflegerische Praxis kann im gewissen Sinne 15 Jahre nach Seoul von vorne anfangen.

2.3.6 Empfehlung

Die Internationalen Klassifikation für die Pflegepraxis kann ihre neue wichtige Aufgabe als Konsenswerkzeug bei der maschinell lesbaren Kommunikation im Gesundheitswesen nur wahrnehmen, wenn sie durch verpflichtende, industrielle Normen unterstützt wird.[16,17]

Formale Modelle in ihrer Rolle als Konsenswerkzeuge werden im deutschen Gesundheitswesen an Bedeutung zunehmen, insbesondere im Zuge der Vernetzung der Versorgungssektoren und dem Aufbau einer IT-Infrastruktur auf der Grundlage einer gemeinsamen Rahmenarchitektur. Sprachunabhängige Bedeutungen sind maschinenlesbare Bedeutungen, falls eine formale Repräsentation vorliegt, aber nur eine gemeinsame industrielle Norm kann eine Einheit in die mögliche Mannigfaltigkeit der formalen Repräsentationen gewährleisten, und damit eine einrichtungsübergreifende, maschinenlesbare Kommunikation im Gesundheitswesen ermöglichen. Um die öffentliche Zugänglichkeit (ließ: Maschinenlesbarkeit) der begrifflichen Bedeutungen zu gewährleisten, muss ein industrieller Norm die formalen Repräsentationen begrifflicher Bedeutungen vereinheitlichen. In der Pflege liegt bereits eine solche industrielle Norm vor, nämlich ISO 18104: Integration of a Reference Terminology Model for Nursing. Das Klassifikations- bzw. Terminologiemanagement muss von proprietären Anwendungen getrennt werden, und der maschinelle Zugriff auf begriffliche Definitionen im Pflegebereich sollte der Öffentlichkeit wegen über gemeinsame standard-basierte bundeseinheitliche Terminologiedienstleistungen geschehen. Es empfiehlt sich an diese Aufgabe mitzuarbeiten, damit ICNP ihre neue Aufgabe als Konsenswerkzeug der Pflege bei der maschinell lesbaren Kommunikation im Gesundheitswesen erfüllen kann.

---

[16] Nielsen GH. Europäische Standards für Pflegeterminologien – Was ist das? In: Pr-internet, 2001; 9

[17] Connie Delaney, Heimar F.Marin, Gunnar H.Nielsen, Roberto J.Roderigues, Jean Yan, eds. Building Standard-Based Nursing Information Systems. Washington: PAHO/WHO, 2001

Literatur

Delaney, E.; Marin, H. F.; Nielsen, G. H.; Roderigues, R. J.; Yan, J. (eds.): Building Standard-Based Nursing Information Systems. Washington: PAHO/WHO, 2001.

Hardiker, N.: The GALEN compositional approach to nursing terminology. In: Mortensen, R.A. (ed.) ICNP in Europe. Telenurse. Amsterdam: IOS Press, 1997:79–85.

Kirby, J.: Trends in terminology work. In: Mortensen, R.A. (ed.): ICNP in Europe. Telenurse. Amsterdam: IOS Press, 1997:59–63.

Mortensen, R. A. (ed): ICNP in Europe. Telenurse. Amsterdam: IOS Press, 1997.

Mortensen, R. A. (ed): ICNP® and Telematic Applications for Nurses in Europe. Amsterdam: IOS Press, 1999.

Nielsen, G. H.; Part, I.: Telenurse introduction. In: The International Classification for Nursing Practice (ICNP) with TELENURSE introduction. Alpha version. Copenhagen: Danish Institute for Health and Nursing Research, 1996:13–122

Nielsen, G. H.; Mortensen, R.A.: The architecture for an international classification for nursing practice (ICNP). In: International Nursing Review 1996; 43(6): 175–82.

Nielsen, G. H.; Mortensen, R.A.: The Architecture of ICNP. Time for outcomes. Part I. In: International Nursing Review 1997; 44(6): 182–188, 176.

Nielsen, G. H.; Mortensen, R.A.: The Architecture of ICNP. Time for outcomes. Part II. In: International Nursing Review 1998; 45(1): 27–31.

Nielsen, G. H.; Mortensen, R. A.: ICNP. Time for outcomes. Continuos quality development. A pilot study. In: Mortensen, R.A. (ed.): ICNP® and Telematic Applications for Nurses in Europe. Amsterdam: IOS Press, 1999:79–103

Nielsen, G. H.: Beispiele der statistischen Auswertung einer ICNP-basierten elektronischen Pflegedokumentation: Pflegediagnosen, -Interventionen und -Ergebnisse. In: Emmenwerth E, Lauterbach A, Lysser M, Schrader U, eds. ENI 2002. Proceedings of the 1. International Scientific Congress for Nursing Informatics; 2002 Sep 27–28; Zürich, Schweiz.

Nielsen, G. H.: ICNP-Architektur und Systematik. In: Hinz, M.; Dörre, F.; König, P.; Tackenberg, P. (Hrsg.): ICNP. Internationale Klassifikation für die Pflegepraxis. Bern: Hans Huber Verlag. 2002. p. 23–41.

Nielsen, G. H.: Europäische Standards für Pflegeterminologien – Was ist das? In: Pr-internet, 2001; 9.

Echte Terminologie paßt auf ein beschränktes
isoliertes Phänomen; wird auch angewendet
auf ein weiteres. Zuletzt wird das nicht mehr
Passende doch noch fortgebraucht.

Goethe

3   Die Pflege und die Sprache der Wissenschaft

Manfred Hülsken-Giesler

Die Geschichte der beruflichen Pflege verweist auf einen langen, mühevollen und noch unvollendeten Weg der Emanzipation von fremdbestimmenden, externen Instanzen mit dem Ziel der Professionalisierung.

Diese wiederum, so die Annahme, ermöglicht erst eine bedarfs- und bedürfnisgerechte Versorgung erkrankter Menschen. Mit einiger Verspätung umfasst dieser Prozess auch die Verwissenschaftlichung der Pflege in Deutschland und damit die unmittelbare Konfrontation einer auf den konkreten, situativen Einzelfall bezogenen pflegerischen Handlung mit Aussagen einer tendenziell auf Verallgemeinerbarkeit und Allgemeingültigkeit abzielenden Wissenschaft[18].

Reflexionen über das Verhältnis von *Pflege und Sprache* kommen damit heute nicht mehr umhin, auch das Verhältnis von Pflege und Sprache der Wissenschaft in den Blick zu nehmen. Eine Verständigung über dieses Verhältnis ist jedoch weitaus problematischer, als es auf den ersten Blick erscheint. Wird doch von einigen Befürwortern einer Professionalisierung der Pflegepraxis, die diesen Prozess primär über die Entwicklung, Implementierung und Etablierung einer Sprache der Wissenschaft in der Pflegepraxis anbahnen, übersehen, dass weder der Pflege noch der Sprache der Wissenschaft ein homogener, quasi ontologischer Charakter zuzuschreiben ist.

Beide Phänomene finden sich in historisch gewachsenen, gesellschaftlich geformten, vielfältigen und nur selten logisch konsistenten Ausprägungen. Reflexionen über das Verhältnis von Pflege und der Sprache der Wissenschaft müssen sich daher darauf beschränken, idealtypische Verkürzungen zum Ausgangspunkt der Betrachtung zu machen. In diesem Sinne gerät hier ein spezifisches, enges Wissenschaftsverständnis zum Ausgangspunkt, einen Impuls von *Hilde Steppe* aufzugreifen und »*sprachliche Normierungen in ihrem Entstehungszusammenhang zu problematisieren*« (Steppe 1997:240) um fragwürdige Transformation in die »*Mikro-Mikro-Ebene*« (ebd.) des pflegerischen Handelns zu hinterfragen und auf diese Weise die Probleme in den Blick zu nehmen, »*die man sich einhandelt, wenn man den Prozess der Verwissenschaftli-*

---

[18] Vgl. dazu ausführlich *Remmers* 2000, *Nerheim* 2001.

chung eines gesellschaftlichen Handlungsfeldes betreibt« (Axmacher 1991:121). Sichtbar werden so folgenreiche Deformationen einer Pflegepraxis als Preis einer gesellschaftlichen Anerkennung der verwissenschaftlichten Disziplin.

3.1 Die Sprache der Wissenschaft

Wissenschaft, ursprünglich verstanden als das Streben nach dem wahren Wissen, legitimiert sich heute primär durch ein systematisches, methodisch begründetes Vorgehen, denn *»Wissenschaft ist jede intersubjektiv überprüfbare Untersuchung von Tatbeständen und die auf ihr beruhende, systematische Beschreibung und – wenn möglich – Erklärung der untersuchten Tatbestände« (Körner* 1980:726, zit. n. *Diemer, König* 1991:22). Dabei orientiert sich Wissenschaft an den grundsätzlichen Prinzipien der Widerspruchsfreiheit, der intersubjektiven Verständlichkeit, der intersubjektiven Prüfbarkeit und dem Grad der Überprüfbarkeit (vgl. *Wohlgenannt* 1969, z. n. *Diemer, König* 1991).

Die gängige Vorstellung von Wissenschaft ist heute maßgeblich durch das Ideal der Objektivität geprägt. Diese Vorstellung entwickelt sich in einem langen, insbesondere mit dem Programm der Aufklärung verbundenen Prozess und begründet sich zum einen in der Annahme der Existenz einer objektiven Wirklichkeit und zum anderen, da Wissenschaft in fundamentaler Weise sprachlich verfasst ist, in der angenommenen Möglichkeit der Repräsentation einer objektiven Wirklichkeit im Sprachgebrauch des Menschen. Die wissenschaftliche Sprache erhält in diesem Zusammenhang die zentrale Funktion, durch präzise, willkürliche Setzung von Zeichen (z. B. Definitionen) auf Universalien zu verweisen und damit die Partikularität und Affekthaftigkeit der Umgangssprache zu überwinden.

Chronologisch-typologisch bzw. idealtypisch entwickeln sich in diesem Zusammenhang grundsätzlich zwei Wissenschaftskonzeptionen (vgl. *Diemer, König* 1991): Die **klassische**, von Aristoteles begründete und bis Kant durchgehaltene Vorstellung konzipiert Wissenschaft als ein systematisch gegliedertes Ganzes von Erkenntnissen, die sich aus allgemeinsten und absoluten Prinzipien mit den Mitteln der klassischen Logik herleiten lassen. Der Begriff gilt hier als zentrales Mittel wissenschaftlichen Erkennens, *»womit man jemanden in den logischen Schraubstock setzen konnte, so daß er nicht herauskam, ohne zuzugeben: entweder daß er nichts wisse: oder dass dies und nichts anderes die Wahrheit sei, die ewige Wahrheit, die nie vergehen würde, wie das Tun und Treiben der blinden Menschen« (Weber* 1995:22). Die **moderne**, etwa seit Beginn des 19. Jahrhunderts entwickelte Vorstellung dagegen fasst Wissenschaft als hypothetisch-deduktives System von Sätzen, die mit dem Prinzip des Fallibilismus der ständigen Reflexion unterliegen. Diese, insbesondere von Bacon angestoßene Revision der Wissenschaft stellt die Forschung in den Mittelpunkt der wissenschaftlichen Arbeit und erhebt damit die systematische Methode (insbesondere des Experimentes) zum zentralen Instrument der Wissenschaft, die von nun an auf ständige Innovation ausgerichtet ist. Unter dieser technischen Perspektive wird die Natur als etwas Äußeres, in objektiven Gesetzeszusammenhängen grundsätzlich Erfass- und Beherrschbares thematisiert und bearbeitet. Zur Geltung gebracht wird damit ein enger propositionaler Wissenschaftsbegriff, der Wissenschaft versteht als »*ein System von Aussagen über einen spezifischen Bereich; diese Aussagen stehen untereinander in einem Begründungszusammenhang und orientieren sich am Postulat der objektiven erkenntnistheoretischen Wahrheit*« (*Diemer* 1977:12).

Der Sprache der Wissenschaft kommt in dieser Konzeption neben ihrer theoretisch-ordnenden Aufgabe eine erkenntnisliefernde Funktion durch Generierung von generalisierten oder generalisierbaren Erklärungen und Realitäten zu. So machen sich etwa Vertreter des logischen Positivismus an die Aufgabe, die Sprache der Wissenschaft mit den Instrumenten der Logik und in Orientierung an den exakten Naturwissenschaften strukturell zu analysieren und auf diesem Wege das gesamte wissenschaftliche Wissen zu systematisieren, um so der Idee einer Einheitswissenschaft zuzuarbeiten.

Das objektivistische Ideal der Wissenschaft wird dabei durch das Diktat einer affektleeren Verwendung des Begriffs sowie der Ausgrenzung der beteiligten Subjekte, ihrer historischen und soziokulturellen Verankerungen sowie ihrer leiblich-sinnlichen Erlebnisformen auf die Sprache der Wissenschaft übertragen. Die moderne Sprachwissenschaft kennzeichnet dementsprechend die Sprache der Wissenschaft primär durch ihre darstellungsoptimierende Funktion, die im Wesentlichen in den Faktoren Deutlichkeit, Verständlichkeit, Ökonomie, Explizitheit und Anonymität besteht (vgl. *Roelcke* 1999). Wissenschaftliche Fachsprache ist insofern den in der Wissenschaftsgeschichte immer wieder anzutreffenden Idealvorstellungen einer systematischen Exaktheit, Eindeutigkeit und Autonomie verpflichtet[19]. Erst durch die Prinzipien der systematischen Methode und der präzisen Sprache der Wissenschaft lässt sich demnach das Ideal der intersubjektiven Verständigung und der raum- und zeitunabhängigen Reproduktion wissenschaftlicher Erkenntnisse erfüllen, denn die »*Konditionierung des Handelns und Kommunizierens in den Wissenschaften führt zu einer kulturellen Vereinheitlichung (Standardisierung) der wissenschafttreibenden Aktanten, die sie zur Produktion gleicher oder ähnlicher Handlungs- und Kommunikationsresultate befähigt*« (*Schmidt* 1999:545).

Diese hier exemplarisch am Beispiel einer eher engen Wissenschaftsauffassung explizierten wissenschaftstheoretischen Überlegungen erscheinen für die berufliche Pflege zunächst kaum relevant. Ihre Bedeutung für eine Pflegepraxis entfalten sie aber dann, wenn man die gesellschaftliche Existenz einer Hierarchie verschiedener Wissensformen reflektiert, in der wissenschaftliches Wissen die dominante Erkenntnisform darstellt (vgl. *Böhme* 1994). Durch die Dominanz der wissenschaftlichen Erkenntnisform geraten andere, parallel existierende Wissensformen gänzlich aus dem Blick, bzw. werden als »*nichtprofessionalisierte*« (ebd.: 75) Wissenstypen disqualifiziert.

---

19 Jüngere Erkenntnisse der empirischen Fachsprachenforschung dagegen belegen eher eine systematische Vagheit, Mehrdeutigkeit und Kontextabhängigkeit wissenschaftlicher Fachsprachen (vgl. zusammenfassend Roelcke 1999).

Im Kontext der beruflichen Pflege ist hier einerseits an ein lebensweltliches Wissen und andererseits an ein »*nichtthematisches*« (ebd.), insbesondere leibliches Wissen zu denken. Unter lebensweltlichen Wissensformen versteht *Böhme* diejenigen, »*die nicht auf ausdifferenziertem und Theorie-bestimmtem Wissen basieren und die nicht durch ein formalisiertes und unpersönliches Training erworben werden. Vielmehr sind es solche Wissensformen, die in Lehrer-Schüler-Traditionen erworben werden, für die die Beziehung von Wissen und Person relevant bleibt und deren Ausübung in die Lebenspraxis eingebunden bleibt*« (*Böhme* 1994:75).[20] »Nichtthematisches«, leibliches Wissen diskutiert *Böhme* unter dem Stichwort des »tacit knowledge« (vgl. *Polanyi* 1969), also einem impliziten Wissen, dass unlösbar mit der unmittelbaren situativen Erfahrung verbunden bleibt (vgl. für die Pflege *Friesacher* 2001), durch abstrahierende Thematisierung und damit notwendiger Verbalisierung jedoch zwangsläufig der begrifflichen Überformung unterworfen ist. In der Wissenschaft und insbesondere ihrer Metaebene, der Wissenschaftstheorie, geht es demnach darum »*zu bestimmen, was als Erkenntnis im eigentlichen Sinne zugelassen werden soll, – d. h. umgekehrt um die Verdammung aller anderen ›Wissensformen‹ als Nichtwissen, als Glaube, als bloße Meinung, als Mythos, als Metaphysik*« (*Böhme* 1980:28).

3.2 Die Sprache der Pflege

Überlegungen zur Bedeutung spezifischer Wissensformen im Sinne des lebensweltlichen Wissens und des tacit knowledge finden ihren Niederschlag im pflegewissenschaftlichen Diskurs um ein »intuitives Wissen« (*Benner, zit. n. Schachtner* 1997) oder ein »pflegerisches Erfahrungswissen« (*Sexl* 2001). Hier wiederum erhält insbesondere das leibliche Wissen eine besondere Bedeutung im Kontext der doppelten Handlungslogik des pflegerischen Handelns (vgl. *Remmers* 2000).

Die Kompetenz des hermeneutischen Fallverstehens basiert in diesem Zusammenhang wesentlich auf der Fähigkeit, »*Zugänge zum Anderen **auf der gleichen Ebene** zu finden, auf der der Andere seine (in hohem Maße eigenleibliche) Identität und Personalität ausgebildet hat*« (*Remmers* 2000:29, Hervorhebungen im Original, d. Verf.). Angesprochen ist hier die Ebene der körperlich-leiblichen Kommunikation zwischen Pflegenden und Erkrankten als Ausgangspunkt eines hermeneutischen Sinnverstehens.

Es stellt sich die Frage, in welcher Form sich diese auf der unmittelbaren Erfahrung basierende Wissensform zum Ausdruck und nicht zuletzt zur Sprache bringt. *Purnell* (2001) verweist auf eine »*biomodal nature*« der Kommunikation von Pflegenden in »Übergabesituationen«. Auf der einen Seite verwenden Pflegende in einem eher formellen Teil der Übergabe eine »*accurate medical terminology*«, die sich in einer »*impersonal phraseology of medicalese – the objective, quantitative, and calculable aspects oft the patient's being*« ausdrückt (53). Dann erfolgt ein quasi informeller Teil, in dem Pflegende ihr ›Gefühl‹ wiedergeben: »*The biomodal nature of nursing report*

---

[20] Vgl. dazu ausführlicher am Beispiel des Hebammenwesens: Böhme 1980.

becomes evident when nurses switch to communicating the reality of their nursing caring knowledge, their knowing, and their subjective experience. [...] nurses abruptly and naturally change to a vivid, human vernacular and present a description of the whole person. The patient is revealed as a suffering human being who is known by name, who cannot be devided into parts, and who thinks and feels and laughs and cries.« (54)

Aus der Pflegepraxis entsteht demnach eine Sprache, die die Erfahrungen der Pflegenden in kurzen, markigen Phrasen wiedergibt und darüber hinaus durch einen gehäuften Gebrauch von Jargon, Slang und Metaphern gekennzeichnet ist. In diesem Sinne definiert *Purnell* (2001:55) die Sprache der Pflege: »*The language of nursing, therefore, may be understood and defined as a matrix of nursing caring intentionality expressed in a body of words and in gestures arising out of nursing's unique perspectives, knowledge base, and practice.*«

Der Ursprung der Sprache der Pflege ist dabei im Kontext der körperlich-leiblichen Erfahrung und einem daraus erwachsenden Erfahrungswissen zu vermuten, das in hohem Maße auf vorbewussten Prozessen der Mimesis (vgl. *Hülsken-Giesler* 2001) und Formen der zwischenleiblichen Kommunikation (vgl. *Schnell* 2004) beruht. Ein leibliches Wissen dieser Art gilt als primär nicht verbalisierbar und entäußert sich sprachlich etwa in Form von Metaphern als Brücke für die unaussprechlichen und kurzlebigen Elemente der Pflege (vgl. *Hartrick, Schreiber* 1998)[21].

Die spezifische Sprache der Pflege dient dabei zunächst nicht der systematischen, abstrahierenden Ordnung und rationalen Vermittlung der pflegerischen Wahrnehmungen, sondern einer **fundamentalen Strukturierung** der unmittelbaren, situativen Erfahrung und ist insofern noch direkt an diese gebunden. Erinnert sei jedoch daran, dass diese körperlichen und sprachlichen Expressionen nicht ausschließlich als Ausdruck einer unmittelbaren Erfahrung gelten können. Vielmehr repräsentieren sie daneben auch die »*Regularitäten der Welt des Individuums, ein Vorverständnis, das sich unterhalb von Sprache und Texten bildet und soziale Ordnungen, die in einem gegenseitigen Formungsprozeß des Subjekts durch seine Umwelt und seiner Umwelt durch das Subjekt entstehen.*« (*Gebauer* 1999:9) Kurz, auch die Sprache der Pflege ist zivilisatorisch, institutionell und individuell-biographisch geprägt[22].

Hier nun ist insbesondere auf die institutionelle Prägung der Sprache der Pflege durch die Medizin und jüngst in zunehmendem Maße auch durch die Ökonomie zu verweisen[23]. Eindeutige Abgrenzungen zwischen einer Sprache der Pflege als Ausdruck der gelebten Erfahrung und einer »Sprache in der Pflege«, die primär auf Sprachfragmenten aus Bezugsdisziplinen beruht und insofern nicht als Bestandteil

---

[21] Dass die Logik der Sprache der unmittelbaren, singulären Erfahrung nicht angemessen ist, wird aus verschiedensten wissenschaftstheoretischen Perspektiven begründet (vgl. etwa Adorno 1997, Habermas 1999, für die Pflege etwa Greb 2003, Schnell 2005).

[22] Vgl. zu diesen grundlegenden Prägungen des modernen Menschen Elias 1978, Foucault 1994, Bourdieu 1979.

[23] Vgl. zur zunehmenden Ökonomisierung der Pflege etwa Friesacher 2004, Gröning 2004.

der »Sprache der Pflege« verstanden werden soll (vgl. *Purnell* 2001), verschleiern hier einerseits die externen Einflüsse auf die Wahrnehmungen und Expressionen von Pflegenden und führen in diesem Sinne zu einer Hypostasierung und Idealisierung der pflegerischen Arbeit.

Auf der anderen Seite erklären sie die Verwendung einer vornehmlich auf deklarative, und damit sozial legitimierte Aspekte des pflegerischen Handelns ausgerichteten schriftlichen Dokumentation im Bereich der Pflege (vgl. *O'Brien, Pearson* 1993; *Abt-Zegelin* 2005).

Der schriftlichen Dokumentation wird ein öffentlicher Charakter zugeschrieben, der der sozialen Kontrolle unterliegt und Pflegende unter Legitimationszwang setzt. Die »Sprachlosigkeit der Pflege« im Bereich der schriftlichen Dokumentation erweist sich hier als Reaktion auf soziale Kontrollmechanismen. Der von *Purnell* beobachtete formelle Anteil der verbalen pflegerischen Kommunikation stellt in diesem Zusammenhang den Versuch dar, einer Sozialordnung im Sinne etwa einer zu verwendenden Fachsprache, geläufiger Klassifikationen o.ä. gerecht zu werden, selbst wenn damit Formen einer ‚strukturellen Gewalt' (vgl. *Bourdieu* 1993) einhergehen. Der informelle Teil der Kommunikation dagegen repräsentiert die sozial nicht legitimierten Wissensformen der Pflege in Form von körperlichen Expressionen sowie der Verwendung der spezifischen Sprache der Pflege.

3.3 Pflege und die Sprache der Wissenschaft

In der hier gezeichneten Perspektive verdichtet sich die These von einer »Antinomie der sprachlichen Vernunft« (vgl. *Trabant* 2003) auch für den Kontext des pflegerischen Handels. Die Sprache der Pflege und die Sprache der Wissenschaft repräsentieren damit zwei entgegengesetzte Auffassungen von Sprache, die seit dem 16. Jahrhundert in der europäischen Geschichte miteinander streiten: Hier eine auf Verobjektivierung und Allgemeingültigkeit abzielende Wissenschaft mit ihrer kognitiv-abstrahierenden und auf Präzision ausgerichteten Sprache – dort eine auf einem lebensweltlichen und impliziten Wissen begründete Praxis mit ihrer in der körperlich-leiblichen Erfahrung fundierten Sprache, die insbesondere die Partikularität des Situativen zum Ausdruck bringen will und muss. *»Es ist eine Antinomie, weil beide Auffassungen richtig sind und weil man sie auch nicht ohne weiteres miteinander vermitteln kann«* (*Trabant* 2003:382).

Berufspolitisch sowie fachlich motiviert, wird heute eben dieser Vermittlungsversuch unternommen. Der Wissensbestand der Pflege soll fachsprachlich geordnet, systematisiert, transparent und kommunizierbar gemacht werden, *»so dass sowohl in der Praxis wie auch in der Forschung mit gleichen Grundlagen gearbeitet werden kann«* (*Schrems* 2005:3). Dabei wird übersehen, dass die Sprache der Pflegepraxis einer fundamental anderen Systematik folgt als die Sprachen der (Pflege)Wissenschaft. Die in diesem Zusammenhang formulierte These allerdings, dass diese Form der Verwissenschaftlichung zu einem ›Heimatverlust‹ der Pflegepraxis führt (*Axmacher* 1991), greift dabei noch zu kurz. Vielmehr ist davon auszugehen, dass es in Folge des »*Enttraditionalisierungsprozesses*« (ebd.: 127) zu einer Überformung der Pflegepraxis durch die Sprache sowie die Rationalitäten der Wissenschaft kommt, die nicht nur »Konfusion« unter den Pflegenden stiftet und die Identität des Berufes in Frage stellt, sondern die Erfahrung der pflegerischen Interaktion auf der »Mikro-Mikro-Ebene« des Handelns grundlegend beeinflusst. Denn durch die Etablierung einer Fachsprache der Pflegepraxis, die maßgeblich an einer wissenschaftlichen Fachsprache orientiert ist, verändern sich die Wahrnehmungsmuster der Praktikerinnen in fundamentaler Weise.

Begriffliche Prägungen, in unserem Kontext aus dem Bereich der Sprache der Wissenschaft, erhalten eine zentrale Rolle, »*weil sie nicht nur dafür verantwortlich sind, was und wie etwas sprachlich thematisiert werden kann, sondern etwa auch für die Organisation der Wahrnehmung, d. h. dafür, was und wie etwas gesehen wird*« (*Böhme* 1994:41). Die Etablierung wissenschaftlich begründeter und in eine Fachsprache der Pflegepraxis transformierter Begriffe und Konzepte (man denke hier bspw. an den Pflegeprozess, Pflegediagnosen usw.) löst die unmittelbare körperlich-leibliche Erfahrung als Ausgangspunkt der pflegerischen Interaktion zunehmend ab. Die Wahrnehmung und Interpretation der Pflegesituation durch die Pflegenden zeigt sich damit zunehmend durch technisch-wissenschaftliche Wahrnehmungsmuster präformiert.

Die Durchsetzung einer Fachsprache der Pflegepraxis auf dem Fundament einer wissenschaftlichen Fachsprache (Sprache der Wissenschaft) bleibt dabei heute wesentlich den Steuerungsimperativen eines Pflegemanagements z. B. durch die Bereitstellung und Implementierung entsprechender Dokumentations- und Klassifikationssysteme vorbehalten. Es kommt damit zu einer Selektion der Wirklichkeitserfahrung, die auf einer Differenzierung in das Sagbare, im Sinne der wissenschaftlich legitimierten und vom Management erwünschten Erfahrung, und das Unsagbare, im Sinne der wissenschaftlich und damit auch sozial nicht legitimierten Erfahrung basiert. Die Logik des wissenschaftlichen und heute zunehmend auch des ökonomischen Begriffs gerät damit zwangsläufig zum »*Inhalt der Pflegebeziehung*« (*Bartholomeyczik* 1997:20). Das Unsagbare wird dabei als unprofessionell und irrelevant diffamiert und in den Bereich des Metaphysischen verwiesen, da es sich als widerständig gegenüber den theoretisch-analytischen und empirischen Anstrengungen einer Wissenschaft sowie den Anforderungen einer Ökonomie des Gesundheitswesens erweist und sich damit Versuchen der Integration der Pflege in die entsprechenden Systeme widersetzt.

Das Sagbare, unter dem Stichwort der Professionalisierung firmierend, dagegen befördert die gesellschaftliche Anerkennung der Pflege. Pate steht hier die Annahme, »*daß Verwissenschaftlichung einfach eine Verbesserung, Präzisierung von lebensweltlichem Wissen ist, eine Überwindung von Aberglauben und Irrtum. Die Möglichkeit, daß lebensweltliches Wissen vielleicht einfach anders sein und eine andere Funktionalität haben könnte als wissenschaftliches Wissen, wird dabei übergangen*« (*Böhme* 1980:31).

Um allerdings das Unsagbare im Sinne der hier angestellten Argumentation für eine Pflegewissenschaft als Handlungswissenschaft und eine auf das unmittelbare Handeln fokussierte Pflegepraxis fruchtbar zu machen, empfiehlt es sich einerseits methodisch an die gelebte Erfahrung der Beteiligten etwa mit verstehenden, phänomenologisch-biographischen Ansätzen anzuknüpfen und diese für die Pflege zu präzisieren (vgl. *Friesacher* 1999). Andererseits gilt es, sozialwissenschaftliche Ansätze in ihrer Bedeutung für die Pflege zu erschließen, die die spezifischen Expressionsweisen der gelebten Erfahrung freizulegen in der Lage sind, wie es sich etwa mit der Metaphernanalyse derzeit anbahnt (vgl. *Remmers, Busch, Hülsken-Giesler* 2004).

Literatur

Abt-Zegelin, A.: Sprache und Pflegedokumentation. In: Abt-Zegelin, A./Schnell, M. W. (Hrsg.): Sprache und Pflege. Huber Verlag, Bern 2005.

Adorno, T. W.: Negative Dialektik. 9. Aufl. Suhrkamp Verlag, Frankfurt/M. 1997.

Axmacher, D.: Pflegewissenschaft – Heimatverlust der Krankenpflege? In: Rabe-Kleberg, U.; Krüger, H.; Karsten, M. E.; Bals, T. (Hrsg.): Dienstleitungsberufe in Krankenpflege, Altenpflege und Kindererziehung. Verlag Pro Person, Bielefeld 1991.

Bartholomeyczik, S.: Nachdenken über Sprache – Professionalisierung der Pflege? In: Zegelin, A. (Hrsg.): Sprache und Pflege. Ullstein Mosby 1997.

Böhme, G.: Einführung in die Philosophie: Weltweisheit, Lebensform, Wissenschaft. Suhrkamp Verlag, Frankfurt/M. 1994.

Böhme, G.: Wissenschaftliches und lebensweltliches Wissen am Beispiel der Verwissenschaftlichung der Geburtshilfe. In: Ders.: Alternativen der Wissenschaft. Suhrkamp Verlag, Frankfurt/M. 1980.

Bourdieu, P.: Sozialer Sinn. Kritik der theoretischen Vernunft. Suhrkamp Verlag, Frankfurt/M. 1993.

Bourdieu, P.: Entwurf einer Theorie der Praxis. Suhrkamp Verlag, Frankfurt/M. 1979.

Diemer, A.; König, G.: Was ist Wissenschaft? In: Hermann, A./Schönbeck, C. (Hrsg.): Technik und Wissenschaft. VDI-Verlag, Düsseldorf 1991.

Diemer, A.: Wissenschaftsentwicklung – Wissenschaftsrevolution – Wissenschaftsgeschichte. In: Ders. (Hrsg.): Die Struktur wissenschaftlicher Revolutionen und die Geschichte der Wissenschaften. Studien zur Wissenschaftstheorie. Bd. 10. Hain Verlag Meisenheim am Glan 1997.

Elias, N.: Über den Prozess der Zivilisation. Soziogenetische und psychogenetische Untersuchungen. 2 Bde., 5. Aufl. Suhrkamp Verlag, Frankfurt/M. 1978.

Friesacher, H.: Verstehende, phänomenologisch-biographische Diagnostik. Eine Alternative zu »traditionellen« Klassifikations- und Diagnosesystemen in der Pflege? In: Mabuse 120, Juli/August 1999, 54–60.

Friesacher, H.: Ahnung, Intuition und implizites Wissen als konstitutive Bestandteile pflegerischen Erkennens und Handelns. In: intensiv, 9. Jg. 2001, 164–167.

Friesacher H.: Foucaults Konzept der Gouvermentalität als Analyseinstrument für die Pflegewissenschaft. In: Pflege, 17/2004, 364–374.

Foucault, M.: Überwachen und Strafen. Die Geburt des Gefängnisses. Suhrkamp Verlag, Frankfurt/M. 1994.

Gebauer, G.: Die Sprachmäßigkeit des Körpers. In: Wiegand, H. E. (Hrsg.): Sprache und Sprachen in den Wissenschaften. Geschichte und Gegenwart. Festschrift für Walter de Gruyter & Co. anlässlich einer 250-jährigen Verlagstradition. Verlag Walter de Gruyter, Berlin 1999.

Greb, U.: Identitätskritik und Lehrerbildung. Ein hochschuldidaktisches Konzept für die Fachdidaktik Pflege. Mabuse Verlag, Frankfurt 2003.

Habermas, J.: Erkenntnis und Interesse. Mit einem neuen Nachwort, 12. Aufl.

Suhrkamp Verlag, Frankfurt/M. 1999.

Hartrick, G.; Schreiber, R.: Imaging Ourselves. Nurses' Metaphors of Practice. Journal of Holistic Nursing, Vol. 16, No. 4/1998, 420–434.

Hülsken-Giesler, M.: Kommunikation und Mimesis. Zur spezifischen Sprach-, Körper- und Leibvermitteltheit des pflegerischen Handelns und ihrer Bedeutung für pflegerische Bildungsprozesse. Unveröffentlichte Diplomarbeit. Universität Bremen 2001.

Nerheim, H.: Die Wissenschaftlichkeit der Pflege. Paradigmata, Modelle und kommunikative Strategien für eine Philosophie der Pflege- und Gesundheitswissenschaften. Huber Verlag, Bern 2001.

O'Brian, B.; Pearson, A.: Unwritten Knowledge in Nursing: Consider the Spoken as Well as the Written Word. Scholarly Inquiry for Nursing Practice, Vol. 7, No. 2/1993, 111–124.

Polanyi, M.: Personal Knowledge. Towards a Post-Critical Philosophy. Routledge & Kegan Paul, London 1969.

Purnell, M. J.: The Language of Nursing: A Technology of Caring. In: Locsin, R. (Ed.): Advancing Technology, Caring, and Nursing. Auburn House, Westport, Connecticut 2001, 53–67.

Remmers, H.: Pflegerisches Handeln. Wissenschafts- und Ethikdiskurse zur Konturierung der Pflegewissenschaft. Huber Verlag, Bern [2000.

Remmers, H.; Busch, J.; Hülsken-Giesler, M.: Berufliche Belastungen in der onkologischen Pflege. In: Henze, K.-H.; Piechotta, G. (Hrsg.): Brennpunkt Pflege. Beschreibung und Analyse von Belastungen des pflegerischen Alltags. Mabuse Verlag, Frankfurt/M. 2004.

Roelcke, T.: Sprachwissenschaften und Wissenschaftssprache. In: Wiegand, H. E. (Hrsg.): Sprache und Sprachen in den Wissenschaften. Geschichte und Gegenwart. Festschrift für Walter de Gruyter & Co. anlässlich einer 250-jährigen Verlagstradition. Verlag Walter de Gruyter, Berlin 1999.

Schachtner, C.: Der Pflege eine Sprache verleihen. Interview mit Patricia Benner. In: Pflege, 10/1997, 67–71.

Schmidt, S. J.: »Wissenschaftssprachen« – heilige Kühe oder Unumgänglichkeiten? In: Wiegand, H. E. (Hrsg.): Sprache und Sprachen in den Wissenschaften. Geschichte und Gegenwart. Festschrift für Walter de Gruyter & Co. anlässlich einer 250-jährigen Verlagstradition. Verlag Walter de Gruyter, Berlin 1999.

Schnell, M. W.: Leib. Körper, Maschine. Interdisziplinäre Studien über den bedürftigen Menschen. Verlag selbstbestimmtes Leben, Düsseldorf: 2004.

Schnell, M. W.: Sprechen – warum und wie? In: Abt-Zegelin, A.; Schnell, M.W. (Hrsg.): Sprache und Pflege. Huber Verlag Bern 2005.

Schrems, B.: Lost in Translation. In: Pflege, 18/2005, 3–4.

Sexl, M.: Pflege zwischen Kunst und Wissenschaft – Berufserfahrung und Probleme ihrer sprachlichen Formulierung in der Pflege. In: Pflege, 14/2001, 85–91.

Steppe, H.: Rückblick und Ausblick zum Sommerforum »Sprache und Pflege« – Eine ganz persönliche Betrachtung. In: Zegelin, A. (Hrsg.): Sprache und Pflege. Ullstein Mosby, Berlin 2005.

Trabant, J.: Sprache und Revolution. In: Linguistik online, 13, 1/2003, 379–392.

Weber, M.: Wissenschaft als Beruf. Mit einem Nachwort von Friedrich Tenbruck. Reclam Verlag, Stuttgart 1995.

4 Die Pflege und die Sprache der Normen

4.1 Sprachliche Formen und Normen der Pflegeversicherung[24]

Stefan Arend

4.1.1 Einleitung

Die deutsche Pflegeversicherung feiert 2006 ihren elften Geburtstag: Vor elf Jahren, am 1.1.1995, begannen die Beitragszahlungen, ab dem 1.4.1995 wurden Leistungen für die ambulante Versorgung gezahlt (Stufe I), und seit dem 1.7.1996 gibt es auch Leistungen für die stationäre Pflege (Stufe II).[25]

Die Einführung dieser staatlichen Pflegeversicherung – als so genannte fünfte Säule unserer deutschen gesetzlichen Sozialversicherung – hat bei uns nicht nur ein neues Kapitel der Alten- und Krankenpflege und der Absicherung des Pflegerisikos aufgeschlagen; die Schaffung dieser neuen Sozialversicherung hatte (und hat bis heute) auch nachhaltigen Einfluss auf die deutsche Sprache, vor allem aber auf die Fachsprache von Alten- und Krankenpflege.

Dabei wundert es nicht weiter, dass bei der Beschäftigung mit der Pflegeversicherung bisher sprachwissenschaftliche und germanistische Fragestellungen eher untergeordnete Rollen gespielt haben, wenn es sie bisher überhaupt gegeben hat.[26]

Sind doch in einer alternden Gesellschaft mit den damit verbundenen Problemen eher Fragen von Finanzierbarkeit und Beitragsgestaltung oder Qualitätsstandards und Fachkraftquote von Relevanz. Dieser Beitrag will daher einen ersten Versuch einer linguistischen Auseinandersetzung mit der Pflegeversicherung wagen.

Dabei ist nicht zu umgehen, ja, es liegt vielleicht sogar in der Natur der Sache, dass sprachwissenschaftliche Analysen von Gesetzestexten auch immer ein Stückweit Sprachkritik an der Ausdrucksweise der Juristerei sind.

---

[24] Überarbeitete Form meines Workshops *Pflegeversicherung und Sprache* am 14.10.2005.
[25] SGB XI § 1 Abs. 5, siehe dazu auch in Buchform: Übersicht über das Sozialrecht 2005.
[26] Es sei lediglich auf die kurze Abhandlung des Autors verwiesen: Arend 2002.

4.1.2 Sprache und Recht

Die (öffentlichen) Bemühungen um eine verständlichere Sprache unserer Gesetze und Verordnungen sind Legion. Schon der Rechtsgelehrte Hermann Conring verlangte in seinem Werk von 1643 *De origine iuris Germanici*, man solle das Recht in einer Sprache niederschreiben, *die knapp, klar und vaterländisch ist*. Diese Sprache nämlich sei dann endlich für diejenigen verständlich, die nach diesem Recht leben sollen.[27]

Dieser Wunsch blieb bis heute bei uns offensichtlich unerfüllt, denn erst jüngst hat sich (wieder einmal auch) der Deutsche Bundestag mit der Sprache des Rechts beschäftigt. So ließ die Abgeordnete Silke Stokar (Bündis 90/Die Grünen) in der entsprechenden Debatte am 17.12.2004 im Parlament verlauten: »*Gesetze und Verordnungen werden nie für alle vollständig verständlich sein. Da Gesetze eine Vielzahl von konkreten Lebenssachverhalten enthalten, müssen abstrakte Formulierungen gewählt werden. Das verzerrt zwangsläufig die Verständlichkeit*«.[28]

Vorausgegangen war ein Antrag der CDU/CSU-Fraktion »*Für eine verständlichere Sprache in Gesetzen, Verordnungen und Behördenschreiben – Gegen schlechtes Amtsdeutsch*«.

Darin wurde festgehalten, dass die Sprache in Behördenschreiben, Gesetzestexten und Verordnungen zu unverständlich sei. Außerdem, so die Antragsteller, verursache das komplizierte Amtsdeutsch hierzulande immense Kosten, denn Unternehmen und Bürger müssten viel Zeit und Geld in die Auslegung unverständlicher Behördentexte investieren.[29]

Der Antrag wurde zur weiteren Bearbeitung dem Innenausschuss übertragen – man darf auf den Fortgang der Sache gespannt sein.[30]

In der Schweiz hingegen ist man im Bemühen, eine einfachere Rechtssprache zu schaffen, schon ein ganzes Stück weiter. Dort gibt es bereits seit 1978 eine verwaltungsinterne Redaktionskommission, die neue Gesetze und Verordnungen auf ihre Verständlichkeit hin prüft. Diese Kommission kann logische Widersprüche und überflüssige Bestimmungen beseitigen und neue Formulierungen vorschlagen. Vielleicht führte das unlängst zu dem ganz ernsthaft gemeinten Lob eines deutschen Rechtsprofessors, der auf einer Tagung formulierte, dass die Schweizer Gesetzes-

---

[27] vgl. Lerch, K.: Vom Bemühen, die Gesetze verständlicher zu machen: Eine unendliche Geschichte. Arbeitsgruppe Sprache des Rechts. In: www.bbaw.de/sdr/content/beitraege/lerch.html.

[28] Deutscher Bundestag, 15. Wahlperiode, Plenarprotokoll 15/149 vom 17.12.2004. Siehe auch www.stokar.de/reden/71046.html.

[29] Deutscher Bundestag, 15. Wahlperiode, Drucksache 15/4154 vom 9.11.2004.

[30] Deutscher Bundestag, 15. Wahlperiode, Plenarprotokoll 15/149 vom 17.12.2004. Am 5.5.2006 teilte der dabei federführende Abgeordnete Ole Schröder dem Autor mit, dass der Antrag nach der 1. Lesung bisher nicht weiter bearbeitet wurde, jetzt aber mit einem Modellprojekt »Verständliche Rechtssprache« im Bundesministerium der Justiz neue Unterstützung finden soll.

sprache – fußballerisch gesprochen – *mutterseelenallein Champions League spiele*, hingegen sich zum Beispiel die meisten deutschen Bundesländer auf *Dorfvereinsniveau* bewegen würden.[31]

Starker Tobak – ohne Zweifel. Aber wie sieht es angesichts dieser Ausführungen und Erkenntnisse nun mit der Sprache der deutschen Pflegeversicherung aus?

4.1.3 Sprachdefinitionen im Pflegeversicherungsgesetz

Im Pflegeversicherungsgesetz findet sich zunächst eine Fülle von grundsätzlichen Sprach- bzw. Wortdefinitionen. Allerdings, und das ist die vielleicht erstaunlichste Feststellung, werden *pflegen, Pflege* im Gesetzestext nicht definiert. Man findet hingegen eher »schwammige Formulierungen«, versteckte Hinweise, was das Gesetz unter *pflegen, Pflege* verstanden wissen will, nämlich: »*pflegen, versorgen und betreuen von Pflegebedürftigen* (§ 11 Abs. 1), *Pflegebedürftigen Hilfe leisten* (§ 1 Abs. 4)«, und dies auf dem »*anerkannten Stand medizinisch-pflegerischer Erkenntnisse, human und aktivierend und unter Beachtung der Menschenwürde*« (§ 11 Abs. 1).

Die weitere fachlich-inhaltliche Ausgestaltung, was *pflegen, Pflege* ist, bleibt Richtlinien oder Rahmenverträgen (z. B. nach § 17 Abs. 1 Satz 1, § 14, § 75 Abs. 1 und 5) zwischen den beteiligten Akteuren auf Länderebene vorbehalten. Was also unter *pflegen, Pflege* nach dem Pflegeversicherungsgesetz verstanden wird, ist nicht nur fachlich, sondern auch sprachlich sehr breit gefächert und stellt sich in deutschen Landen sehr differenziert dar.

Demgegenüber befasst sich das Gesetz intensiv in § 14 mit dem Begriff der *Pflegebedürftigkeit*. Gerade an diesen gesetzlichen Definitionen hat sich seit Einführung des Gesetzes zum Teil heftige Kritik entzündet. Dem Gesetzgeber wurde vor allem vorgeworfen, dass sich der Pflegebedürftigkeitsbegriff des Gesetzes zu stark an somatischen Erkrankungen orientiere und so z. B. den besonderen Hilfebedarf Demenzkranker zu wenig berücksichtige. So wurde immer wieder gefordert, einen Pflegebedürftigkeitsbegriff zu schaffen, »*der in der Lage ist, den Pflegebedarf auf der Basis anerkannter Bedarfsermittlungsverfahren [...] festzustellen*«.[32] Erst durch das Pflegeleistungsergänzungsgesetz (PflEG) vom 14.12.2001 und den dadurch erweiterten Leistungsanspruch für Pflegebedürftige mit einem erheblichen allgemeinen Betreuungsbedarf (§ 45a), hat sich diese Problematik ein wenig entschärft, da diese neue Regelung Bezug auf §§ 14 und 15 nimmt und somit die Begrifflichkeiten zurechtrückt.

Die Pflegeversicherung unterscheidet im Gesetzestext sprachlich dann zunächst zwischen *häuslicher, vollstationärer und teilstationärer Pflege* (§ 28 Abs. 4 und Abs. 8).

---

[31] vgl. Gesetzgebung für statt gegen die Bürger. Der Kampf um die Verständlichkeit von Vorschriften. In: NZZ online Neue Zürcher Zeitung vom 6.9.2005. www.nzz.ch/2005/09/06/il/articleD36MQ.html. Siehe aber auch www.dores.admin.ch (Dokumentation zu Recht und Sprache)

[32] Klie, T.; Krahmer, U., S. 179.

Dabei hat die *häusliche Pflege* Vorrang (§ 3).

Personen, die nicht erwerbsmäßig im häuslichen Umfeld pflegen, werden als *Pflegepersonen* bezeichnet (§ 19). Professionell Tätige sind *Pflegekräfte* (§ 36 Abs. 1).

Die Pflegeleistungen werden, wenn sie nicht von Laien sichergestellt sind, von *Pflegeeinrichtungen* durchgeführt (§ 4 Abs. 3; § 8 Abs. 2 oder auch § 11).

Das Gesetz gliedert diese (professionellen) Pflegeeinrichtungen in *stationäre Pflegeeinrichtungen – Pflegeheime* (§ 71 Abs. 2) und in *ambulante Pflegeeinrichtungen – Pflegedienste –* (§ 71 Abs. 1).

Die Dienstleistungen, die ambulante Pflegeeinrichtungen (Pflegedienste) durchführen, werden vom Gesetz als *ambulante Pflegeleistungen* (§ 89 Abs. 1, § 90) bezeichnet, die von stationären Pflegeeinrichtungen (Pflegeheime) analog als *voll-* bzw. *teilstationäre Pflegeleistungen* (§ 84 ff). Diese Definitionen veranschaulicht die nachfolgende Übersicht (Siehe Abb. 3).

Man kann zum Teil große Unterschiede zwischen den Definitionen im Gesetzestext und dem umgangssprachlichen Gebrauch feststellen. So gibt es nach dem Pflegeversicherungsgesetz keine *mobile Pflege* (obwohl sich Hunderte von Pflegefirmen so nennen). Es gibt aber auch keine *ambulante Pflege*, wohl aber *häusliche Pflege*, bei der *ambulante Pflegeleistungen* erbracht werden können.

Aber auch das Gesetz selbst ist nicht immer konsequent, so heißt es z. B. in § 72: »*Die Pflegekassen dürfen ambulante und stationäre Pflege nur durch Pflegeeinrichtungen gewähren...*« Nach den Sprachdefinitionen hätte es ambulante und stationäre Pflege*leistungen* heißen müssen.

Und in § 118 Abs. 1 liest man von »*[...] Prüfvorschriften zur Qualitätssicherung in der ambulanten, teil- und vollstationären Pflege [...]*«.

Es hätte richtigerweise *häusliche Pflege* heißen müssen.

	Häusliche Pflege	teilstationäre Pflege	(voll)stationäre Pflege
Nicht erwerbsmäßig →	Pflegepersonen		
Professionelle Pflege →	Pflegekräfte	Pflegekräfte	Pflegekräfte
Professionelle → Pflegeeinrichtungen	ambulante Pflegeeinrichtungen Pflegedienste	Einrichtungen der Tages-, Nacht- und Kurzzeitpflege	stationäre Pflegeeinrichtungen Pflegeheime
Dienstleistungen von → Pflegeeinrichtungen	ambulante Pflegeleistungen	teilstationäre Pflegeleistungen	vollstationäre Pflegeleistungen

Tabelle 3: Beispiele für sprachliche Gliederungen und Definitionen des Pflegeversicherungsgesetzes.

Bezüglich der allgemeinen Verständlichkeit sei gesagt, dass so manche Passagen des Pflegeversicherungsgesetzes mit Sicherheit für viele Betroffene nur sehr schwer zu entschlüsseln sein werden. So wird zum Beispiel in § 39 ausgeführt: »*[...] Bei einer Ersatzpflege durch Pflegepersonen, die mit dem Pflegebedürftigen bis zum zweiten Grade verwandt oder verschwägert sind oder mit ihm in häuslicher Gemeinschaft leben, wird vermutet, dass die Ersatzpflege nicht erwerbsmäßig ausgeübt wird; in diesen Fällen dürfen die Aufwendungen der Pflegekasse den Betrag des Pflegegeldes der festgestellten Pflegestufe nach § 37 Abs. 1 nicht überschreiten. [...]*«

Und in § 77 Abs. 1 heißt es: »*Zur Sicherstellung der häuslichen Pflege und hauswirtschaftlichen Versorgung kann die zuständige Pflegekasse einen Vertrag mit einzelnen geeigneten Pflegekräften schließen, soweit und solange eine Versorgung nicht durch einen zugelassenen Pflegedienst gewährleistet werden kann; Verträge mit Verwandten oder Verschwägerten des Pflegebedürftigen bis zum dritten Grad sowie mit Personen, die mit dem Pflegebedürftigen in häuslicher Gemeinschaft leben, sind unzulässig.*«

Leider liegen aber zur Frage, ob und inwieweit solche Texte verstanden und entschlüsselt werden können, noch keine wissenschaftlichen Untersuchungen vor.

4.1.4 Die Pflege-Wortfamilie

Nach den sprachlichen Definitionen durch das Pflegeversicherungsgesetz soll anschließend betrachtet werden, welche »sprachliche Wohlhabenheit« bezüglich des Grundwortes *pflegen* bzw. *Pflege* durch die Pflegeversicherung entstanden ist. Denn mit der Pflegeversicherung wurde die Pflege-Wortfamilie deutlich ausgedehnt.

Das Deutsche Wörterbuch der Brüder Grimm, das noch immer als das vollständigste Verzeichnis der Lexik der deutschen Sprache angesehen werden kann, auch wenn es in manchen Teilen schon gut und gerne 150 Jahre alt ist, verzeichnet bezüglich *pflegen, Pflege*[33] insgesamt 37 Wort-Belege, die hier von Bedeutung sind:
Pfleg(e)amt, Pfleg(e)befohlen, Pfleg(e)eltern, Pfleg(e)geld, Pfleg(e)haus, Pfleg(e)kind, Pfleg(e)sohn, Pfleg(e)tochter, Pfleg(e)vater, Pfleg(er)schaft, Pflegbuch, Pflege, Pflegehand, Pflegelehre, Pflegemann, Pflegemutter, pflegen, Pfleger, Pflegeramt, Pflegergewalt, Pflegerin, pflegerisch, Pflegerliebe, Pflegertreue, pflegeväterlich, Pfleggericht, Pfleggut, pfleghaft, Pfleglichkeit, Pflegling, pfleglos, Pflegrechnung, pflegsam, Pflegschaft, Pflegschreiber, Pflegsverwalter, Pflegung.

Meyers enzyklopädisches Lexikon (Ausgabe 1971 ff.) verzeichnet hingegen lediglich:[34] Pflegefall, Pflegegeld, Pflegeheim, Pflegekind, Pflegehieb, Pflegekennzeichen (für Wäsche).

---

33 Nach: Grimm, J. u. W.: Deutsches Wörterbuch. 7. Band, bearbeitet von Matthias Lexer. Leipzig 1889, Sp. 1733 ff.

34 Meyers enzyklopädisches Lexikon in 25 Bänden. 9. völlig neu bearbeitete Auflage. Mannheim 1971 ff. (18. Band Ot – Pold 1976, S. 533).

Der Gesetzestext der Pflegeversicherung entwarf eine Fülle von Wort-Neuschöpfungen, um die Tätigkeiten der Pflege eines Menschen und die damit verbundenen Regelungen näher beschreiben und definieren zu können. Natürlich mussten viele Dinge mit Einführung der Pflegeversicherung erstmals benannt werden, weil es sie vorher überhaupt nicht gab. Und schließlich erlangte die Pflege von pflegebedürftigen Menschen durch die Diskussion und die Einführung der Pflegeversicherung eine deutlich größere öffentliche Aufmerksamkeit und Bedeutung. Dies hatte auch nachweisbare sprachliche Reflexe.

Die nachfolgende Wörterliste gibt eine erste Orientierung über diese Neuschöpfungen. Zunächst erfolgte eine Auswertung des Gesetzestextes und der dazugehörigen Nebengesetze, amtlichen Begründungen, Erläuterungen und Verordnungen. Anschließend wurden die diversen Publikationen zur Pflegeversicherung[35] ausgewertet. Zudem wurde eine erste Internetrecherche (Google-Recherche) unternommen. Die jeweiligen Quellen sind hinter dem Wortbeleg kursiv verzeichnet und über das Literaturverzeichnis zu entschlüsseln. Auch die Seiten- bzw. Kapitelzahlen sind zu finden.

1. Altenpflege-Gesetz *Klie/Krahmer* 11 7
2. Angehörige, pflegende *SGB XI § 18 Abs. 4*
3. Behandlungspflege *Klie/Krahmer* 15 9
4. Behandlungspflege *SGB XI § 84*
5. Bundespflegeausschuss *Klie/Krahmer* 10 5 ff.
6. Ersatzpflege *SGB XI § 39, Klie/Krahmer* 39 6
7. Grundpflege *SGB XI § 4 Abs. 1*
8. Gruppenpflegesätze *Klie/Krahmer* 86 7
9. Krankenhausvermeidungspflege *Google-Recherche*
10. Krankenpflege *Jürgens 2000 A* 137
11. Krankenpflege, häusliche *Klie/Krahmer* 13 10
12. Kurzzeitpflege *SGB XI § 3 § 42*
13. Kurzzeitpflegeeinrichtung *Google-Recherche*
14. Landespflegeausschüsse *SGB XI § 92*
15. Mindestpflegeaufwand *Klie/Krahmer* 19 10, 44 46
16. Nachtpflege *SGB XI § 41*
17. Pflege, aktivierende *Klie/Krahmer* 2 2
18. Pflege, ehrenamtlich *SGB XI § 4 Abs. 2*
19. Pflege, familiäre *SGB XI § 4 Abs. 2*
20. Pflege, gefährliche *Klie/Krahmer* 106a 4
21. Pflege, häuslich *SGB XI § 36*
22. Pflege, humane *SGB XI § 8 Abs. 2*
23. Pflege, nachbarschaftliche *SGB XI § 4 Abs. 2*
24. Pflege, teilstationär *SGB XI § 41*
25. Pflege, umweltbezogene *Google-Recherche*
26. Pflege, vollstationär *SGB XI § 43*
27. Pflege-Abgrenzungsverordnung *Klie/Krahmer 2003* 83 9

---

[35] Die Deutsche Bibliothek in Frankfurt verzeichnete bereits 2001 knapp 300, im Jahre 2005 schon 473 selbstständige, deutschsprachige Buchpublikationen zum Thema Pflegeversicherung

28. Pflegeabsicherung[36]
29. Pflegearrangement[37]
30. Pflegeaufwand *Jürgens 2000 A 148, Klie/Krahmer 2003 36 17*
31. Pflegeausbildung *Klie/Krahmer 2003 77 9*
32. Pflegeausgleich *Google-Recherche*
33. Pflegebedarf *Klie/Krahmer 2003 36 2, Jürgens 2000 C 41*
34. Pflegebedarfsplanung *Google-Recherche*
35. Pflegebedingte Anwendungen *Klie/Krahmer 2003 4 15*
36. pflegebedingter Umbau der Wohnung *Google-Recherche*
37. pflegebedürftig *SGB XI § 14 Abs. 1*
38. Pflegebedürftige *Klie/Krahmer 2003 44, Jürgens 2000 A 144, A 281*
39. Pflegebedürftigkeit *SGB XI § 1 Abs. 1, Jürgens 2000 A 4, A 114 ff.*
40. Pflegebedürftigkeitsbegriff *Klie/Krahmer 2003 68 5*
41. Pflegebedürftigkeitsrichtlinie(n) *Klie/Krahmer 2003 17 5*
42. Pflegebedürftigkeitsstufe *Klie/Krahmer 2003 23 58*
43. Pflegebegründende[38] Behinderung/Krankheit *Klie/Krahmer 2003 1822*
44. Pflegebeihilfe *Google-Recherche*
45. Pflegebereitschaft *Jürgens 2000 A 170, Klie/Krahmer 2003 3 8*
46. Pflegebereitschaft *SGB XI § 3*
47. Pflegebetten *Jürgens 2000, A 194*
48. Pflegebranche *Google-Recherche*
49. Pflegebuchführungsverordnung *Klie/Krahmer 2003 79 9, Jürgens 2000 A 5*
50. Pflegebudget *Klie/Krahmer S. 308*
51. Pflegedefizite *Klie/Krahmer 2003 37 18*
52. Pflegedidaktik *Google-Recherche*
53. Pflegedienst(e) *Jürgens 2000 A 15, Klie/Krahmer 2003 2 12*
54. Pflegedienst-Check[39]
55. Pflegedokumentation *Klie/Krahmer 2003 18 19*
56. Pflegeeinrichtung(en) *Klie/Krahmer 2003, Jürgens 2000 A 284*
57. Pflegeeinrichtung(en), ambulant *Klie/Krahmer 11 5, PflegeStatV § 1 Abs. 2*
58. Pflegeeinrichtung(en), stationär *Klie/Krahmer 71 10 f.*
59. Pflegeeinrichtung(en), teilstationär *PflegeStatV § 1 Abs. 2*
60. Pflegeeinrichtung(en), vollstationär *PflegeStatV § 1 Abs. 2*
61. Pflegeeinrichtungsvergleich *Google-Recherche*
62. Pflegeeinsatz, Pflegeeinsätze *SGB XI § 37 Abs. 3*
63. Pflege-Ergänzungsversicherung
    www.versicherung.de/versicherung/834.html
64. Pflegeerleichternde Maßnahmen *Klie/Krahmer 2003 14 12*
65. Pflegefachkraft, Pflegefachkräfte *SGB XI § 18 Abs. 7*
66. Pflegefachkraftquote *Google-Recherche*

---

[36] Nach Arbeitgeber, Bundesvereinigung der Deutschen Arbeitgeberverbände, August 1991, abgedruckt in Dokumentation 1991.
[37] Michaelis 2005.
[38] Yalinkilic 2005.
[39] Pflegedienst und Pflegevertrag 1997, hier S. 4.

67. Pflegefall[40] *Jürgens 2000 A 18, Klie/Krahmer 2003 5 2*
68. Pflegeforschung *Google-Recherche*
69. Pflegefremde *Google-Recherche*
70. Pflegefrust *Google-Recherche*
71. Pflegegeld *Jürgens 2000 A 16, Klie/Krahmer 2003 18 28*
72. Pflegegeldbeiträge *Jürgens 2000 C 35*
73. Pflegegeldbezieher *Jürgens 2000 C 50*
74. Pflegegeldbudget *Google-Recherche*
75. Pflegegeldeinkünfte *Google-Recherche*
76. Pflegegeldleistungen *PflegeStatV § 2 Abs. 2.2.*
77. Pflegegeschichte *Google-Recherche*
78. Pflegegesetz[41]
79. Pflegegutachten[42] *Klie/Krahmer 2003 18 28*
80. Pflegehandbuch[43]
81. Pflegeheim *Jürgens 2000 A 15, Klie/Krahmer 2003 71 8*
82. Pflegeheimbau *Google-Recherche*
83. Pflegeheimvergleich *SGB XI § 92a*
84. Pflegehilfe(n) *SGB XI § 36 Abs. 1, Jürgens 2000 A 142*
85. Pflegehilfe, häusliche *Klie/Krahmer 36 5*
86. Pflegehilfsmittel *SGB XI § 40, Jürgens 2000 A 4*
87. Pflegehilfsmittelverzeichnis *Jürgens 2000 A 193*
88. Pflegeinnovation *Google-Recherche*
89. Pflegekasse(n) *SGB XI § 1 Abs. 3, Jürgens 2000 A 1*
90. Pflegekennziffern *Klie/Krahmer 2003 80a*
91. Pflegekinder *Jürgens 2000 A 34*
92. Pflegeklassen *Jürgens 2000 A 254, Ärzte Zeitung vom 9.9.2005*
93. Pflegeklassifikation *Google-Recherche*
94. Pflegekonferenz *Klie/Krahmer 2003 8 6*
95. Pflegekonzept *Google-Recherche*
96. Pflegekonzeption *Google-Recherche*
97. Pflegekostenrisiko[44]
98. Pflegekraft, angestellte *Klie/Krahmer 39 7*
99. Pflegekraft, Pflegekräfte *Klie/Krahmer 2003 36 7, 80 6*
100. Pflegekräfte, ehrenamtliche *SGB XI § 8 Abs. 2*
101. Pflegekräfte, hauptberufliche *SGB XI § 8 Abs. 2*
102. Pflegekräfte, illegale *Google-Recherche*
103. Pflegekräfte, professionelle *Klie/Krahmer 37 3*
104. Pflegekräfte, selbständige *Klie/Krahmer 71 5*
105. Pflegekurse *SGB XI § 45, Jürgens 2000 A 222*
106. Pflegeleistungen *Jürgens 2000 A 4*
107. Pflege-Leistungsergänzungsgesetz PflEG

---

[40] Scheele 2005.
[41] Schmitt 2001.
[42] Pflegegutachten 1999.
[43] Vollmer 2003.
[44] Dokumentation 1991, S. 280.

5 Die Pflege und die Sprache der Metaphern

5.1 Metaphern in der Pflege

Rudolf Schmitt, Ulrike Böhnke

5.1.1 Einleitung

Dieser Beitrag zeigt die Bedeutung von Metaphern in Pflegepraxis bzw. -wissenschaft. In der kommunikativen Praxis der Pflege, ihrer Didaktik, der Reflexion ihres professionellen Selbstverständnisses wie auch als Element einer Forschungsmethode können Metaphern eine bedeutende Rolle spielen.

Jedoch ist das Thema noch kaum entwickelt. Hier sollen daher das noch unfertige Wissen, die schon erkennbaren Sackgassen und einige noch nicht bearbeitete Themen vorgestellt werden. Eine neue Theorie, die so genannte »kognitive Linguistik« nach *Lakoff* und *Johnson*, hat neue und produktive Sichtweisen auf das Phänomen der Metapher entwickelt.

5.1.2 Metapher, Denken und Handeln

Die Zeit des Nationalsozialismus hat Victor Klemperer als Jude, der mit einer deutschen Frau verheiratet war und deshalb lange dem Konzentrationslager, nicht aber dem Judenhaus und den Erniedrigungen entkam, in seinem Tagebuch beschrieben und versucht, das Geschehen zu erklären. Seine darauf aufbauenden eindringlichen Analysen der Sprache des Dritten Reichs (*Klemperer* 1947) haben ihn nach dem Krieg bekannt gemacht. Die von ihm benutzte Metaphorik des Körpers ist auffallend: »Auch ich glaube, dass er sich wirklich für einen neuen deutschen Heiland zu halten bestrebt war, dass in ihm die Überspannung des *Cäsarenwahns* in ständigem Zwist mit *Wahnideen des Verfolgtseins* lag, wobei beide *Krankheitszustände* sich wechselseitig steigerten, und dass eben von solcher *Krankheit* her die *Infektion* auf den vom Ersten Weltkrieg *geschwächten* und seelisch zerrütteten deutschen *Volkskörper* übergriff. ... wurde er doch eine *spezifisch* deutsche *Krankheit*, eine *wuchernde Entartung* deutschen *Fleisches* ...« (*Klemperer* 1993: S. 61; ähnlich S. 140 f.; Hvbg: R. S.)

5.1.2.1 Definition einer Metapher

Nehmen wir die Formulierung vom »geschwächten deutschen Volkskörper«. Eine Metapher ist in der Regel eine Übertragung eines konkreten und sinnlichen Bildes auf ein abstraktes Phänomen (*Lakoff* 1987, *Johnson* 1987, *Lakoff* und *Johnson* 1998, 1999, *Schmitt* 2003, 2004): Hier wird das konkrete Bild des Körpers übertragen auf ein abstraktes Gebilde von mehreren Millionen Menschen, das mit diffusen Grenzen in einem sozial unsicheren Zustand nach dem Ende eines Krieges dessen ökonomischen, sozialen und psychischen Folgen zu bewältigen hat. Diese Komplexität wird im Bild des »geschwächten deutschen Volkskörpers« in einer eindrücklichen Metapher komprimiert – und reduziert.

5.1.2.2 Metaphern als Muster des Denkens/metaphorische Konzepte

Metaphern sind nicht nur schöne Ornamente der Rede und der Poesie, sondern Muster des Denkens. Darauf haben zwei neuere Theoretiker der Metapher, *George Lakoff* und *Mark Johnson* immer wieder hingewiesen. Sie fassen den gedanklichen Gehalt einer metaphorischen Übertragung als metaphorisches Konzept.

Faschismus ist eine Infektionskrankheit – dass eben von solcher *Krankheit* her die *Infektion* auf den ... *geschwächten* ... deutschen *Volkskörper übergriff* ... wurde er doch eine *spezifisch* deutsche *Krankheit* ... eine *wuchernde Entartung* deutschen *Fleisches*.

In dieser Auswahl sind Metaphern zusammengestellt, die die gleiche Übertragung vornehmen: Das deutsche Volk ist ein Körper, Hitler eine Infektion, und die Zeit zwischen 1933 und 1945 war eine akute Infektionskrankheit. In der Zusammenfassung von mehreren Metaphern zu metaphorischen Konzepten lassen sich also gedankliche Muster (Kognitionen) rekonstruieren. Die neuere Metapherntheorie von *Lakoff* und *Johnson* interessiert sich nicht so sehr für auffallende Einzelmetaphern, sondern für die gedanklichen Gehalte, die in metaphorischen Konzepten verdichtet sind. Das ist die wesentliche Unterscheidung zu allen anderen Definitionen von Metaphern: Wenn es um den wirksamen Gehalt von Metaphern in lebensweltorientierten Analysen geht, sehen wir zum Begriff des metaphorischen Konzepts keine Alternative.

5.1.2.3 Metaphern und Handlung

Es geht allerdings nicht nur um das metaphorische Denken, sondern auch um das Handeln. Der Faschismus hat ja zuerst diese biologische Metaphorik gebraucht und Menschen anderer Völker und politische Feinde nicht nur als »Krankheit« metaphorisiert, sondern auch danach gehandelt, sie als »Krebsgeschwür« aus dem deutschen »Volkskörper«»herausgeschnitten« (*Nieraad* 1977): Metaphern leiten das Denken an, vor allem, wenn sie nicht mehr als Metaphern erkannt werden, sondern als buchstäbliche Wahrheiten gelebt werden. Die Analyse von Metaphern ist also eine Möglichkeit, gedankliche Muster zu erkennen und sich damit von ihnen zu distanzieren, und damit auch eine Methode zur Rekonstruktion von handlungsleitenden Kognitionen »hinter« den Praktiken.

Metaphern sind also denkleitend wie Denken verhindernd: Sie fassen komplexe Prozesse und Zustände in einleuchtenden Bildern, beleuchten dabei bestimmte Facetten und machen blind für andere Zugangsmöglichkeiten. *Lakoff* und *Johnson* haben dieses Phänomen von Metaphern als »highlighting« und »hiding« gefasst: Jede Metapher konstruiert einen nachvollziehbaren Gehalt wie eine bestimmte Ausblendung. Diesem Doppelcharakter entkommen wir nicht, wir sprechen immer in Bildern: Wir haben eben von »beleuchten« und »blind« und »konstruieren« gesprochen: Die Alternative zu einer problematischen Metapher ist immer nur die nächste Metapher.

Das lässt nun fragen: In welchen unerkannten metaphorischen Verstrickungen leben wir? Vielleicht Metaphern der Ökonomie und der Effizienz? In welchen Metaphern begreifen sich kranke Menschen? In welchen Metaphern begreifen sich Pflegende? In welchen Metaphern begreift sich die Pflegewissenschaft? In welchen Metaphern begreift diese Gesellschaft Gesundheit, Krankheit, die Pflege, das Gesundheitssystem (von dem es ja auch ab und zu heißt, es sei »krank«, was einem mit Rückblick auf *Klemperer* ein wenig erschauern lässt)?

Darauf versucht die Metaphernanalyse eine Antwort – die Betonung liegt auf »versucht«, denn die entsprechenden Arbeiten sind für viele Bereiche noch nicht geschrieben, hier können immerhin Vorläufiges und Vorläuferinnen für die Pflegewissenschaft benannt werden.

5.1.3 Metaphern in der Pflege

Bei den im folgenden erwähnten Studien finden wir die breite Palette von völlig unsystematischer Anekdotensammlung, die in ihrer Auswahl immer willkürlich bleiben muss, über eine Minimaldokumentation von Tonbandmitschnitten bis hin zu sehr wenigen reflektierten methodischen Auswertungen, die Gütekriterien einer verlässlichen wissenschaftlichen Rekonstruktion einlösen können.

Meistens werden isoliert einzelne Metaphern herausgenommen, nicht die Breite des Vorkommens dokumentiert, und auch nicht diskutiert, ob bestimmte Metaphern, die man erwarten könnte, fehlen. Wir wollen die gefunden Aufsätze benennen und ausgewählte Beispiele für die Rolle von Metaphern in der Pflege vorstellen.

5.1.3.1 Metaphorische Sprache erkrankter Menschen

Wir wählen ein eigenes Beispiel, die Sprache von Menschen mit Alkoholmissbrauch und manifester Abhängigkeit. Nicht nur Pflegende in speziellen Suchteinrichtungen haben damit zu tun, *Grawe* et al. beschreiben, dass bei Männern im erwerbsfähigen Alter Alkoholabhängigkeit und Alkoholmissbrauch die häufigste, aber oft nicht gestellte Zweitdiagnose bei Krankenhausaufenthalten ist (*Grawe* et al. 1994/678), Pflegende also vor allem in den internistischen und chirurgischen Stationen sehr oft damit zu tun haben. Der Rahmen hier ist zu kurz, um alle metaphorische Konzepte des Alkoholkonsums vorzustellen; aus ca. 14 verschiedenen metaphorischen Konzepten des Alkoholkonsums soll nur ein Konzept vorgestellt werden:

Alkohol und die Höhen und Tiefen des Lebens

a) **Trinkanlässe sind die *Tiefen* und *Lasten* des Alltags**
- keine Arbeit hatte, das hat mich schon, also ganz schön *belastet* (B7)
- Das war dann mal so, na aus der Situation raus, wo ich einen *Tiefpunkt* hatte (B16)
- da hat man so Sorgen gehabt, und so. Und war *bedrückt* und so (B16)

- der Bruder blieb weg von einem BRD- Besuch. ... Das hat mich *runtergeworfen* (J2)
- Es gibt ja immer irgendwelche Dinge, die *einem im Nacken sitzen* (J6)

b) Alkoholkonsum führt zu *leichteren* und *abgehobenen* Gefühlen
- so ein bisschen ein *leichteres* Gefühl (B6)
- *Leicht* und locker hat man sich da gefühlt (B16)
- das *hebt* die Stimmung, das *hebt* die Gemütlichkeit (B2)
- dass man doch vielleicht so ein bisschen *abhebt* (B8)
- Man konnte richtig *schweben*, wie ein *schwereloses* Wesen (J6)

c) Ständiger Alkoholkonsum *belastet* und führt in die *Tiefe*
- Da geht's halt auch mal bis zum *Umfallen* (B15)
- die Konzentration fällt dann ein bisschen *schwerer* (B6)
- da hat man dann eben auch einen *schweren* Kopf (B9)
- Dann kam der völlige *Absturz* (R2)
- ab 1989, 1990 ging es rapide *bergab* (R2)

d) Die Wandlung zur Abstinenz geschieht am tiefsten Punkt
- ich musste dann erst mal *so weit unten* sein, dass ich eben diesen sogenannten *Tunnel* da [sah] (B11)
- Also ich war *unten. Am Boden* (J1)
- Man erst wirklich *ganz, ganz unten sein* [muss] (J2)
- und da habe ich mir gesagt, nein! *So tief darfst du nicht kommen* (J3)
- Der Entschluss trocken zu werden ist gekommen, als ich am *tiefsten Punkt* war, kann man sagen, als ich versucht habe Selbstmord zu machen (R3)

e) Abstinenz ist ein Erlebnis der Höhe
- Ich fühle mich körperlich, geistig wieder *voll auf der Höhe* (B11)
- Nein ich möchte nach vorn, immer *weiter hoch* (B11)
- seitdem möchte ich sagen, ging es *bergauf* [seit Entgiftung] (J3)
- ich habe ein *höheres Niveau* erreicht was ich jemals hatte (R2)
- das Selbstbewusstsein *steigt ja ungemein* [nach Entwöhnung] (R2)

Dieses Modell alltäglicher Vorstellungen entspricht dem so genannten »Talsohlenmodell« der Anonymen Alkoholiker, das, verkürzt formuliert, heißt: Nur am »tiefsten Punkt« kann man helfen. Das Talsohlenmodell der Anonymen Alkoholiker und leider auch vieler Praktiker bildet zwar einen Teil des Verlaufs ab, blendet aber einen wesentlichen Teil aus: Vor der »Erhebung« in der Abstinenz zu einer neuen Höhe hat eine ähnliche Erhebung auch schon stattgefunden – jedoch gerade durch den Konsum alkoholischer Getränke.

Diese erste Bewegung aus einem emotionalen Tief in eine berauschende Höhe wird im Talsohlenmodell mehr als nur ignoriert – hier ist die »Erhebung« durch Abstinenz eine Umwertung alkoholbezogener Erwartungen in das Gegenteil; die einstigen metaphorischen Versprechungen der Substanz werden nicht mehr reflektiert. Zudem geschieht Veränderung nur am tiefsten Punkt – Prävention ist in der Logik dieser Metapher sinnlos.

Die Metaphernanalyse hat also etwas aufgedeckt, was *Lakoff* und *Johnson* »highlighting« und »hiding« nennen: Jede Metapher fokussiert einen Aspekt der Welt, bringt ihn zum Vorschein oder konstruiert ihn sogar erst – und negiert oder verzerrt andere Aspekte. Zu dem, was negiert wird, gehört, dass es Veränderungen gibt, die nicht erst am tiefsten Punkt geschehen, und das Einsicht und Veränderungen auch unter ganz anderen Umständen passieren (vgl. *Schmitt* 2002 a, b)

Statt weiterer Studien zu den Metaphern von Patientinnen zu auszuführen[52], soll ein Einwand diskutiert werden: Das sind Ergebnisse aus Interviews, in denen die Befragten sehr frei reden konnten. Nutzen alkoholabhängige Männer im Allgemeinkrankenhaus in Gesprächen mit den Pflegenden wirklich die Breite der 14 verschiedenen metaphorischen Konzepte für Alkoholkonsum oder nehmen sie eine bestimmte Auswahl vor? So nützlich Interviewstudien sind, um die Breite der Denkmuster zu einer Erkrankung verstehen zu können; wir brauchen auch Studien, in denen die alltägliche Interaktion auf der Station oder beim Hausbesuch auf Tonband protokolliert wird.

5.1.3.2 Metaphern in der Interaktion zwischen Pflegenden und Patientinnen

Im Folgenden wird ein Ergebnis der gesprächsanalytischen Arbeiten von *Sachweh* neu interpretiert: die Babysprache in der Altenpflege. Sie findet u. a. folgende Sequenzen:
P: So was Dummes! So, jetzt müssen wir uns waschen, okay?
B: Wieso denn?
P: Ja 'n bisschen waschen müssen wir uns! Sandmännchen aus den Augen!
P: Na denn, Frau Adams, glei ham mer's. Na dürfe sie sich hinsetze, gell?
B: Mhm, oh, mir tut alles wieder weh!
P: Ha nei, schätzle!
(vereinfacht, nach *Sachweh* 1997)

An manifesten Metaphern hat nun der Text nicht so viel zu bieten, wir finden lediglich das »Sandmännchen« und das »Schätzle«. Wichtiger sind jedoch die damit verbundenen Praktiken des Babytalk, die *Sachweh* (1997, S. 95 ff) formuliert:
* Auf der lautlichen Ebene (Prosodie) haben wir eine langsame Sprechgeschwindigkeit und eine höhere Tonlage (das ist in den Transkripten bzw. auf der Folie nicht mehr zu hören)
* Die Komplexität der Sätze ist sehr gering, die Äußerungen sind kurz. Verben erscheinen in der Gegenwartsform und kaum in Vergangenheitsformen. Die Fragen sind einfach und meist geschlossen. Die Pronomen der ersten und zweiten Person werden oft durch Eigennamen ersetzt oder es wird das vereinnahmende »wir« gebraucht
* Die Äußerungen sind redundant, werden oft wiederholt und sind auf einen konkreten Kontext bezogen
* Der Wortschatz ist klein, enthält verdoppelte Formen und Verkleinerungsformen

---

[52] Weitere Studien: Metaphern bei Erkrankungen allgemein: Dornheim 1987, Depression: Kronberger 1999, Barkfelt 2003, Epilepsie: Surmann 2002, 2005, Schmerz: Kütemeyer 2002, Teucher 2003

Wir haben also sehr verschiedene Praktiken, die sich jedoch in einer metaphorischen Übertragung zur Aussage »Alte Menschen sind kleine Kinder« bündeln lassen. *Sachweh* führte ihre Untersuchung vor einem anderen theoretischen Hintergrund und mit einer anderen Auswertungsmethode durch, und sie könnte nun skeptisch fragen, ob hier der Begriff der metaphorischen Übertragung nicht allzu sehr ausgedehnt wird. Darauf lässt sich antworten, dass *Lakoff* und *Johnson* mit ihrem Ansatz einer kognitiven Linguistik gerade auf diese pragmatische Ebene zielen.

Einen Nachweis, dass es sich hier um einen fruchtbaren Ansatz handelt, erbrachte die Rezeption des Konzepts in der Anthropologie und Ethnologie. Es wurde deutlich, dass dieser Metaphernbegriff geradezu imstande ist, Praktiken und Sprache fremder und (allzu) vertrauter Völker gleichermaßen zu fassen (Überblick bei *Kimmel* 2004, als Fallbeispiel der AIDS-Prävention in Ruanda: *Wolf* 1996). Metaphorische Konzepte sind damit nicht länger mehr nur ein Thema der Sprachwissenschaften.

Was oben zum Doppelcharakter der Metapher gesagt wurde, findet sich auch hier wieder: *Sachweh* kann sehr schön zeigen, wie eine alte Dame sich in dieser Ansprache sehr geborgen fühlt, während umgekehrt eine andere entrüstet formuliert, dass mit ihr gesprochen werde, »*als wenn ich nit richtich bin*« (*Sachweh* 1997:101). Eine andere Form der Beziehung und eine andere Ansprache, die einer anderen Metapher gehorchen würde, wären dann angemessener. Es fehlen Studien zu den tatsächlich wirksamen Metaphern, in denen das Alter wahrgenommen wird.[53]

Hier gibt es Querverbindungen zur Beratungs- und Therapieforschung[54], die das Verstehen und vor allem das Nichtverstehen thematisieren. Verstehen heißt hier, sich innerhalb von gemeinsam geteilten Metaphern zu bewegen. Eine unmittelbare Folgerung aus diesen Befunden lautet, in der Praxis auf die Sprache und damit die Metaphern der Patientinnen einzugehen. Damit verbindet sich die Zusatzfrage nach der Intervention, wie mit Sprachbildern im Alltag umgegangen werden könnte – es fehlt eine pragmatische und lehrbare Systematik (vgl. *Schmitt* 2000b).

5.1.3.3 Metaphern der Pflegenden selbst

Es gibt erste Studien, die die metaphorische Sprache als Ausdruck des spezifischen Erfahrungswissens von Pflegenden schätzen (*Sexl* 2001) sowie einige erste Studien zu spezifischen Arbeitsfeldern. *Froggatt* (1998) hat in ihrer Studie zur emotionalen Arbeit und emotionalen Belastung in Hospizen und der Onkologie etc. die Metapher des »breakdown« gefunden, die stärker als die deutsche Übersetzung eine mechanische Konnotation zu haben scheint; ferner »draining« (Austrocknung oder Entleerung); Last und Bedrückung (»that pulls you down«), gleichzeitig das Bild des Behälters, der mit den Gefühlen von Trauer und anderen negativen Emotionen »gefüllt« wird. Die Befragten sprachen vom »Abschalten«(»to switch on and off«), das da-

---

[53] Sachweh 2000:28 ff diskutiert Stereotype des Alters (Alter als Krankheit, Alter als Verlust etc.), die als metaphorisches Konzept reformuliert werden könnten, vgl. Mader 1991, Schmitt 1997.

[54] Experten-Laien-Kommunikation bei Herz-Kreislauferkrankungen: Brünner; Gülich 2002, psychotherapeutische Kommunikation: Buchholz, von Kleist 1995, 1997

nach notwendig war, und der »Abhärtung« (»hardening«), um die Arbeit auszuhalten. Leider nutzt sie den Begriff des metaphorischen Konzepts nicht, um die Vielzahl der Metaphern besser zu bündeln.

Diese Möglichkeiten der Begrifflichkeit wurden 2004 in einer Untersuchung der beruflichen Belastung von Pflegenden in der Onkologie von *Remmers, Busch, Hülsken-Giesler* in einer Einzelfallstudie genutzt. Weitere Thematisierungen von Metaphern finden sich zur Umstrukturierung des Gesundheitswesens (*Goodman* 2001), Rollenkonflikten in psychiatrischer Arbeit (*McArthur, Montgomery* 2004), Denk- und Handlungsmuster der Pflegenden in der Intensivpflege (*Böhnke*, in Vorb.), Pflegediagnoseprozesse (*Schrems* 2003), Verarbeitung von emotional belastenden Erlebnissen (*Mitchell, Bunkers-Schmidt* 2003). In aller Regel beschränken sich diese Arbeiten auf wenige auffallende Metaphern, der Metaphernbegriff selbst wird nicht expliziert oder ist veraltet, oder es bleiben Einzelfallstudien. Eine große und umfassende Studie, vergleichbar der, die *Schachtner* 1999 zum metaphorischen Denken und Handeln von niedergelassenen Ärztinnen vorgelegt hat, fehlt noch. Eine solche Studie könnte sich an die Linie der pflegewissenschaftlichen »Artikulationsforschung« im Sinne von *Benner* 1997 anlehnen. Sie wäre als biografische Forschung zu verstehen, wie jemand zu diesem Beruf gekommen ist und wie er/sie sich darin weiter entwickelt hat, welche Ablaufmuster der Sozialisation zur Pflegenden zu finden sind etc.

5.1.3.4 Lebensweltliche Metaphern für bestimmte Erkrankungen

Welche Metaphern für Erkrankungen dominieren die Lebenswelt und strukturieren den Umgang mit Erkrankungen? Es gibt einige Studien dazu, die den Bogen von den betroffenen Familien bis zum kulturellem Hintergrund spannen: koreanische Familien in USA mit psychotisch erkrankten Kindern (*Donnelly* 2001); Krebs (*Sontag*[55] 1978), AIDS (*Sontag* 1989, *Gwyn* 1999), psychische Erkrankungen (*Schmitt* 2000a), der Körper als Maschine (*Uschok* 2000, *Schnell* 2004).

Auch hier gilt ein ähnlicher Befund: Diese Studien sind zum Teil starke Verkürzungen der Breite der tatsächlich benutzten Metaphern, die eigenen Metaphern werden in der Regel nicht analysiert, dafür andere Metaphern nur mit ihren Schattenseiten gesehen. Als Beispiel taugt der weit verbreitete Essay von *Susan Sontag* über Krebs: Sie hat sehr klar analysiert, wie im 19. Jahrhundert Tuberkulose als Krankheit eines ausschweifend-romantischen Lebens metaphorisiert wird (von der »Kameliendame« bis zum »Zauberberg«), und gegenteilig dazu Krebs in der Folge der Vorstellungen von Wilhelm Reich als Folge ungelebter Gefühle gesehen wird, wie es im Roman »Mars« von Fritz Zorn beschrieben ist.

Die Folge dieser Metaphorisierung ist ein Schuldvorwurf, Gefühle in seinem Leben nicht gelebt oder falsch gelebt zu haben – eine versteckte moralisierende Schuldzuweisung, die wirklich nicht sehr hilfreich ist. *Sontag* nutzt jedoch selbst eher technische

---

[55] Sontag wird kritisch von Czechmeister 1994 diskutiert, vgl. meine späteren Anmerkungen

Metaphern, dass Krebs letztlich eine Krankheit sei, die »durch ein einziges Behandlungsprogramm unter Kontrolle zu bringen ist« und hofft, dass er »eine schlichte physische Ursache« habe (*Sontag* 1978, S. 66, ähnlich 72 f.) Ihre Arbeit über Krebs knüpft an einen älteren (oder nicht explizierten) Metaphernbegriff, und ihr fehlt eine Methode. So kann sie nur die Metaphern, die ihr nicht passen, als Metapher erkennen. Sie spitzt diese Metaphoriken polemisch zu (ohne an den Quellen und textgenau zu arbeiten), und ohne ihre eigene Metaphorik, die Metaphorik der rational-technischen Beherrschung einer nur biologisch begriffenen Erkrankung als solche erkennen zu können. Hier können die kommenden Pflegewissenschaftlerinnen noch einige ungeschriebene Studien verwirklichen.

5.1.3.5 Die Metaphern der Gesellschaft für die Pflege

Studien, die mit einem erweiterten Metaphernbegriff die alltagssprachlichen Muster für die Pflege, die »Schwester« und auch das »Karbolmäuschen« rekonstruieren, fehlen.

5.1.3.6. Metaphern der Pflege im institutionellen Diskurs

Ebenfalls eine Fehlanzeige ergibt die Suche nach Studien, in denen Pflegedokumentationen, Krankenhausleitlinien oder Krankenkassenvereinbarungen untersucht werden. Hier interessiert soziale Prozedierung der Pflege in ihrer Verzahnung zum administrativen Ablauf einer Institution, zum betriebswirtschaftlichen und zum medizinischen Diskurs. Welche Metaphern stecken in diesen Texten, die zwischen den Berufsgruppen vermitteln? Und ebenso: Welche Metaphern kommen darin nicht mehr vor? Wo wird das Eigene der Pflege (un-)sichtbar?

5.1.3.7. Metaphern im professionellen Selbstverständnis

Im Abschnitt zu den tatsächlich spontan gebrauchten Metaphern der Pflegenden selbst stehen die metaphorischen Denkmuster in der Selbstreflexion der Profession, die in ihren Schriften aufscheinende und bewusster gebrauchte Metaphorik.

Eine historische Untersuchung von »moralischen Leitbildern« der Pflege gibt *Wurzbach* 1999. Sie rekonstruiert zu Beginn der Pflege bei Florence Nightingale vor allem militärische Metaphern in der Pflege (obedience, loyality and duty: Gehorsamkeit, Loyalität und Pflicht) in der Beziehung gegenüber der Ärzteschaft und den Patientinnen. Auch die Ausbildung sei von diesen soldatischen Tugenden geprägt gewesen. In späteren Zeiten kommt die Anwaltsmetapher auf (die Nurse als Anwältin der Patientinnen auch gegen die Ärzte), die akademischen Metaphern der rationalen Entscheidungsfindung bei Pflegeentscheidungen, die individualistische Metapher (Nurse als autonome Entscheiderin), und die community-is-caring-Metapher: Die Gesundheit der Community ist das wichtigste Gut.

Sehr schön werden von *Wurzbach* die Stärken und Schwächen einzelner Metaphern rekonstruiert. Die Schwachstelle ihrer Arbeit ist die unsystematische Empirie: Sie gibt keinen Hinweis auf Belegtexte oder Beispiele, und keine systematische Textauswertung, mit der vielleicht zu bezweifeln wäre, ob a) damit alle Metaphern der

Moral in der Pflege erfasst sind; b) ob z. B. Nightingales Metaphern tatsächlich eine Monokultur militärischer Bilder sind oder ob sie nicht auch andere Leitbilder der Pflege hatte, und c), ob die Geschichte der Pflege wirklich eine Abfolge leitender Metaphern war oder ob nicht immer verschiedene metaphorische Leitbilder miteinander im Konflikt waren. Darüberhinaus ist zu fragen, ob die Entwicklungen in Europa und in Deutschland von ähnlichen metaphorischen Denkmustern bestimmt waren oder ob hier nicht andere eine Rolle spielen.[56]

Hier stellt sich die Frage, welche Metaphern die noch junge deutsche Pflegewissenschaft für ihren Gegenstand konstruiert. Aus einer explorativen Studie seien zwei metaphorische Konzepte benannt:[57]

Die Entwicklung der Pflege ist ein Befreiungskrieg

Diese Entwicklung ist darauf gerichtet:
- Pflege aus der Definitionsmacht tradierter Praxis und bisher bestehender Fremdherrschaft durch andere Wissenschaften zu befreien;
- Mut gegenüber den Platzhaltern im bestehenden Gesundheitssystem zu machen;
- der Pflege in einem Bildungssystem, das sie bisher ganz ausgegrenzt hat, ihren angemessenen Platz zu beschaffen,
- sich aus bestehenden und drohenden Vorherrschaften herauszulösen:
- ein Zuviel an Wissen zu vermeiden, das nur zur Entmutigung und Entmündigung beiträgt.

Wie jede Metaphorik hat auch das Bild, die Entwicklung der Pflege als Befreiungskrieg zu sehen, Vor- und Nachteile:
- Die Vorteile sind darin zu sehen, dass Machtverhältnisse genauer gesehen werden, dass eine eigene und mobilisierende Identität in der Abgrenzung zu anderen Gruppen formuliert werden kann, und dass lohnende Ziele der Veränderung formuliert werden können.
- Die Nachteile sind darin zu sehen, dass Kooperationen mit anderen Berufsgruppen in diesem Bild nicht formuliert und daher auch nicht gedacht werden können. Es ist eine sehr stark polarisierende Metapher – das wird die Mobilisierung von differenziert denkenden Pflegenden eher behindern, die sich in dieser Metapher nicht repräsentiert sehen. Das genuine Pflegehandeln wird zudem in dieser Metaphorik nicht abgebildet.

---

[56] Hier sind noch weitere kleinere metapherndiskutierende Untersuchungen zu nennen: Pflegetheorien und ihr Verhältnis zueinander: Parse (2001), die Rolle der Pflegenden im psychiatrischen Versorgungssystem: Barker, Jackson, Stevenson (2004), Organisationsentwicklung/Leitbildveränderungen Rowe, Hogarth (2005), Warne, Stark (2003), Aita, McIlvain, Susman, Crabtree (2003), ein Handlungsmodell der Pflege in der Psychiatrie: Barker (2003), Gesundheitsförderung in afroamerikanischen Kontexten: Nwoga (2004). Bei letzteren überschneidet sich der Bereich der Rekonstruktion von metaphorischen Denk- und Handlungsmustern mit der absichtsvollen Entwicklung von Leitbildern (vgl. Geideck, Liebert 2003, vgl. Schmitt 2005b).

[57] Alle Beispiele wurden Krüger 1996 und Görres 1996 entnommen.

Aber es gibt in der Pflegewissenschaft auch andere metaphorische Konzepte, sich selbst zu begreifen:

Die Pflege wurde auf ihrem Weg aufgehalten:

- Dies hat zu einem jahrzehntelangen Rückstand bezüglich der Etablierung von Pflegewissenschaften geführt und zu unzureichenden Fort- und Weiterbildungsmöglichkeiten
- Man enfernte sich von einer patientenorientierten Pflege
- Die Pflege – noch schwankend zwischen Wissenschaft und Praxis – ist auf dem besten Wege zu einer wissenschaftlichen Disziplin und dies ist ein wichtiger Schritt auf dem Weg zur Stärkung des beruflichen Selbstverständnisses
- Endlich wurde eine längst überfällige Entwicklung angeschoben und nachgeholt

Dieses metaphorische Konzept, dass die Pflege zu langsam war, hat nun für das Selbstverständnis ganz andere Implikationen. Es richtet sich sehr viel weniger nach außen oder gegen andere Berufsgruppen, als viel mehr auf das eigene Handeln. Es kann also Anlässe für Verspätungen genau benennen, Wege und Sackgassen aufzeigen. Umgekehrt kommen faktische Machtverhältnisse in dieser Metaphorik kaum vor – das war durch die Metaphorik des Befreiungskriegs sehr viel besser abzubilden.

Beide Metaphoriken bieten wenig Anhaltspunkte für die Kooperation mit anderen Berufsgruppen: In der ersten Metaphorik sind sie Feinde, die zweite Metaphorik bekommt sie nicht in den Blick. Damit sind nun nicht alle metaphorischen Konzepte der Pflegewissenschaft, geschildert, eine vollständige Studie steht auch hier noch aus.

5.1.3.8 Metaphern in der Didaktik

Die Nutzung von Metaphern hat in der Pädagogik[58] schon eine lange Vorgeschichte: Metaphern vermitteln zentrale Bilder des noch unbekannten Lehrstoffs. Die Rolle von alltagsüblichen Krankheitsmetaphern in der Ausbildung der Pflege wird von *Czechmeister* 1994 thematisiert, die Integration von Elementen der Pflege bei *Asp*, *Fagerberg* (2002) mit der Metapher des gewebten Stoffs versucht. *Cook* (1991) besinnt sich eher auf die alltäglichen Metaphern der Pflege: Ihre Wahrnehmung könnte die Spannung zwischen tatsächlich geleisteter Pflege und den Theorien der Pflegeausbildung ausbalancieren.

Als kurzes Beispiel sei dic Vermittlung von interprofessioneller Zusammenarbeit mit einer Essensmetapher bei *Tamura* et al. (2005) geschildert. In der japanischen Kultur spielt gemeinsames Essen eine wichtige Rolle und so bat das Forschungsteam die Studierenden einer Pflegeschule, ihre Vorstellungen zur Zusammenarbeit anhand eines Essensgerichts auszuarbeiten, welche Zutaten und welche Zusammenhänge mit welchen Berufsgruppen von den Pflegeschülerinnen nun gesehen werden. Das lässt sich im Einzelnen mit der deutschen Metapher, welche Berufsgruppe nun das »Salz in der Suppe« ist, nicht wirklich gut abbilden, regt aber zum Nachdenken an, welche Bilder in der Lehre genutzt werden können.

---

[58] Nur diejenigen, die in den Erziehungswissenschaften sich bereits auf den Metaphernbegriff der kognitiven Linguistik beziehen: Reichenbach 2003, Gropengießer et al. 2004.

5.1.3.9 Metaphern als Element von Forschungsmethoden

Zuletzt finden sich auch Metaphern als Element in der qualitativen pflegewissenschaftlichen Forschung – darunter fallen auch einige bisher genannte Aufsätze (*Warne, Stark* 2003; *Aita* et al. 2003; *Bonner, Greenwood* 2005). Diesen Aufsätzen, die sich auf eine einzige Metapher konzentrieren, haben *Thorne* et al. (2002) in einer Übersichtsarbeit entgegengehalten, dass manche der als Metapher formulierten Ergebnisse von Studien so allgemein sind, dass sie für Krebs, AIDS, Diabetes oder Querschnittlähmung unterschiedslos taugen. Eine systematische Metaphernanalyse wird von dieser Kritik nicht betroffen (vgl. *Schmitt* 2003, 2004, 2005a).

5.1.4 Der besondere Zusammenhang von Metaphern und Pflege

Im Kontext der Pflegewissenschaft nimmt der Leib bzw. Körper[59] im Wesentlichen in Wissenschafts- sowie Ethikdiskursen[60], pflegetherapeutischen Konzepten[61], Pflegeberatung[62], Pflegephänomenen bzw. -diagnosen[63] und Krankheitserleben bzw. -bewältigung[64] eine zentrale Stellung ein.[65] Des Weiteren lässt sich feststellen, dass der

---

[59] Der Leibbegriff ist eine Eigenheit der deutschen Sprache. Der Leib wird als der lebendige Aspekt des Menschseins verstanden und lässt sich etymologisch auf eine »besondere germanische Vorstellung« zurückführen. Lîp, libes, lif (Leib) wurde mit pîlîpan (bleiben) in Verbindung gebracht. Vor diesem Hintergrund wurde »Leib bleiben« kollektiv auf die im Schlachtfeld noch nicht Gefallenen im Sinne der Überlebenden bezogen. Dagegen zeichnete sich zu einem späteren Zeitpunkt eine Verlagerung auf die individuelle lebende Person ab. Der Begriff ›wal‹ verwies auf die Auserwählten und somit auf die Gefallenen. Entgegen der Bedeutung von Leib geht der Begriff Körper auf den Lateinischen Begriff »corpus« zurück und bezieht sich auf funktionale und strukturelle Aspekte (vgl. Uzarewicz 2003:15). Im Verständnis von Descartes wird der Körper auf ein materielles, vergängliches, »nicht denkendes Ding« vom unsterblichen Geiste unterschieden und damit von einem »unbeseelten« Körper ausgegangen (vgl. Maus 1985, zit. n. Kesselring 1994: 4). Der im philosophischen Kontext bis auf Descartes' zurückzuführende Dualismus von Leib und Körper spiegelt sich noch immer in der aktuellen professionellen medizinischen und pflegerischen Handlungspraxis wider. So ist bspw. in der medizinischen Diagnostik der zu vermessene Körper von zentralem Interesse. Demgegenüber nimmt im Pflegeprozess der Leib, im Kontext eines verstehenden Zugangs zum Anderen, eine elementare Position ein. Dieser leibbezogene Zugang zum Anderen setzt eine »verstehende, phänomenologisch-biografische Diagnostik« voraus (vgl. Friesacher 1999: 54; Remmers 2000, Hülsken-Giesler 2001; Schnell 2005).

[60] vgl. *Benner* 2000; *Remmers* 2000; *Friesacher* 2001, *Hülsken-Giesler* 2001a, 2001b; 2005; *Wettreck* 2001; *Böhnke* 2001, 2005, *Schnell* 2002; *Bienstein, Schnell* 2004; *Uzarewicz* 1997, 2003; *Uzarewicz, Uzarewicz* 2005; *Görres, Friesacher* 2005; *Uschok* 2005

[61] vgl. *Bienstein, Schnell* 2004; *Schürenberg* 2004

[62] vgl. *Koch-Straube* 2001, 2004

[63] vgl. *Schrems* 2003; *Illhard* 2004

[64] vgl. *Kesselring* 1994; *Keil* 1996; *Remmers* 2000

[65] Im vorliegenden Beitrag verzichten wir auf die Darlegung der leibphänomenologisch-anthropologischen Diskurse. Es sei nur darauf verwiesen, dass o. g. AutorInnen sich mit Rückgriff auf vorzugsweise Merleau-Ponty, Schmitz, Waldenfels, Fuchs und Plessner für eine Stärkung der phänomenologisch-anthropologischen Grundlegung des Fallverstehens aussprechen. Diese Positionierung ist als eine Kritik gegenüber der Vereinseitigung verbaler Verstehens- und Verständigungsprozesse anzusehen, die im Radius eines kognitiv-rationalen Pflegehandelns verhaftet bleiben.

Zusammenhang von Metaphern und Pflege bereits in theoretischen Diskursen thematisiert wird.[66] Dagegen stehen systematische empirische Untersuchungen noch aus.[67]

Bevor wir uns dem besonderen Verhältnis von Metaphern und Leib bzw. Körper zuwenden, bedarf es einer Vergegenwärtigung zentraler Aspekte des Pflegehandelns. Im Zentrum pflegerischer Interaktionen steht ein auf kommunikativer Verständigung basierender »interpersonaler Beziehungs- und Problemlösungsprozess«[68]. Professionelles Pflegehandeln, verstanden als »besondere Form sozialen Handelns« (vgl. *Friesacher* 2000:430), orientiert sich in Pflegesituationen am lebensweltlichen Hintergrund der zu Pflegenden und am wissenschaftlichen Wissen (Erklärungs- und Regelwissen)[69]. Erstgenannter Aspekt erfordert »eine hermeneutische Kompetenz des Fallverstehens« (vgl. *Friesacher* 2000:431).

Diese nimmt bspw. im Handlungsfeld der Intensivpflege insbesondere durch die existenziell-lebensbedrohlichen Krisen und das eingeschränkte Sprachvermögen der zu Pflegenden eine bedeutsame Schlüsselposition ein. Denn gerade leib- bzw. körperbezogene Interaktionen und die damit einhergehenden Berührungen setzen bei Pflegenden hohe Interpretations- und Verstehensleistungen voraus, um die autonome Lebenspraxis der Akteure zu wahren.

Es gilt somit die im Pflegehandeln wahrgenommenen Zeichen bezüglich ihrer Sinn- und Bedeutungszusammenhänge zu erfassen.[70] In den komplexen intensivpflegerischen Handlungssituationen werden diese Zeichen von Pflegenden auch als Atmosphären, Spüren oder Gefühle wahrgenommen. Damit wird die »Sprache des Leibes« bedeutsam. Diese Metapher überspringt den Graben zwischen »*vorsprachlichem, nichtbegrifflichem Deutungsvermögen*« (vgl. *Hülsken-Giesler* 2001; 2005)[71] und bewusst-sprachlicher Reflexionstätigkeit. Sie markiert das Übergangsfeld, das pflegewissenschaftlich-metaphernanalytische Forschung in den Blick nimmt (vgl. *Böhnke* 2005).

In intensivpflegerischen Handlungssituationen fließen häufig unbewusste, vorsprachliche Interpretationen der Pflegenden in Handlungsentscheidungen ein, denen leibgebundene Erfahrungen und verkörperte Wissensbestände zugrunde liegen. Unter

---

[66] vgl. Schrems 2003; Schnell 2004; Uzarewicz, Uzarewicz 2005

[67] Vor dem Hintergrund der »systematischen Metaphernanalyse« (vgl. Schmitt 2003) untersucht Böhnke (2005) in ihrem Promotionsprojekt »Die Bedeutung des Leibes in intensivpflegerischen Interaktionen« (Arbeitstitel).

[68] vgl. Remmers 1999: 17; Friesacher 2000; Darmann 2000; Böhnke 2001, 2005; Hülsken-Giesler 2001a, 2001b, 2005

[69] vgl. Remmers 2000; Friesacher 2000; Böhnke 2001; Hülsken-Giesler 2001; Görres; Friesacher 2005

[70] vgl. Uczarewicz 1997; Remmers 2000; Friesacher 2000; Böhnke 2001, 2005; Hülsken-Giesler 2001; Uzarewicz, Uzarewicz2001, 2005

[71] In dem von Hülsken-Giesler laufenden Promotionsprojekt »Grenzen begrifflicher Erfahrung in der Pflege. Zum Verhältnis von ästhetischer und kommunikativer Grundlegung des pflegerischen Handelns« wird das Konzept einer »Hermeneutik der Mimesis« (vgl. ebd. 2005) vorgeschlagen.

diesem Gesichtspunkt stellt der wahrnehmende und »sprechende Leib« den Ausgangspunkt des klinischen Urteils dar (vgl. *Benner* 2000; *Remmers* 2000; *Böhnke* 2001, 2005).[72]

Der Zusammenhang von Pflege und Metaphern lässt sich im Handlungsfeld der Intensivpflege besonders gut verdeutlichen. So verweist bspw. der Buchtitel »Intensivpflege – High-touch und High-tech« (vgl. *Millar, Burnard* 2002) implizit auf das dialektische Verhältnis von Mensch und Technik. Damit vollzieht sich intensivpflegerisches Handeln im Spannungsfeld von hohen Berührungs- und Technikleistungen. In der Pflegewirklichkeit wird dieses Spannungsverhältnis oftmals einseitig aufgelöst, indem intensivpflegerisches Handeln sich noch überwiegend am hochtechnisierten Medizinsystem und medizinischen Paradigma orientiert. Die damit einhergehende Problematik spiegelt sich besonders gut in der Metapher des »Maschinenkörpers« bzw. der »Körpermaschine« (vgl. *Wettreck* 1999; *Remmers* 2000; *Schnell* 2004) wider. Die dieser Metapher zugrunde liegenden Denk-, Wahrnehmungs- und Handlungsmuster reduzieren den zu Pflegenden auf ein Objekt, konkret auf eine Maschine bzw. einen funktionalen Datenträger, den es je nach messtechnischem Befund zu reparieren gilt.

In diesem technisch-funktionalen Pflegeverständnis werden die existenziellen Erlebnisweisen der zu Pflegenden weit gehend ausgeblendet und lassen Handlungs- und Gestaltungsspielräume im Kontext von Handlungsentscheidungen nur unzureichend wahrnehmen (vgl. *Remmers* 2000; *Böhnke* 2001, 2005; *Hülsken-Giesler* 2001). Des Weiteren lässt sich kritisch anmerken, dass die Reduktion intensivpflegerischer Interaktionsprozesse auf ein am Medizinsystem abgeleitetes instrumentelles Handeln das Erkenntnispotenzial einer reflexiven, autonomen Hermeneutik des leiblichen Gespürs ignoriert und den Leib als Ort der Erkenntnis verkennt (vgl. *Böhnke* 2001; 2005, *Hülsken Giesler* 2001). Doch eine Hermeneutik des Spürens setzt einen wahrnehmenden und sprechenden Leib voraus, der insbesondere in nichtsprachlichen Handlungsentscheidungen von elementarer Bedeutung ist.

Abschließend skizzieren wir das besondere Verhältnis von Metaphern und Leib rückbindend an die bisherigen Ausführungen. Die beiden Begründer der kognitiven Linguistik, *George Lakoff* und *Mark Johnson* (vgl. insbes. *Johnson* 1987) gehen davon aus, dass sich elementare metaphorische Schemata an körperlichen Grunderfahrungen orientieren. Metaphern der Höhe und Tiefe beim Alkoholkonsum orientieren sich ebenso an körperlichen Grunderfahrungen wie die Metaphern des kranken Volkskörpers. Das Gehen auf einem Weg – wenn wir an die Metapher der auf

---

[72] Erste Ergebnisse einer vom Bundesministerium für Bildung und Forschung geförderten »Studie zur Interaktion mit querschnittgelähmten Menschen« (vgl. Ertl-Schmuck; Harking; Sieger: 2005) zeigen, dass sich das verständigungsorientierte Pflegehandeln in Pflegesituationen als »dialogisch-validierende Suchbewegung« (vgl. ebd., 46) in Form von vorsprachlichen Mitteilungen auf der taktilen und visuellen Ebene widerspiegelt. Genau an dieser Stelle könnten mithilfe der »systematischen Metaphernanalyse« (vgl. Schmitt 2003) die Denk- und Handlungsmuster beider Interaktionspartner aufgeschlossen werden, um darüber Muster der gelingenden aber auch der nicht-gelingenden Aushandlungsprozesse identifizieren zu können.

ihrem Weg behinderten Pflege erinnern dürfen – ist ebenso eine körperlich fundierte Erfahrung wie die von Kampf und Krieg – schließlich haben wir unsere ersten Kämpfe bereits im Kindergartenalter erlebt. Auch die Metaphorik des alten Menschen als kleines Kind, s. o. die Diskussion zu *Sachweh*, wäre nicht ohne eine von uns allen geteilte körperliche Erfahrung zu verstehen.

Selbst in abstrakteren Bereichen des Argumentierens sind immer wieder räumliche Schemata zu finden, die uns helfen, Begriffe zu verorten. So verweist bspw. *Böhnke* im Kontext der pflegewissenschaftlichen Diskurse mit der Metapher der *»perspektivischen Verengung des professionellen Blicks«* auf die eingeschränkten Denk-, Wahrnehmungs- und Handlungsmuster in pflegerischen Interaktionsprozessen, wenn pflegerisches Handeln sich einseitig an der medizinischen Handlungspraxis orientiert (vgl. ebd. 2001, 2005).

Der Gegenstand der Pflege, der Leib bzw. Körper, wie die Methode der Metaphernanalyse berühren sich also an einem zentralen Punkt – das ist ein Befund, der spannende zukünftige pflegewissenschaftliche Studien verheißt.

Literatur

Aita, V.; McIlvain, H.; Susman, J.; & Crabtree, B.: Using metaphor as a qualitative analytic approach to understand complexity in primary care research. In: Qualitative Health Research, 13/2003, S. 1419–1431.

Asp, M.; Fagerberg, I.: The woven fabric – a metaphor of nursing care: the major subject in nursing education. In: Scandinavian Journal of Caring Sciences; 16/2002, S. 115–121.

Barker, P.; Jackson, S.; Stevenson, C.: Wozu werden Pflegefachkräfte in der Psychiatrie gebraucht? Entwicklung einer Theorie der pflegerischen Praxis. In: Psychiatrische Pflege Heute 10/2004, S. 327–335.

Barker, P.: Das Gezeitenmodell. Entwicklung eines personenzentrierten und bevollmächtigenden Ansatzes psychiatrischer Pflege. In: Psychiatrische Pflege Heute, 9/2003, S. 160–167.

Barkfelt, J.: Bilder (aus) der Depression. Metaphorische Episoden über depressive Episoden. Hartung-Gorre, Konstanz 2003.

Benner, P.: (1997). Der Pflege eine Sprache verleihen. Interview mit Patricia Brenner (Christina Schachtner). In: Pflege, 10/1997, S. 67–71.

Benner, P.; Tanner, C.; Chesla, C.: Pflegeexperten. Pflegekompetenz, klinisches Wissen und alltägliche Ethik. Hans Huber Verlag, Bern u. a. 2000.

Bienstein, C.; Schnell, M. W.: Pflegewissenschaft als Leibwissenschaft und die Herausforderung durch die Biotechnologie. In: Schnell, M. W. (Hrsg.): Leib, Körper, Maschine. Interdisziplinäre Studien über den bedürftigen Menschen. Verlag selbstbestimmtes Leben, Düsseldorf 2004, S. 139–145.

Böhnke, U.: Die Multiperspektivität von Reflexionsprozessen in der Pflegepraxis und Pflegeausbildung und deren Relevanz für die Entwicklung einer professionellen Handlungskompetenz. Unveröffentlichte Diplomarbeit. Universität Bremen, Bremen 2001.

Böhnke, U.: Die Bedeutung des Leibes im Kontext intensivpflegerischer Interaktionen (Arbeitstitel). Unveröffentlichtes Exposé des Promotionsvorhabens. Universität Bremen, Bremen 2005.

Bonner, A.; Greenwood, J.: Producing the magnum opus: a metaphor for nephrology nursing expertise acquisition. In: Journal of Advanced Nursing, 51/2005, S. 64–72.

Brünner, G.; Gülich, E.: Verfahren der Veranschaulichung in der Experten-Laien-Kommunikation. In: Brünner, G.; Gülich, E. (Hg.): Krankheit verstehen. Interdisziplinäre Beiträge zur Sprache in Krankheitsdarstellungen. Aisthesis, Bielefeld 2002, S. 17–93.

Buchholz, M. B.; Kleist, C. von: Metaphernanalyse eines Therapiegespräches. In Buchholz, M. B. (Hrsg.): Psychotherapeutische Interaktion. Qualitative Studien zu Konversation und Metapher, Geste und Plan. Westdeutscher Verlag, Opladen 1995, S.93–126.

Buchholz, M. B.; Kleist, C. von: Szenarien des Kontakts. Eine metaphernanalytische Untersuchung stationärer Psychotherapie. Psychosozial Verlag, Gießen 1997.

Cook, S. H.: Mind the theory/practice gap in nursing. In: Journal of Advanced Nursing, 16/1991 S. 1462–1469.

Czechmeister, C. A.: Metaphor in illness and nursing: a two-edged sword. A discussion of the social use of metaphor in everyday language, and implications of nursing and nursing education. In: Journal of Advanced Nursing; 19/1994, S. 1226–1233.

Darmann, I.: Kommunikative Kompetenz. Ein pflegedidaktisches Konzept auf der Basis einer qualitativen Analyse der pflegerischen Kommunikation. Kohlhammer Verlag, Stuttgart 2000.

Donnelly, P. J.: Korean American Family Experiences of Caregiving for Their Mentally Ill Adult Children: An Interpretive Inquiry. In: Journal of Transcultural Nursing, 12/2001, S. 292–301.

Dornheim, J.: »Mein Körper – wie eine Picasso-Figur«. Zur Funktion von Sprachbildern in Gesprächen über Krankheit und Befinden; In: Der Deutschunterricht, 39/1987, S. 83–101.

Ertl-Schmuck, R.; Harking, M; Sieger, M.: Ebenen der Verständigung zwischen Patienten und Pflegenden. In: Pflegemagazin, 6, S. 42–46.

Friesacher, H.: Verstehende, phänomenologisch-biographische diagnostik. Eine Alternative zu »traditionellen« Klassifikations- und Diagnosesystemen in der Pflege. In: Mabuse 120/1999, S. 54–60.

Friesacher, H.: Pflege in lebensbedrohlichen Situationen: Intensivpflege. In: Renner-Allhoff, B.; Schaeffer, D. (Hrsg.): Handbuch der Pflegewissenschaft. Juventa Verlag, Weinheim 2000, S. 417–447.

Friesacher, H.: Professionelle Handlungslogiken und Pflegepraxis. In: Kriesel, P.; Krüger, H.; Piechotta, G.; Remmers, H.; Tauber, J. (Hrsg.): Pflege lehren – Pflege managen. Eine Bilanzierung innovativer Ansätze. Mabuse Verlag, Frankfurt a.M. 2001, S. 241–257.

Fuchs, T.: Der Leib und personale Raum. In: Schnell, M. W. (Hrsg.): Leib, Körper, Maschine. Interdisziplinäre Studien über den bedürftigen Menschen. Verlag selbstbestimmtes Leben, Düsseldorf 2004, S. 41–51.

Froggatt, K.: (1998). The place of metaphor and language in exploring nurses' work. In: Journal of Advanced Nursing, 28/1998, S. 332–338.

Geideck, S.; Liebert, W. A.: Sinnformeln. Linguistische und soziologische Analysen von Leitbildern, Metaphern und anderen kollektiven Orientierungsmustern. De Gruyter Verlag, Berlin 2003.

Goodman, C.: The use of metaphor in district nursing: maintaining a balance. In: Journal of Advanced Nursing, 33/2001, S. 106–112.

Görres, S.: Pflegewissenschaft: Herausforderung für die Forschung – Innovation für die Praxis. In: Görres, S.; Koch-Zadi, D. Maanen, H. van; Schöller-Stindt, M. (Hrsg.): Pflegewissenschaft in der Bundesrepublik Deutschland. Altera Verlag, Bremen 1996, S. 63–76.

Görres, S.; Friesacher, H.: (2005). Der Beitrag der Soziologie für die Pflegewissenschaft, Pflegetheorien und Pflegemodelle. In: Schroeter, K. R.; Rosenthal, T. (Hrsg.): Soziologie der Pflege. Grundlagen, Wissensbestände und Perspektiven. Juventa Verlag, Weinheim 2005, S. 33–50.

Grawe, K.; Donati, R.; Bernauer, F.: (1994) Psychotherapie im Wandel: Von der Konfession zur Profession. Hogrefe, Göttingen.

Gropengießer, H.: Denkfiguren zum Lehr-Lernprozess. Metaphernanalyse nach der Theorie des erfahrungsbasierten Verstehens. In: Gropengießer, H.; Janßen-Bartels, A.; Sander, E. (Hrsg.): Lehren fürs Leben. Aulis Verlag Deubner, Köln 2004, S. 8–24.

Gwyn, R. (1999) ›Killer bugs‹, ›silly buggers‹ and ›politically correct pals‹: competing discourses in health scare reporting. Health, 3 (3), p. 335–345

Holm-Hadulla, R.; Benzenhöfer, U.; Roschmann, R.: Zur Struktur schizophrenen Denkens und Sprechens. In: Kraus, A.; Mundt, C. Schizophrenie und Sprache. Thieme, Stuttgart 1991, S. 61–71.

Hülsken-Giesler, M.: Kommunikation und Mimesis. Zur spezifischen Sprach-, Körper und Leibvermitteltheit des pflegerischen Handelns und ihrer Bedeutung für pflegerische Bildungsprozesse. Unveröffentlichte Diplomarbeit. Universität Bremen, Bremen 2001a.

Hülsken-Giesler, M.: Grenzen begrifflicher Erfahrungen in der Pflege. Zum Verhältnis ästhetischer und kommunikativer Grundlegung des pflegerischen Handelns. Laufendes Promotionsprojekt. Universität Osnabrück, Osnabrück 2001b.

Hülsken-Gieser, M.: Grenzen begrifflicher Erfahrung in der Pflege. Zur Bedeutung mimetischer Prozesse für ein Sinnverstehen in der professionellen Pflegepraxis. Abstract des unveröffentlichten Vortrags im Rahmen der Veranstaltungsreihe »Bremer Pflegewissenschaftliches Forum«, Universität Bremen, Bremen 2005.

Illhardt, F. J.: Schmerz als Ausdruck der Person. In: Schnell, Martin W. (Hrsg.): Leib. Körper. Maschine. Interdisziplinäre Studien über den bedürftigen Menschen. Verlag selbstbestimmtes Leben, Düsseldorf 2004, S. 25–39.

Johnson, M.: The Body in the Mind. The Bodily Basis of Meaning, Imagination, and Reason. The University of Chicago Press, Chicago 1987.

Keil, A.: Die ›Kunst‹ der Pflege und der leidende Körper des kranken Menschen. In: Krüger, H.; Piechotta, G.; Remmers, H. (Hrsg.): Innovationen der Pflege durch Wissenschaft. Perspektiven und Positionen. Reihe: Forum Pflegewissenschaft. Altera Verlag, Bremen 1996, S. 84–102.

Kesselring, A.: Praxiserfahrung als Quelle des Lernens. In: Pflege, 7/1994, S. 96–104.

Kimmel, M.: Metaphor Variation in Cultural Context: Perspectives from Anthropology European Journal of English Studies, 8/2004, S. 275–293.

Klemperer, V.: LTI. Notizbuch eines Philologen. Reclam Verlag, Leipzig 1993 (Orig. 1947).

Koch-Straube, U.: Beratung in der Pflege. Hans Huber Verlag, Bern 2001.

Koch-Straube, U.: Entwicklung eines Beratungskonzepts für die Pflege. In: Pflegemagazin, 5/2004, S. 4–9.

Kronberger, N.: Schwarzes Loch und Dornröschenschlaf – eine Metaphernanalyse von Alltagsvorstellungen der Depression. In: Psychotherapie und Sozialwissenschaft, 1/1999, 85–104.

Krüger, H.: Pflegewissenschaft – Ausbildung an der Universität. In: Görres, S.; Koch-Zadi, D.; Maanen, H. van; Schöller-Stindt, M. (Hrsg.): Pflegewissenschaft in der Bundesrepublik Deutschland. Altera Verlag, Bremen: S. 37–61.

Kütemeyer, M.:. Metaphorik in der Schmerzbeschreibung. In: Brünner, G.; Gülich, E. (Hrsg.): Krankheit verstehen. Interdisziplinäre Beiträge zur Sprache in Krankheitsdarstellungen. In: Bielefelder Schriften zu Linguistik und Literaturwissenschaft, 18/2002, S. 191–208.

Lakoff, G.: Women, Fire and Dangerous Things. What Categories Reveal about the Mind. The University of Chicago Press, Chicago 1987.

Lakoff, G.; Johnson, M.: Leben in Metaphern (übersetzt von Astrid Hildenbrand). Carl-Auer-Systeme, Heidelberg 1998 (Orig. 1980: Metaphors we live by. Chicago: The University of Chicago Press).

Lakoff, G.; Johnson, M.: Philosophy In The Flesh: The Embodied Mind And Its Challenge To Western Thought. Basic Books, New York 1999.

Lieb, H. H.: Der Umfang des historischen Metaphernbegriffs. Dissertation, Köln 1964.

Mader, W.: (1991). Metaphern des Alterns – Alter als Metapher. Zum Verhältnis von Wissenschaft und Metaphorik. In: Friedenthal-Haase, M.; Reischmann, J.; Tietgens, H.; Vogel, N. (Hrsg.): Erwachsenenbildung im Kontext. Klinkhardt Verlag, Bad Heilbrunn 1991, S. 161–174.

McArthur, M.; Montgomery, Ph.: The Experience of Gatekeeping: A Psychiatric Nurse in an Emergency Department. In: Issues in Mental Health Nursing; 25/2004, S. 487–501.

Millar, B.; Burnard, P. (Hrsg.): Intensivpflege – High-touch und High-tech. Psychosoziale, ethische und pflegeorganisatorische Aspekte. Hans Huber Verlag, Bern 2002.

Mitchell, G. J.; Bunkers-Schmidt, S.: Engaging the Abyss: A Miss-Take of Opportunity. In: Nursing Science Quarterly, 16/2003 S. 121–125.

Nieraad, J.: Bildgesegnet und Bildverflucht. Forschungen zur sprachlichen Metaphorik. Verlag? Darmstadt 1977.

Nwoga, I. A.: Take-A-Village (TAV): A Metaphorical Model for Health Promotion. In: Journal of Transcultural Nursing, 11/2000, S. 246–253.

Parse, R. R. (2003). Silos and Schools of Thought., Nursing Science Quarterly; Apr2003, Vol. 16 Issue 2, p101, 1p

Pollio, H. R.; Barlow, Jack M.; Fine, H. J.; Pollio, M. R. (1977). Psychology and the poetics of growth. Figurative language in psychology, psychotherapy, and education. NJ: Lawrence Erlbaum Associates, Hillsdale 1977.

Reichenbach, R.: Schwulst und Schmalz. Erziehungsphilosophie als pädagogische Metaphorologie. In: Bauer, W.; Lippitz, W.; Marotzki, W.; Ruhloff, J.; Schäfer, A.; Wimmer, M.; Wulf, C. (Hrsg.), Der Mensch des Menschen. Zur biotechnischen Formierung des Humanen. Schneider Hohengehren 2003, S. 171–190.

Remmers, H.: Pflegewissenschaft und ihre Bezugswissenschaften. Fragen pflegewissenschaftlicher Zentrierung interdisziplinären Wissens. In: Pflege, 12/1999, S. 367–376.

Remmers, H.: Pflegerisches Handeln. Wissenschafts- und Ethikdiskurse zur Konturierung der Pflegewissenschaft. Huber Verlag, Bern 2000.

Remmers, H.; Busch, J.; Hülsken-Giesler, M.: Berufliche Belastungen in der onkologischen Pflege. Analyse der Berichte »Die Aufgaben einer Krankenschwester »… und »Börnie und ich. Oder: Verheizte Menschen wärmen nicht. In: Heinze, K. H.; Piechotta, P. (Hrsg.): Brennpunkt Pflege. Beschreibung und Analyse von Belastungen des pflegerischen Alltags. Mabuse Verlag, Frankfurt a.M. 2004, S. 27–58.

Rowe, A.; Hogarth A.: (2005). Use of complex adaptive systems metaphor to achieve professional and organizational change. In: Journal of Advanced Nursing, 51/2005, S. 396–405.

Sachweh, S.: »Schätzle hinsetzen« – Babysprache in der Altenpflege. In: Angelika Zegelin (Hrsg.), Sprache und Pflege. Ullstein-Mosby, Wiesbaden 1997, S. 95–104.

Sachweh, S.: »Schätzle hinsitze!« Kommunikation in der Altenpflege. 2., durchgesehene Auflage. Lang, Frankfurt a.M. 2000.

Sachweh, S.: »Noch ein Löffelchen«. Effektive Kommunikation in der Altenpflege. Hans Huber Verlag, Bern 2002.

Schachtner, C.: Ärztliche Praxis. Die gestaltende Kraft der Metapher. Suhrkamp, Frankfurt a.M 1999.

Schmitt, R.: Metaphern des Helfens. Psychologie Verlags Union, Weinheim 1995.

Schmitt, R.: Hohes Alter und andere Tiefen des Lebens. Oder: Die Sprache des psychosozialen Helfens und das Alter. In: Zeitschrift für Gerontologie & -psychiatrie, 10(2)/1997, S. 99–108.

Schmitt, R.: Fragmente eines kommentierten Lexikons der Alltagspsychologie: Von lichten Momenten, langen Leitungen, lockeren Schrauben und anderen Metaphern für psychische Extremzustände. Verfügbar über: http://www.qualitative-research.net/fqs/beirat/schmitt-1-d.htm 2000a [Zugriff: 15.6. 2001].

Schmitt, R.: Metaphernanalyse und helfende Interaktion. In: Psychomed. Zeitschrift für Psychologie und Medizin, 12/2000b, S. 165–170.
Auch: http://www.hs-zigr.de/~schmitt/aufsatz/flick.htm.

Schmitt, R.: Ein guter Tropfen, maßvoll genossen, und andere Glücksgefühle. Metaphern des alltäglichen Alkoholgebrauchs und ihre Implikationen für Beratung und Prävention. In: Nestmann, F.; Engel, F. (Hrsg.): Die Zukunft der Beratung – Visionen und Projekte in Theorie und Praxis. DGVT, Tübingen 2002a, S 231–252.
[auch: http://www.hszigr.de/~schmitt/aufsatz/nestmann.htm]

Schmitt, R.: Nüchtern, trocken und enthaltsam. Oder: Problematische Implikationen metaphorischer Konzepte der Abstinenz. Sucht, 48(2)/2002b, S. 103–107.

Schmitt, R.: Methode und Subjektivität in der Systematischen Metaphernanalyse [54 Absätze]. In: Forum Qualitative Sozialforschung/Forum: Qualitative Social Research [On-line Journal], 4(2).
http://www.qualitative-research.net/fqs-texte/2-03/2-03schmitt-d.htm 2003 [Zugriff: 15.12.2003].

Schmitt, R.: Rezension: Diskussion ist Krieg, Liebe ist eine Reise, und die qualitative Forschung braucht eine Brille. Rezensionsaufsatz: George Lakoff & Mark Johnson (2003). Leben in Metaphern. Konstruktion und Gebrauch von Sprachbildern (Dritte Auflage) [54 Absätze]. In: Forum Qualitative Sozialforschung/Forum: Qualitative Social Research [On-line Journal], 5(2), Art. 19. Verfügbar über:
http://www.qualitative-research.net/fqs-texte/2-04/2-04review-schmitt-d.htm 2004.

Schmitt, R.: Entwicklung, Prägung, Reifung, Prozess und andere Metaphern. Oder: Wie eine systematische Metaphernanalyse in der Entwicklungspsychologie nützen könnte. In: Günter Mey (Hrsg.): Handbuch Qualitative Entwicklungspsychologie. Kölner Studien Verlag, Köln 2005a, S. 545–584.

Schmitt, R.: Rezension zu: Susan Geideck & Wolf-Andreas Liebert (Hrsg.) (2003). Sinnformeln. Linguistische und soziologische Analysen von Leitbildern, Metaphern und anderen kollektiven Orientierungsmustern [53 Absätze]. In: Forum Qualitative Sozialforschung/-Forum: Qualitative Social Research [On-line Journal], 6/2005b. Verfügbar über:
http://www.qualitative-research.net/fqs-texte/3-05/05-3-4-d.htm

Schnell, M. W.: Leiblichkeit – Verantwortung – Gerechtigkeit – Ethik. Vier Prinzipien einer Theorie des pflegebedürftigen Menschen. In: Schnell, M. W. (Hrsg.): Pflege und Philosophie: interdisziplinäre Studien über den bedürftigen Menschen. Hans Huber Verlag, Bern 2002, S. 9–22.

Schnell, M. W.: Leib, Körper, Maschine im Zeichen des bedürftigen Menschen. In: Schnell, M. W. (Hrsg.): Leib, Körper, Maschine. Interdisziplinäre Studien über den bedürftigen Menschen. Verlag selbstbestimmtes Leben, Düsseldorf 2004, S. 9–24.

Schnell, M. W.: Sprechen – warum und wie? In: Abt-Zegelin, A.; Schnell, M. W. (Hrsg.): Sprache und Pflege. Hans Huber Verlag, Bern 2005, S. 33–41.

Schrems, B.: Der Prozess des Diagnostizierens in der Pflege. Facultas, Weinheim u. a. 2003.

Schürenberg, A.: Basales Berühren. Ein Entwurf im Ausgang vom Konzept Basaler Stimulation in der Pflege und der Phänomenologie der Leiblichkeit. In: Schnell, M. W. (Hrsg.): Leib, Körper, Maschine. Interdisziplinäre Studien über den bedürftigen Menschen. Verlag selbstbestimmtes Leben, Düsseldorf 2004, S.71–104.

Sexl, M.: Pflege zwischen Kunst und Wissenschaft – Berufserfahrung und Probleme ihrer sprachlichen Formulierung in der Pflege. In: Pflege, 14/2001, S. 85–91.

Sontag, S.: Krankheit als Metapher. Hanser Verlag, München 1978.

Sontag, S.: Aids und seine Metaphern. Hanser Verlag, München 1989.

Surmann, V.: »Wenn der Anfall kommt«. Bildhafte Ausdrücke und metaphorische Konzepte im Sprechen anfallskranker Menschen. In: Brünner, G.; Gülich, E. (Hrsg.): Krankheit verstehen. Interdisziplinäre Beiträge zur Sprache in Krankheitsdarstellungen. Bielefelder Schriften zu Linguistik und Literaturwissenschaft.: Aisthesis Verlag, Bielefeld 18/2002, S.95–120.

Surmann, V.: Anfallsbilder. Metaphorische Konzepte im Sprechen anfallskranker Menschen. Königshausen & Neumann, Würzburg 2005.

Tamura, Y.; Bontje, P.; Nakata, Y.; Ishikawa, Y.; Tsuda, N.: Can one eat collaboration? Menus as metaphors of interprofessional collaboration. In: Journal of Interprofessional Care; 19/2005, S. 215–222.

Teucher, U.: The Therapeutic Psychopoetics of Cancer Metaphors: Challenges in Interdisciplinarity. In: History of intellectual culture, 3/2003.

Thorne, S.; Paterson, B.; Acorn, S.; Canam, C.; Joachim, G.; Jillings, C.: Chronic Illness Experience: Insights From a Metastudy. In: Qualitative Health Research, 12/2002, S. 437–452.

Uschok, A. (2000). Körper und Pflege. In: Beate Rennen-Allhoff, Doris Schaeffer (Hrsg.): Handbuch Pflegewissenschaft. Juventa, Weinheim 2000, S. 323–337.

Uschok, A.: Körper und Pflege. In: Schroeter, K. r.; Rosenthal, T. (Hrsg.): Soziologie der Pflege. Grundlagen wissensbestände und Perspektiven. Juventa Verlag, Weinheim 2005, S. 323–338.

Uzarewicz, C.: Das Objekt der Begierde in der Intensivpflege/-medizin: der menschliche Körper. In: intensiv. Fachzeitschrift für Intensivpflege und Anästhesie, 5/1997, S. 144–148.

Uzarewicz, C.: Das Konzept der Leiblichkeit und seine Bedeutung in der Pflege. In: Deutschen Verein für Pflegewissenschaft e.V. (Hrsg.): Das Originäre der Pflege entdecken. Pflege beschreiben, erfassen, begrenzen. Mabuse, Frankfurt a.M. 2003, S. 13–26.

Uzarewicz, C.; Uzarewicz, M.: Das Weite suchen. Einführung in eine phänomenologische Anthropologie der Pflege. Lucius & Lucius, Stuttgart 2005.

Waldenfels, B.: Das leibliche Selbst. Vorlesungen zur Phänomenologie des Leibes. Suhrkamp Verlag, Frankfurt a.M. 2000.

Warne, T.; Stark, S.: The family practitioner family: the use of metaphor in understanding changes in primary health care organizations. In: Primary Health Care Research and Development, 4/2003, S. 292–300.

Wettreck, R.: »Am Bett ist alles anders« – Perspektiven professioneller Pflegeethik. LIT Verlag, Münster 2001.

Wolf, A.: Essensmetaphern im Kontext von Aids und Hexerei in Malawi. In: Wolf, A.; Michael Stürzer, M. (Hrsg.): Die gesellschaftliche Konstruktion von Befindlichkeit. Ein Sammelband zur Medizinethnologie. Verlag für Wissenschaft und Bildung, Berlin 1996, S.205–221.

Wurzbach, M. E.: The moral metaphor of nursing. In: Journal of Advanced Nursing 30/1999, S. 94–99.

5.2 Pflege und die Metaphern des Schmerzes

Mechthilde Kütemeyer

5.2.1 Die Doppelbotschaft der Körperklagen

Da die offizielle akademische Medizin ihr Interesse zunehmend auf objektive, apparativ gewonnene und messbare Befunde verlagert und die Ärzte deshalb weit gehend mit dem Sammeln, Zusammenfügen und Verstehen so genannter »harter« Daten beschäftigt sind, werden die subjektiven Empfindungen und Missempfindungen ihrer Patienten stiefmütterlich behandelt.

Die Patienten müssen sich für den Austausch über ihr Befinden andere Räume suchen, sich an die, wie die Ärzte sagen würden, »nichtärztlichen Gesundheitsarbeiter« wenden. Hier kommt den Pflegenden als größter Berufsgruppe, die am nächsten und kontinuierlichsten mit den Kranken umgeht, eine große Bedeutung zu. Das Befinden ist immer subjektiv und nur kommunikativ erfahrbar. So ist die dialogische Kompetenz der Pflegenden besonders gefragt: Es ist nicht das rasche und entschiedene Handeln allein entscheidend, sondern das respektvolle Abwarten und Zuhören, die wachsame Langsamkeit.

Das Missbefinden, dass den Patienten zum Arzt führt – und/oder auf der Station zur Krankenschwester, zum Pfleger –, wird über die (Körper-)beschwerden vermittelt, über die (Körper-)klage: Schwindel, Schwäche, Müdigkeit, Übelkeit, Schlaf-, Appetit-, Ruhelosigkeit, am häufigsten über Schmerzen. Alle Worte bezeichnen eine körperliche Empfindung, die aber bei weiterem Nachfragen und Zuhören Verschiedenes enthalten und bedeuten kann. »Schwindel« kann einem Dreh- oder Schwankgefühl entsprechen – auf eine Störung im Innenohr oder im Hirnstamm/Mittelhirn hinweisen – oder aber einem Unsicherheits-Angstgefühl beim Auftauchen konfliktbesetzter Gedanken, Erinnerungen und Wünsche.

Fast alle Körperklagen enthalten einen Doppelsinn (*Weizsäcker* 1956; 2005), körperliches und seelisches Leiden zugleich. Müdigkeit meint auch Resignation, Appetitlosigkeit auch Lebensunlust, Übelkeit auch Abneigung gegenüber einer Person. Eine Patientin klagt über ihren Körperschmerz, meint aber auch ihren Schmerz über den verlorenen Sohn. Bei Schwindel und Schwäche schwingt die moralische Komponente mit (*Weizsäcker* 1956, 2005): Ich schwindle, mache anderen etwas vor; ich bin zu schwach, meine Meinung zu sagen. Eine Beschwerde (Klage) bedeutet auch Protest. Sie wird vorgebracht wegen eines Missstandes, einer Ungerechtigkeit. Klage bedeutet auch Anklage – eine Klage wird vor Gericht erhoben. Klage ist das Medium der Veröffentlichung und Entsorgung von Leiden; die Klagemauer – auch die Klagelieder – sind der Ort, an dem die Trauer Raum bekommt. Es lohnt sich medizinisch immer, den Doppelsinn mitzuhören, ganz besonders bei der Klage über Schmerz.

5.2.2 Die Bildersprache der Schmerzen

Die Bildersprache, die Metapher, scheint besonders geeignet, den Doppelsinn körperlicher Beschwerden einzufangen. Die Frage nach dem körperlichen Befinden wird von Patienten oft metaphorisch beantwortet: *»wie gerädert ..., wie ausgelaugt ..., durch die Mangel gedreht«*. Eine aktuelle oder zurückliegende traumatische Geschichte wird unbewusst mit erzählt. Dasselbe gilt für Schmerz, vor allem den häufigen psychogenen oder psychogen ausgestalteten Schmerz. Man kann sagen: Je metaphernreicher Schmerz beschrieben wird, desto mehr ist ein biografisches Leiden mit gemeint (*Kütemeyer* 2002).

Der organische Schmerz wird nüchtern, bilderarm und neurologisch-anatomisch nachvollziehbar geschildert: bei Karpaltunnelsymdrom rechts z. B. in die Finger 1–3,5 re. ausstrahlend, der sensiblen Verteilung des Nervus medianus entsprechend, der radikuläre Schmerz bei zervikalem Bandscheibenprolaps in Höhe C 6/7 – oder Affektion der Wurzel C7 bei Borreliose – einseitig in die Finger 2–4, mit sensiblen Störungen genau in diesen Bereichen. Entsprechende Paresen sind distal betont.

Ein überwiegend seelisch bedingter Schmerz dagegen folgt nicht neurologischen, sondern affektiven Mustern und ist durch unverwechselbare klinische Merkmale – am genauesten in der Charcot-Schule beschrieben (*Charcot* 1886, *Freud* 1888, 1893/1998, *Janet* 1893, *Kütemeyer* 2006) – von einem organischen Schmerz zu unterscheiden. Er strahlt unanatomisch aus: Der psychogene Gesichtsschmerz z. B. fährt *»wie ein heißes Messer«* vom Unterkiefer über Wange und Stirn quer zu den Trigeminusgrenzen; der Kreuzschmerz in beide Beine, nach oben zum Nacken oder, nach erlittenen sexuellen Übergriffen, einseitig in die Leiste, den Unterbauch. Hinzu kommende Sensibilitätsstörungen sind fleckförmig oder ringförmig über den Gelenken lokalisiert, unanatomisch socken- oder handschuhförmig oder ärmelartig an der Schulterkuppe begrenzt. Sie zeigen eine paradoxe Mischung aus hochempfindlichen »hysterogenen Zonen« und Analgesie (s. u.). Begleitende Lähmungen sind rumpfnah betont, im Gegensatz zu den distal betonten cerebralen und radikulären Paresen. Wenn ein Rückenschmerzpatient plötzlich im Knie und der Hüfte einknickt (rumpfnah), wird das Konversionsgeschehen unübersehbar.

Am Beispiel der vielschichtigen Empfindung Schmerz lässt sich zeigen: Wenn es gelingt, die Mitteilungen der Patienten abzuwarten und genau zu hören, schälen sich aus der scheinbar verwirrenden Fülle der Körperklagen sprechende Bilder heraus und Gesetzmäßigkeiten werden sichtbar. Die Metaphern spiegeln abgespaltene innere Vorgänge der Betroffenen wider.

Metaphern identischer Konturen lassen sich bündeln, kontrastierende Metaphern verknüpfen; es entsteht eine klinische Metaphern-Ordnung. Dies gilt besonders für den psychogenen Schmerz, noch mehr für den dissoziativen Konversionsschmerz im engeren Sinne, den »Erinnerungsschmerz«, der ein erlittenes Trauma reinszeniert (der leider in unserem Klassifikationssystem keinen Ort hat und keine eigene Diagnoseziffer besitzt. *Nathan, Fischer* 2001; *Fischer, Riedesser* 2003; *Kütemeyer* 2003b).

5.2.2.1 Invasive trauma-reinszenierende Metaphern

Der Konversionsschmerz wird exzessiv und szenisch bilderreich beschrieben (*»höllisch ..., mörderisch«*) mit invasiven Metaphern (*»wie Messerstiche ..., Todesstöße«*), entsprechend der Intensität und Eigenart der zugrunde liegenden invasiv-traumatischen Erfahrung (körperliche Misshandlung, sexuelle Übergriffe). Das Personale des Traumas ist in der Schmerzbeschreibung enthalten: *»Wie wenn jemand zusticht und mit dem Messer in der Wunde rumbohrt ..., mir mit der Faust ins Kreuz reinhaut ..., mich mit Hammer und Meißel bearbeitet«*. Hier werden, verschlüsselt und verdichtet, traumatische Beziehungsgeschichten erzählt. Gleichzeitig bieten die Patienten, um sich vor der schmerzhaften Erinnerung zu schützen, »das Wetter« oder »Überanstrengung« als Ursache ihrer Schmerzen an.

Durch bloße Wiederholung des zuhörenden Gegenübers kommt beim Betroffenen schlagartig die Verknüpfung von Schmerz und Seelenschmerz zustande, und die traumatische Szene kann bewusst erinnert und mitgeteilt werden.

5.2.2.2 Anorganische Abwehr-Metaphern

Selbstschutz kommt in einem anderen Metaphernkomplex zum Ausdruck. Neben den invasiven Bildern wird der Schmerz mit befremdlich »anorganischen« Metaphern beschrieben: das schmerzende Bein *»wie ein Klumpen ..., Stein ..., hölzern«*, der schmerzhafte Rücken *»wie Beton ..., gläsern ..., eine Marmorplatte«*. Der Kopf, der von Schmerzanfällen *»wie ein Blitz«* traktiert wird, fühlt sich gleichzeitig an *»wie in einen Eisenring ..., Helm gepresst«*. Solche Bilder können als Versuch verstanden werden, schmerzunempfindlich zu sein, um den unerträglichen (Erinnerungs-)Schmerz nicht zu spüren zu müssen.

Diese Gegenläufigkeit traumareinszenierender und -abwehrender Metaphern ist hoch charakteristisch für psychogenen Schmerz, vor allem für den traumabedingten dissoziativen Konversionsschmerz (Erinnerungsschmerz) im engeren Sinne. Die Gegenläufigkeit findet sich auch bei den körperlichen Befunden wieder. Diese zeigen eine paradoxe Schmerzüber- und -unempfindlichkeit: Gerade das schmerzhafte Bein weist bei der neurologischen Untersuchung eine Hyp- oder Analgesie auf, nicht selten über das Bein hinaus die ganze Körperseite betreffend. Oder es lassen sich auf dem Höhepunkt eines Schmerzanfalls über der schmerzenden Körperregion zuvor nicht vorhandene analgetische Areale der Haut eruieren (*Janet* 1891). Und umgekehrt finden sich im dauerhaft analgetischen Bein/Arm fast immer schmerzüberempfindliche Punkte, die »hysterogenen Zonen« (*Charcot* 1886).

5.2.2.3 Anfalls-Metaphern

Psychogene Schmerzen, vor allem die traumabedingten dissoziativen Erinnerungsschmerzen, manifestieren sich meist anfallsartig, da zwischendurch die Abwehr, der Selbstschutz funktioniert (*Janet* 1893; *Kütemeyer* 2006). Das heißt, in Phasen symptomarmer, weit gehend gelingender Verdrängung – in denen mildere persistierende Schmerzen vorhanden sind – sammelt sich das zurückgedrängte unentsorgte Traumapotenzial an, um sich bei ansteigendem Innendruck – oder bei Lockerung der Abwehr in einer traumabezogenen Wiederholungssituation – plötzlich gleichsam explosionsartig Raum zu verschaffen: als dissoziativer Schmerzanfall (*Kütemeyer* 2003b).

Der steigende affektive Innendruck wird dem Zuhörer bildhaft vermittelt: »*Ein unerträglicher Druck ..., eine Hitze ..., das hitzt ..., tobt ..., höllisch ..., wie entzündet ..., das klopft von innen ..., die Hand ..., der Fuß wird dick ..., zum Platzen ..., die Haut ..., die Adern platzen*«. Kontrastierend zu den invasiven Metaphern zeigt sich hier der Druck von innen nach außen. Tatsächlich können wir anfallsartige Schwellungen der Hand, des Fußes, auch im Gesicht, am Hals beobachten, sogar intermittierendes Anschwellen von Varizen. Der angesammelte, eingekapselte Affekt nimmt sich seinen Raum im Körper (*Kütemeyer* 2000, 2003b).

Für die Intensität der Schmerzanfälle finden die Patienten weitere metaphorische Schilderungen: »*Dann könnte ich die Wände hochgehen ..., aus dem Fenster springen ..., die Tapete von den Wänden kratzen ..., mir das Bein ausreißen ..., meine Knochen wegschmeißen ..., mich auf die Erde werfen und wie ein Wurm mich winden*«.

Die ganze Wucht kumulativer Schmerzerfahrung ist im dissoziativen Schmerzanfall zusammengedrängt und präsentisch reinszeniert – die Patienten wählen bei der Schilderung immer das Präsens! –, als ob das Trauma gerade jetzt wieder erlitten würde. Ziel jeder Trauma-Schmerztherapie ist deshalb, dass das Trauma – durch Erzählen und Verstandenwerden – Vergangenheit werden kann. Umso mehr fühlen sich die Patienten durch bagatellisierende Bemerkungen des Arztes (»*Wir finden nichts ..., Verschleiß ..., damit müssen Sie leben*«) unverstanden und allein gelassen oder durch nichtssagendes »*Es ist psychisch*« abgeschoben.

5.2.3 Affektive Modulation

Je nach im Vordergrund stehendem Affekt wird der Schmerz erkennbar anders erlebt:
- Der »depressive« Schmerz wird anhaltend, brennend »*wie Feuer*« mit kontinuierlicher Ausbreitung beschrieben
- Der »Angstschmerz« dagegen unruhig-vibrierend, »*wie Ameisen ..., es wühlt ... arbeitet*«, wechselnd, sprunghaft, multilokal sich ausbreitend oder symmetrisch aufsteigend und oft mit Schwindel einhergehend. Viele »Rheuma«- und »Fibromyalgie«-Beschwerden lassen sich in diese Gruppe der Angstschmerzen einordnen. Im Bauch wird die Unruhe oft rotierend erlebt »*es dreht ... wälzt sich*«
- Zum meist einseitigen »hysterischen« Konversionsschmerz – der die Erinnerung an eine bestimmte traumatische Szene mit einer bestimmten Person repräsentiert – gehört die Dynamik der invasiven und analgetisch-anorganischen Metaphern. Die hysterischen- und die Angstschmerzen exzerbieren anfallsweise
- Bei »zwanghafter« Affektkontrolle neigt der Schmerz – als »*Druck*« charakterisiert – zur Verlagerung nach oben; es resultieren Nacken-, Kopf- und Gesichts- und Kieferschmerzen/Bruxismus (*Kütemeyer* 1996).

Apparative Ausschlussdiagnostik kann an Bedeutung zurücktreten, wenn solche unverwechselbaren, psychodynamisch verstehbaren Befunde die Diagnose erhärten. Die unbestimmte Antwort (»*Ihr Schmerz ist psychogen*«) steigert die Abwehr der Patienten; die differenzierte, affektbezogene Deutung dagegen (»*Ihr Schmerz ist Angst ..., ist Trauer ..., Sie haben einen Verlust zu verschmerzen*«) führt zu erstauntem Nachdenken, zum Wiedererkennen latenter Gefühle, fördert verdrängte Erinnerungen zu Tage.

Im Zuge der schmerzhaften Erinnerungen – und Änderung der affektiven Befindlichkeit der Patienten – kommt es in der Regel zu passagerer Schmerzverstärkung, vor allem zur Änderung des Schmerzcharakters. Ein brennender »depressiver« Schmerz kann in Bewegung geraten und sich in einen springenden, multilokalen (oder von unten aufsteigenden) »Angstschmerz« mit Schwindel und Parästhesien verwandeln, wenn der Patient sich zuvor abgewehrten, beängstigenden Erinnerungen und Phantasien stellt. Ein Kreuzschmerz kann sich zum Nacken und Kopf verlagern, wenn die kontrollierende Abwehr abnimmt. Ein lumbaler (»depressiver«) oder ein multilokaler (Angst-)Schmerz kann sich zum einseitigen passageren »hysterischen« Schmerz organisieren, wenn eine benennbare Erinnerung zur Veröffentlichung, ein umschriebener Konflikt zum Bearbeiten ansteht.

Diese Schmerzveränderungen – einhergehend mit veränderter Färbung der bei der Schilderung gebrauchten Metaphern – lassen sich als Kompass verwenden, als untrügliche Zeichen für die Richtung des emotionalen Geschehens, noch bevor verbale Äußerungen der Patienten Hinweise liefern.

5.2.4 Hypochondrische Fremdkörper-Metaphern

Hypochondrische Schmerzen – fast immer eingebettet in andere bedrohliche wechselnde subjektive Beschwerden – zeigen einen spezifischen, von hysterischen (dissoziativen) Schmerzen klar unterscheidbaren Charakter. Den beiden Schmerzformen liegen andere traumatische Erfahrungen zugrunde. Hypochondrische Patienten schildern einen im Innern ihres Körpers wachsenden, die eigenen Organe verdrängenden, vergiftenden Fremdkörper (»*Tumor ..., Gewächs*«) oder sie fühlen sich durch unbemerkt in den Körper eingedrungene Mikro-Fremdkörper (»*Milzbrandbakterien ..., Ruß ..., AIDS-Viren*«) bedroht (*Kütemeyer* 2003, 2003a). Ihre Biografien weisen keine drastisch invasiven Traumen auf, sondern fein verteilte, weniger dramatische Mikro-Traumen: Hypochondrische Patienten schildern einfühlsame Mütter, die aber plötzlich unberechenbar abweisend, selbstsüchtig, neidisch reagieren; der Vater fehlt als Korrektiv, so dass später gerade freudige Ereignisse durch das missgünstige Mutter-Introjekt vergiftet werden und der hypochondrische Schmerz gerade nach einem gelungenen Entwicklungsschritt einsetzt oder exazerbiert.

5.2.5 Auflösungs-Metaphern

Auch die hypochondrische Dynamik zeigt eine Gegenläufigkeit. Die Betroffenen schildern, als Zeichen des Kompensationsversuchs, das Empfinden der Auflösung, des Zerfalls innerer Organe; als wenn der bedrohliche Fremdkörper auf diese Weise

unschädlich gemacht werden könnte: »*Meine Knochen werden flüssig ..., porös ...,
meine Muskeln und Adern lösen sich auf ... zerfallen*«. Es entstehen »*Hohlräume
..., Löcher*« im Körper. »*Ich fühle mich von innen aufgefressen ..., ausgezehrt ...,
ich löse mich auf ... alles zerfällt*«.

Fremdkörper- und Auflösungsempfindungen lösen scheinbar regellos einander ab.
Bei einigen Patienten überwiegt die substanzielle Bedrohung; bei anderen die Bedrohung durch Substanzverlust. Beide Empfindungslinien können nahe beieinander liegen: Eine Patientin erlebt ihr Kind im Bauch als »*Monster*«, das ihr das Leben raubt,
leidet nach der Geburt beim Stillen unter der Angst, »*ausgesaugt*« zu werden (*Nissen* 2003 a und b). Andere Patienten haben das Empfinden »*eine Kugel ..., ein Stein
..., ein giftiger Kotballen im Enddarm*«, gleichzeitig das Gefühl, dass »*die Gedärme
schwinden*«. Eine Patientin beschreibt eine »*Eisenstange im Dickdarm*«, einen
»*Knubbel im Bauch. Etwas steckt fest*«, dann: »*Ich verfaule noch von innen*« (*Gutwinski-Jeggle* 1995:60).

5.2.6 Metaphorische Ausgestaltung organischer Schmerzen

Häufig werden auch organisch bedingte Schmerzen metaphorisch beschrieben und
vermitteln dem Gegenüber eine Doppelbotschaft. Der Schmerz beim Herzinfarkt
»*als ob mit Nadeln ... Messern in die Brust ... den Arm gestochen ..., ein Messer
im Magen herumgedreht ..., ich mit einem Dolch durchbohrt ..., eine Feile hinter
dem Brustbein hin- und hergeschoben würde ..., ich einen spitzen Knochen ver-
schluckt hätte*«. Der Brennschmerz beim Infarkt wird so geschildert: »*Jemand hält
ein brennendes Streichholz unter die Brust ..., sticht mit einer glühenden Stange ...,
einer Lötlampe in die Brust*«. In der Brust ist »*heißes Blei*«, im Hals »*ein glühendes
Rohr ..., rühren glühende Eisenstücke herum*« (*Huebschmann* 1974:123–125). Das
Invasive der Metaphern ist überdeutlich erkennbar, ebenso die **sadistisch personale**
Komponente (»*jemand ...*«).

Zur Schilderung der Brustenge werden dagegen eher die **anorganischen** Metaphern
verwandt: »*... als ob ein Brett ... ein Stein ... zwei Zentner Zement auf der Brust
lägen ..., ein Leintuch um die Brust zusammengeschnürt ..., sich ein Eisenreif fest
um die Brust zuziehen würde ..., ich in einer Presse wäre, die immer mehr zugedreht
wird*«.

Neben den invasiven Bildern finden sich solche, die einen Druck, eine **Gewalt von
innen nach außen** anzeigen: »*... als ob alle Eingeweide zum Munde herauswollten
..., Speiseröhre ... Luftröhre herausgerissen würden*« (*Huebschmann* 1974:124)

Bei weiterem Zuhören und Wiederholung einer Metapher (»*heißes Blei ..., Zentner
Zement auf der Brust*«) kommen schwere Kriegs- und Verfolgungstraumen
(*Huebschmann* 1974:45–89; *Greb, Lamparter* 2004) sowie mörderische soziale
Zwangsstrukturen (*Huebschmann* 1974:91–115) zu Tage.

Die **hypochondrische** Dynamik wird deutlich, wenn über »*lastende Schwere ..., stei-
nerne Last*« in der Brust geklagt wird, die sich mit »*schwermütiger*« Gestimmtheit

verbindet oder von Leber- und anderen Oberbauchkranken über »*Völlegefühl ...,
etwas Massiges ... unbeweglich Lastendes*« im »Hypochondrium« (*Plügge* 1962).
Weitere Körperempfindungen und die entsprechenden Phantasieräume finden sich
bei *Plassmann* (1993)

5.2.7 Metaphorik körperlicher Befunde

Viele körperliche Befunde Schmerzkranker haben metaphorischen Charakter. Die
übersteile Wirbelsäule mit »brettharter« Muskelverspannung »erzählt« vom Steif-
und Anorganisch-Unempfindlich-Werden, das »Christophorus-Syndrom« vom über-
mäßigen Leidenslasten-Tragen, der »Schwellfuß« von der unentsorgten Tränen- und
Wutmenge, die nicht heilende Wunde von der inneren Wunde, die wuchernde Kelo-
idnarbe vom verzweifelten Selbstschutz (*Kütemeyer* 2002, 204 f, 2003 c, 2006,
Anm.3). Das Ansprechen dieser Funde bei der körperlichen Untersuchung wird von
den Kranken sofort verstanden und mit Erzählen beantwortet, wie auch die zahlreichen Beispiele von *Heinl* (2004) zeigen.

5.2.8 Fazit

Hysterische Körperklagen bewegen sich zwischen invasiven und analgetisch-anorganischen Bildern, die hypochondrischen zwischen Fremdkörper-Metaphern und solchen der Auflösung. Diese klar unterscheidbaren Metaphernkomplexe können zum
besseren Verstehen zahlreicher Schmerzsyndrome und zur Frühdiagnose des seelischen Leidensanteils beitragen. Das Aufgreifen der Metapher durch den Arzt, die
Schwester, den Pfleger (»Messerstich ... jemand«) und Benennen des Affekts (Angst,
Trauer, Wut) setzt einen beziehungsstiftenden Mitteilungsfluss in Gang, der häufig
bereits eine Milderung der Schmerzen zur Folge hat. Das Fokussieren auf die Körperklagen und die Körperbefunde stellt einen ersten unersetzlichen Beziehungsfokus
dar und ist auch im Verlauf jeder Behandlung Schmerzkranker immer wieder über-
raschend ergiebig.

Literatur

Charcot, J. M.: Neue Vorlesungen über die Krankheiten des Nervensystems, insbesondere
über Hysterie. Übersetzt von Sigmund Freud. Toeplitz & Deuticke, Leipzig, Wien 1886.
Fischer, G.; Riedesser, P.: Lehrbuch der Psychotraumatologie. 3. Aufl, Reinhardt, München 2003
Freud, S.: Hysterie. In: Villaret A (Hrsg) Handwörterbuch der gesamten Medizin, Bd. 1,
S. 886–92, Stuttgart: Enke 1888. In: Psyche 7/1953, S. 486–500; 481–485 Vorwort von
Paul Vogel. Und, mit editorischer Vorbemerkung, in: Richards, A.; Grubrich-Simitis, I.
(Hrsg) Gesammelte Werke, Nachtragsband. S. 69–82, Fischer, Frankfurt/M 1987
Freud, S. (1893): Einige Betrachtungen zu einer vergleichenden Studie über organische und
hysterische motorische Lähmungen. Deutsch von Marie-Luise Knott und M. Kütemeyer.
In: Jb. Psychoanal. 39/1998, S. 9–45
Greb, T.; Pilz, U.; Lamparter, U.: Das Erleben von Krieg, Heimatverlust und Flucht in Kind-
heit und Jugend bei einem Kollektiv von bypassoperierten Herzinfarktpatienten. In: Psycho-
therapie im Alter 3/2004, S.

Gutwinski-Jeggle, J.: Das Körper-Ich als Kommunikationsmittel. Psychoanalytische Entzifferungsversuche archaischer Wahrnehmungs- und Denkweisen. In:DPV Frühjahrstagung in Heidelberg. Geber + Reusch, Bad Homburg 1995, S. 55–87

Heinl, H.; Heinl, P.: Körperschmerz – Seelenschmerz. Die Psychosomatik des Bewegungssystems. Ein Leitfaden. Kösel, München 2004

Huebschmann, H.: Krankheit – ein Körperstreik. Herder, Freiburg im Breisgau 1974

Janet, P.: L'état mental des hystériques. Alcan, Paris 1893. 4(1911) 1o(1931). 1. Teil deutsch v. Max Kahane (1894) Der Geisteszustand der Hysterischen. Die psychischen Stigmata. Deuticke, Leipzig Wien; Reprint: Antiqua Reprorint, Neustrelitz 2004

Kütemeyer, M.: Wenn nur die Kopfschmerzen nicht wären …! Kopfschmerz-Manifestationen als Ausdruck spezifischer Psychodynamik. In: Durian, R. (Hrsg.) Kopfschmerz. Interdisziplinäre und psychosomatische Aspekte. S. 19–26. edition Forum, Wissenschaftlicher Verlag Tina Staehr, Stuttgart 1996

Kütemeyer, M.: Psychogener Schwellfuß. Rundbrief 2, St. Agatha-Krankenhaus, Köln 2000

Kütemeyer, M.: Metaphorik in der Schmerzbeschreibung. In: Brünner, G.; Gülich, E. (Hrsg): Krankheit verstehen. Interdisziplinäre Beiträge zur Sprache in Krankheitsdarstellungen. S. 191–2o7, Aisthesis, Bielefeld 2002

Kütemeyer, M.: Symptomdynamik hypochondrischer Beschwerden nach seelischem Trauma. In: Nissen, B. (Hrsg) Hypochondrie. Eine psychoanalytische Bestandsaufnahme. S. 251–266, Psychosozial Verlag, Gießen 2003

Kütemeyer, M.: Hypochondrische Beschwerden als Erinnerungsspuren spezifischer Traumatisierung. In: Bruns, G.; Dreher, A.U.; Mahler-Bungers, A. (Hrsg): Psychoanalyse und Familie – andere Lebensformen, andere Innenwelten? Arbeitstagung der Deutschen Psychoanalytischen Vereinigung, Bad Homburg im November 2003. S. 395–410. Geber + Reusch, Bad Homburg 2003a

Kütemeyer, M.: Psychogener Schmerz als Dissoziation. In: Psychother. Soz. 5 H.3/2003

Kütemeyer, M.: Wundheilungsstörung und seelisches Trauma. In: Hontschik B (Hrsg) Psychosomatisches Kompendium der Chirurgie, S.237–248, Marseille, München 2oo3 c

Kütemeyer, M. Hysterie gestern und heute. Die Bedeutung Janets für die Neurologie der Zukunft. In: Fiedler P (Hrsg) Trauma, Dissoziation, Persönlichkeit. Pierre Janets Beiträge zur modernen Psychiatrie, Psychologie und Psychotherapie. S. 55–64. Pabst Science Publishers, Lengerich 2006

Nathan, R.; Fischer, G.: Psychosomatische Störungsbilder als Langzeitfolge des psychotraumatischen Belastungssyndroms. In: Psychotraumatologie 2/2001, S.16–33

Nissen, B. (Hrsg): Hypochondrie. Eine psychoanalytische Bestandsaufnahme. Psychosozial Verlag, Gießen 2003

Nissen, B. (2003a) Versuch über die Hypochondrie. In: Nissen, B. (Hrsg): Hypochondrie … a.a.O. S. 221–249

Nissen B (2oo3b) Zur Behandelbarkeit der monosymptomatischen Hypochondrie. In: Nissen, B. (Hrsg): Hypochondrie … a.a.O. S. 333–358

Plassmann. R.: Organwelten. Grundriss einer analytischen Körperpsychologie. In: Psyche 47/1993, S. 261–282

Plügge, H.: Hypochondrische Patienten in der Inneren Medizin. In: Wohlbefinden und Missbefinden. Beiträge zu einer medizinischen Anthropologie. S. 91–106. Niemeyer, Tübingen 1962

von Weizsäcker, V.: Pathosophie. Göttingen, Vandenhoeck & Ruprecht 1956. Und in: Gesammelte Schriften Bd. 10, S. 59, 331–340. Suhrkamp, Frankfurt am Main 2005

6 Die Pflege und die Sprache der Literatur

6.1 Durch den Text zur Person – Zur Bedeutung literarischer Geschichten für das Verstehen von Menschen mit Demenz

Martin W. Schnell/Anika Mitzkat

6.1.1 Einleitung und Problembeschreibung

In der Fachliteratur zur Pflege von Menschen mit Demenz wird auf die besondere Situation der Angehörigen[73] hingewiesen. Wenn die Angehörigen die schleichende Demenz ihrer Familienmitglieder zu bemerken beginnen, stellen sie ungewöhnliche und kaum verständliche Verhaltensänderungen fest. Diese Veränderungen zeugen von den zumeist fehlschlagenden Versuchen der von Demenz Betroffenen, mit einer fremdwerdenden Lebensgeschichte zurechtzukommen. Für die Angehörigen bedeutet dies eine Verdoppelung: Sie müssen sich auf jemanden beziehen, der darum ringt, er selbst zu bleiben und sie müssen ihn darin unterstützen. In dieser komplexen Situation entstehen oft Verständnislosigkeit, Wut, Scham und Angst unter den Beteiligten.

Die nachfolgenden Ausführungen gehen auf ein praktisch erprobtes Konzept zurück, dessen These es ist, dass Angehörige über den Umweg einer Auseinandersetzung mit literarischen Texten, die die Problematik einer beginnenden Demenz aufgreifen, zu einem Verständnis für die kommunikative Situation mit ihren Familienmitgliedern gelangen können. In der Fachliteratur finden sich Hinweise, dass ein solcher reflexiver Zugang sinnvoll sein kann. So thematisiert *McCormack* in ihrer Arbeit zum Umgang mit der Familiendynamik nach einer Karzinomdiagnose als eine Möglichkeit der familienpflegerischen Intervention, die Bedeutung von Geschichten. Die Gesichtspunkte des Reframings und des Aussprechens des Unaussprechlichen[74], die hier anhand realer Geschichten erläutert werden, lassen sich auf die Anwendung fiktiver Geschichten über-

---

[73] Die Angehörigkeit zur Familie eines Menschen mit Demenz wird hier in Anlehnung an die *General System Theory* (*Von Bertalanffy* 1969) in dem Sinne verstanden, dass sie sich aus der Funktion ergibt, die ein Individuum innerhalb des System inne hat. So können auch Nachbarn oder der Freundeskreis als Angehörige erfaßt werden. Das Konzept bewegt sich in dem theoretischen Rahmen des Fokussierens auf die Familie mit dem Individuum als Kontext (family foreground, individual background), wie es unter anderen von *Friedmann* (1998) beschrieben wird.

[74] Der Begriff des Reframings beschreibt die Veränderung in Bezug auf eine Vorstellung durch die emotionale und konzeptionelle Entfernung von der eigenen Situation. Das gleiche Thema wird in einem anderen Rahmen angegangen. Das Unaussprechliche im gewohnten Kontext anzusprechen beinhaltet einen Verstoß gegen soziale Konventionen, der aber gerade durch den Rahmen der Geschichte stattfinden kann. Ein solches Vorgehen kann den Betroffenen Familien helfen, eine Vorstellung von unbewusst ablaufenden Prozessen zu erlangen, auf deren Grundlage sich neue Handlungsoptionen erschließen (vgl. *McCormack* 2001).

tragen. Literatur muss zu diesem Zweck beschreiben und thematisieren, wie Menschen entsprechende Schlüsselereignisse durchleben und erfahren.

Die an dieser Stelle vorgenommene Verknüpfung zwischen den Erfahrungen Angehöriger mit der demenziellen Erkrankung ihres Familienmitglieds und der Literatur ist durch den in Philosophie und Pflegewissenschaft verwendeten Begriff der »narrativen Identität« möglich. »Narrativ« ist die Identität eines jeden Menschen, da auf die Frage, wer (im Unterschied zu was) jemand ist, nur narrativ geantwortet werden kann und zwar indem wir »*die Geschichte eines Lebens erzählen*«*(Ricoeur* 1991:395).

Das Erzählen einer Geschichte impliziert ein zu erzählendes Leben, einen oder mehrere Erzähler sowie Zuhörer, die auch als Weitererzähler auftreten. Erzählungen erscheinen als zu hörende und/oder lesende, sie treten im Alltag, im Fernsehen, in der Zeitung, in der Literatur und in den Geschichtswissenschaften auf.

Die Relevanz der Literatur für die Wissenschaften der Heilberufe wird häufig in der präzisen Beschreibung von Krankheiten gesehen (vgl. *Sexl* 2001, *Hermann* 2002). Aus pflegewissenschaftlicher Sicht liegt die Bedeutung von Autoren wie *Jean Paul, Franz Kafka, Thomas Mann, Samuel Beckett* oder *Jonathan Franzen* eher darin, pflegerelevante Schlüsselereignisse und ihre Auswirkungen auf den Patienten und dessen Mitwelt durch eine Artikulation von Erfahrungen zum Ausdruck gebracht zu haben. Von dieser Warte ausgehend wird im Folgenden eine Verbindung zwischen dem Expertenwissen der Pflege von Menschen mit Demenz und dem Diskurs Literatur als Therapie zugunsten Angehöriger hergestellt. Dargelegt wird, wie eine durch den Text vermittelte existenzielle Hermeneutik für Angehörige vorteilhaft sein kann, so dass sie im Idealfall durch den Text zur Person des anderen Menschen vordringen.

In seinem Roman *Small World* beschreibt der Autor *Martin Suter* ein Schlüsselereignis im Falle einer fortschreitenden dementiellen Erkrankung.

6.1.2 Der Beginn einer Demenz – Ein Beispiel aus der Literatur

Suter erzählt die Geschichte des Konrad Lang, der an einer Demenz erkrankt und durch den Verlust der Kontinuität seiner Identität zu einer vergessenen Identität seiner selbst gelangt. Die ausgewählte Passage beschreibt ein sehr frühes Stadium seiner Erkrankung. Eine Diagnose liegt noch nicht vor, aber es treten Symptome auf. Konrad Lang vergisst, wo er etwas hingelegt hat, was er an einem Ort oder mit einem Gegenstand wollte und erinnert sich nicht mehr an Namen und Wege. Entscheidend ist, dass ihm der Verlust seines Gedächtnisses bewusst ist und er dieses vor anderen, in diesem Fall seiner Lebensgefährtin Rosemarie Haug, zu verbergen sucht. Die folgende Szene enthält ein Schlüsselereignis, in der die Geschichte Konrads dadurch eine Wendung erfährt, dass seine Kompensationsmechanismen versagen und es zu einer Aussprache zwischen ihm und seiner mitbetroffenen Angehörigen kommt.

Der Text lässt an zahlreichen Elementen, die ein Schlüsselereignis bilden, einen Wendepunkt in der Beziehung zwischen Konrad und Rosemarie erkennen.

Konrad ist im Begriff, ein kranker Mensch zu werden. Er ist sich dessen nicht nur bewusst sondern dem, was mit ihm geschieht, auch hilflos ausgesetzt. Seine Techniken, die Probleme des Vergessens zu managen, scheitern inzwischen so sehr, dass er fast schon verloren ist. Er findet sich ohne einen anderen nicht mehr zurecht (findet nicht aus dem Supermarkt) und riskiert bei dem Versuch, durch andere den lebenspragmatischen Alltag aufrecht zu erhalten (indem er einer Einkäuferin folgt), dass er dabei unangenehm auffällt und den verständnislosen Blicken des Anderen ausgeliefert ist.

Rosemarie, seine Verlobte, die in der Rolle der Angehörigen auftritt, bemerkt seit einiger Zeit, dass mit Konrad etwas nicht stimmt und versucht zu reagieren.

Der Text schildert, wie die Angehörige ein Gespräch anbahnt, um mit dem an Demenz Erkrankenden die Situation zu besprechen. Der Verlauf des Gesprächs zeigt, welche außergewöhnliche Situation eine beginnende Demenz darstellt.

Der zukünftige Patient, der aus Angst und Scham seine Lage zu verheimlichen sucht, wird von einer Angehörigen auf seine Situation angesprochen. Sie ahnt etwas von der Veränderung, will den Patienten nicht bloßstellen, sucht aber dennoch Klarheit. Durch Konrads Verhaltensänderungen ist der gemeinsame Alltag in der Form entglitten, dass er Mehrdeutigkeiten erzeugt, die vorher nicht vorhanden waren. Klarheit meint Rosemaries Versuch, diese Mehrdeutigkeit durch eine Diagnose des Problems wieder in eine Eindeutigkeit zurück zu führen. Zunächst scheinen beide gut miteinander ins Gespräch zu kommen und sich erleichtert ihre jeweiligen Erfahrungen gestehen zu können. Doch am Ende der Szene untergräbt die Demenz diese vermeintliche Gewissheit. Es ist unklar, ob Konrad seine Verlobte noch als solche erkennt und wenn, ob er sie nicht bald vergessen wird, indem er sich von ihr, sich und der gemeinsamen Wirklichkeit verabschiedet.

6.1.3 Schlüsselereignisse

Als »Schlüsselereignis« bezeichnet man ein Geschehen, das einen neuen Bedeutungshorizont eröffnet, innerhalb dessen sich das bisher gelebte Leben und sein Sinn radikal verändert. Zu solchen Ereignissen zählen politische und wissenschaftliche Revolutionen, die große Liebe, Geburt, Krankheit und Tod.

In der Pflegewissenschaft wird die Bedeutung von Schlüsselereignissen unter anderem in dem Illness-Constellation-Modell von *Morse* und *Johnson* thematisiert. Die Veränderungen, die Betroffene und deren Angehörige erleben, führen zu einem Verlust der bisherigen Normalität und bedürfen des Auffindens eines anderen Alltags. Gemeint ist hiermit, dass der gegebene Alltag mit dem gewohnten Alltag nicht mehr stimmig, dass eine Rückkehr zu den vertrauten Strukturen nicht mehr möglich ist. Es muss sich eine neue Vertrautheit entwickeln (*Friesen, Schnell* 1990).

Konrad Lang entwickelte Techniken, sein Problem zu kaschieren. Er skizzierte einen Lageplan des Hauses und der Geschäfte, in denen er normalerweise einkaufte. Er stellte eine Liste zusammen mit Namen , die er oft brauchte und die ihm eigentlich geläufig sein sollten. Er bewahrte in seinem Portemonnaie, seiner Brieftasche und seinem Schlüsseletui ihre gemeinsame Adresse auf. Und für den Fall, daß er sich im weiteren Umkreis verirrte, trug er einen Stadtplan bei sich, mit dessen Hilfe er sich als verirrter Tourist ausgeben konnte. Und für den Fall, daß er sich im weiteren Umkreis verirrte, trug er einen Stadtplan bei sich, mit dessen Hilfe er sich als verirrter Tourist ausgeben konnte.

Aber Ende November passierte etwas, mit dem Konrad nicht gerechnet hatte: Er fand nicht mehr aus dem Supermarkt heraus. Er irrte durch die Regalreihen wie durch ein Labyrinth und konnte den Ausgang nicht finden. Es gab nichts, woran er sich orientieren konnte, nie kam er an eine Stelle, die aussah, als wäre er hier schon einmal gewesen. Dabei war es ein kleiner Supermarkt.

Schließlich heftete er sich einer jungen Frau an die Fersen, deren Einkaufswagen beladen war mit Einkäufen und einem quengelnden Kind. Sie bemerkte bald, daß der ältere Herr ihr folgte – ging, wenn sie ging, und stehenblieb, wenn sie stehenblieb. Jedesmal, wenn sie einen mißtrauischen Blick über die Schulter warf, nahm Lang wahllos etwas aus einem Regal und legte es in seinen Wagen. Als er endlich glücklich an der Kasse angekommen war, räumte er erleichtert einer durch nichts zu erschütternden Kassiererin neben unverfänglichen Gemüsen und Fleischwaren eine Reihe seltsamer Produkte auf das Rollband. Das kompromittierendste: Kondome mit Himbeergeschmack.

Manchmal litt Konrad Lang unter den Aussetzern. Vor allem darunter, daß er ihnen hilflos ausgeliefert war. Manchmal hätte er sein Hirn packen und ihm nachhelfen wollen, wie seinem Knie, das manchmal lotterte, oder seinem Kreuz, das manchmal schmerzte. Aber ein Leben, wie er es geführt hatte, war nur auszuhalten, wenn man von klein auf zu verdrängen gelernt hat.

Deshalb ergriff er auch jetzt keine ernsteren Maßnahmen als den Kauf eines Ginko-Präperates, von dem er einmal gehört hatte, es verbessere die Gedächtnisleistung. »Gut für ältere Herren mit jüngeren Frauen«, scherzte er Rosemarie gegenüber, als sie ihn auf das Fläschchen ansprach, das sie bei seinen Klaviernoten fand, wo er es versteckt und vergessen hatte.

Rosemarie lächelte etwas nachdenklich.

Rosemarie Haug besaß aus erster Ehe mit Robert Fries in Pontresina ein schönes altes Engadinerhaus. [...] Sie hatte plötzlich wieder Lust, die Festtage dort zu verbringen. Es schien ihr, die Zeit und der Mann dafür seien gekommen.

Sie reisten per Bahn, weil Konrad der Meinung war, daß die Ferien schon auf der Reise anfingen. Rosemarie, die eigentlich lieber den Audio Quatro genommen hätte, er kaum benutzt in der Garage stand, bereute es bald, daß sie sich hatte überreden lassen. Konrad zeigte sich nämlich auf der Reise von einer Seite, die sie noch nie an ihm bemerkt hatte. Er war so nervös vor der Abreise, daß sie fast eine Dreiviertelstunde zu früh am Bahnhof waren. Er suchte immer wieder nach den Fahrkarten, zählte pausenlos die Gepäckstücke und war während der ganzen Fahrt im bequemen Erst-Klasse-Abteil und im nostalgischen Speisewagen so angespannt und unkonzentriert, daß sie ganz erschöpft war, als sie schließlich ankamen. [...]

Als sie ihn durch das alte Haus führte, war er auf eine Art zerstreut und unaufmerksam, die an Unhöflichkeit grenzte.

Sie gingen früh zu Bett. Zum ersten Mal, seit sie sich kannten, lag beim Einschlafen etwas unausgesprochenes zwischen ihnen.

Am nächsten Tag fand Rosemarie Konrads Gedächtnisstützen.

Konrad schlief, wie er es neuerdings öfter tat, bis in die späten Vormittag hinein. Rosemarie machte Frühstück. Dabei fand sie im Kühlschrank Konrads Brieftasche.

24

Abb 6: Aus Martin Suter *Small World*   Copyright © 1997 Diogenes Verlag AG Zürich

Als sie die auf den Küchentisch legte, fiel ein Zettel heraus. Er war beidseitig beschrieben. Auf der einen Seite eine Wegskizze mit der Lage des Metzgers, der Bäckerei, des Kiosks und des Einkaufszentrums und ihrer Wohnung, neben der »Wir« stand. Auf der anderen Seite Namen von guten Bekannten, Nachbarn, der Putzfrau. Zuunterst, dick unterstrichen, stand: »Sie: Rosemarie!«

Rosemarie steckte den Zettel zurück in die Brieftasche. Als Konrad aufgestanden war, schluf sie ihm einen Spaziergang zum Stazersee vor. [...]

»Das kennst du doch auch: Du gehst in die Küche, weil du den Schöpflöffel vergessen hast, und dann stehst du in der Küche und weißt nicht mehr, was du hier wolltest.«

Rosemarie hatte sich bei Konrad eingehängt. Sie nickte.

»So ist es«, fuhr Konrad fort, »nur extremer. Du stehst mit dem Schöpflöffel in der Ahnd im Schlafzimmer und weißt nicht, was du hier willst. Du gehst damit ins Wohnzimmer, ins Bad, in die Küche, ins Eßzimmer, und es fällt dir nicht ein, was du mit dem Schöpflöffel vorhattest.«

»Und schließlich versteckst du ihn im Wäscheschrank«, ergänzte Rosemarie.

»Kennst du das auch?«

»Dort habe ich ihn gefunden.«

Schweigend gingen sie weiter. Rosemarie hatte vor einer halben Stunde das Thema angeschnitten. Nach längerem Zögern – sie hatte sich einen schonenden Einstieg zurecht gelegt, der ihr zunehmend blöder vorgekommen war. Schließlich entschied sie sich für den direkten Weg. »Mir ist der Zettel in die Hände gekommen, mit dem du unsere Wohnung findest und sich an meinen Namen erinnerst.«

»Wo?« hatte er gefragt.

»Im Kühlschrank.«

Er lachte. Damit schien das Eis gebrochen. Er erzählte ihr alles. Alles, woran er sich erinnern konnte. [...]

Nach einer Weile sagte Rosemarie sachte:

»Das war nicht das erste Mal, daß ich Dinge an seltsamen Orten fand.«

»Zum Beispiel?« [...]

»Ach, nichts.«

»Du hast gesagt ›Dinge‹.«

Rosemarie drückte seinen Arm. »Kondome im Tiefkühlfach.«

»Kondome?« Konrad lachte verlegen.

»Himbeeraroma.«

Er blieb stehen. »Bist du sicher?«

»Es stand drauf.«

»Ich meine, bist du sicher im Tiefkühlfach.« Konrad klang jetzt etwas gereizt. Rosemarie nickte.

»Warum hast du nichts gesagt?«

»Ich wollte nicht ... ach, ich weiß nicht.«

Langsam gingen sie weiter. Konrad entspannte sich. Plötzlich lachte er auf. »Mit Himbeeraroma.«

Rosemarie lacht mit. »Vielleicht solltest Du zum Arzt.«

»Glaubst du, es ist so ernst?«

»Nur sicherheitshalber.«

Hinter ihnen rasselte ein Pferdeschlitten. Sie traten an den Wegrand und ließen ihn vorbei. [...]

Sie gingen weiter im warmen Geruch der Pferde. Als das Bimmeln verklungen war, sagte Konrad: »Es war schön, daß ich mal mit jemanden so offen reden konnte. Mit Rosemarie kann ich das nie.«

Rosemarie blieb stehen. »Aber ich bin doch Rosemarie.«

Für den Bruchteil einer Sekunde dachte sie, er würde die Fassung verlieren. Dann grinste er. »Reingefallen!«

Im Durchgang durch den Textauszug aus *Martin Suters* »*Small World*« wird die Entwicklung am Beginn der demenziellen Veränderungen von Konrad Lang und Rosemarie Haug beschrieben. Die Schlüsselereignisse lassen sich aus den Perspektiven des Betroffenen, des Angehörigen und schließlich der gemeinsamen Lösung betrachten.

6.1.3.1 Bemerken

Konrad ist auf dem Weg, ein kranker Mensch zu werden und bemerkt dies. Er kann die Veränderung kommunizieren, sein »gesunder, ich-eigener Teil« versucht mit einem Selbstmanagement seinen »ich-fremden Teil« zu steuern.

Dieser Gesichtspunkt wird auch in der Fachliteratur zu Demenz hervorgehoben: »*Zwar werden die Veränderungen zumeist wahrgenommen, aber sie* [die Betroffenen, d. Verf.] *können sie nicht einordnen und reagieren damit mit Scham und Angst ...*« (*Falk* 2004:16)

Die Reaktion Konrads auf den beginnenden Verlust seines Selbst orientiert sich zunächst an einem alltagsbezogenen Erklärungsmodell. Dieses Verhalten wird in der Literatur vielfach beschrieben. Für das Vergessen werden zahlreiche Gründe gefunden: »das Alter«, »der Stress« oder schlicht ein »schlechter Tag«. Auch die Angehörigen suchen solche an der Gewohnheit festhaltenden Erklärungen, um das ungewohnte Verhalten des Familienmitglieds zu erklären. Die Einnahme eines Gingkopräparates bedeutet in der Erklärung Konrads nicht Krankheit, sondern wird mit den vertrauten Umständen (die jüngere Freundin) begründet.

Ein weiteres Phänomen ist der Einsatz von »füllenden« Redewendungen, um das Vergessen zu überbrücken. Im Text wird dies in Konrads Bemühen deutlich, die Situation ins Humorvolle zu wenden. *Kitwood* beschreibt diese Reaktion in Anlehnung an Arbeiten der Psychologie und Psychotherapie als »adaptive Ressource«. Sie beruht auf erlerntem Wissen, angemessen in sozialen Situationen reagieren zu können – im Gegensatz zum Erfahrungsselbst, das die Fähigkeit der Wahrnehmung dessen, was mir gerade widerfährt beschreibt.

Der an Demenz erkrankende Mensch beherrscht die Situation, indem er mit Floskeln und Redewendungen über Gedächtnislücken hinweg täuscht. Für die Angehörigen wird dies problematisch, denn dem Freundes- und Bekanntenkreis bleiben so die Veränderungen des Familienmitglieds noch lange verborgen, während die Angehörigen bereits an der Last tragen. Sie stehen mit ihrer Erkenntnis, dass etwas in ungewöhnlichem Maße nicht stimmt, allein und sind überdies damit belastet, dass ihnen das Verständnis der Mitwelt verwehrt bleibt. Dies bringt zwangsläufig eine Distanzierung von der betroffenen Person mit sich. Es wird mit anderen über das Familienmitglied gesprochen, um zu einer Gewissheit zu verlangen, anstatt mit dem Betroffenen selbst.

6.1.3.2 Verheimlichen

Die Ambivalenz der Situation liegt zwischen Scham und Entfremdung. Entfremdung bedeutet, dass Konrad etwas von sich als einer ihm fremden Person erzählt wird. Ihm werden Handlungen zugeschrieben, an die er sich nicht erinnern kann. Im Gegensatz zu einem Filmriss nach übermäßigem Alkoholgenuss, kann er sich jedoch keine Handlung zuschreiben, die ursächlich für sein Vergessen wäre. Schamhaft ist die Situation, weil Konrad weiß, dass er sich die erzählten Dinge gegebenenfalls wirklich zuzuschreiben hat und ein anderer sich daran erinnert, während ihm selbst die konkreten Situationen abhanden gekommen sind.

Entscheidend ist, dass Rosemarie ihn bei etwas »ertappt« hat, das er nun nicht mehr zurücknehmen, geschweige denn, von dem er das Gegenteil beweisen kann. Er ist gezwungen, sich der Blöße zu stellen, dass ihm der Garant für die Zugehörigkeit seiner Person zu der Person, von der die Rede ist, nicht gegeben ist. Hier zeigt sich erneut, dass Scham ein Gefühl mit intersubjektiver Struktur ist. *»Ich schäme mich meiner vor Anderen«* (*Sartre* 1985:382).

Dieser Gesichtspunkt wird ebenfalls in der Literatur hervorgehoben: »*Häufig versuchen Demenzkranke ihre Verunsicherung zu kompensieren, indem sie ihre Einschränkungen so lange wie möglich vor der Umwelt verbergen und die erste Anzeichen überspielen. ... Angehörige oder nahe Bezugspersonen reagieren auf die Einschränkungen und Verhaltensänderungen eher verdrängt. Denn wer vermutet schon, dass der Betroffene eine Demenz entwickelt und mit diesem veränderten Verhalten seine biographische Identität, seine Unversehrtheit und Kontinuität, bewahren will?*« (*Falk* 2004:16)

Das gefürchtete Potenzial der Entdeckung ist der Eintritt in eine essenzielle Abhängigkeit (*Teising* 2003). *Kitwood* beschreibt diesen Schritt als ein »willentliches Loslassen« im Sinne einer »wesentlichen Lebensaufgabe« (*Kitwood* 1997:144).

6.1.3.3 Helfen

Rosemarie traut sich, Vorkommnisse anzusprechen und positioniert sich als diejenige, die ab jetzt Konrad helfen und ihm verständnisvoll begegnen wird. Konrad ist derjenige, der Schwäche zugibt und sich in die Hand des anderen begibt.

Interessant ist, dass Konrad dennoch nicht in jeder Hinsicht der bedürftigere Teil dieser asymmetrischen Beziehung ist. Er ist derjenige, der die Situation mit einem Lachen entspannt und Rosemarie Halt und Sicherheit gibt, so dass sie sich bei ihm unterhaken kann. In der Fachliteratur zur Demenz ist strittig, ob im Verlauf einer Demenz von einem Persönlichkeitsverlust zu sprechen ist. *Kitwood* deutet an, dass bestimmte Formen der Demenz wesentliche Veränderungen mit sich bringen, dies aber keineswegs zwangsläufig passieren muss und dass bei den meisten Formen der Demenz typische Verhaltensweisen lange erhalten bleiben. Es lässt sich festhalten, dass der Verlust der Identität nicht auf allen Ebenen gleichzeitig geschieht und Teile der Rolle im Kontext der Familie aufrechterhalten bleiben. Konrad ist in mancher, aber nicht in jeglicher Hinsicht der Schwächere.

Die Fachliteratur betont, dass der Sinn für das frühzeitige und rechte Ansprechen der Situation quasi die erste Hilfe sein kann. »*Wird dem Menschen nicht frühzeitig geholfen, ist ein Kreislauf von Missverständnissen in der Familie und der sozialen Umgebung vorprogrammiert. Das Wissen über die Veränderungen und den Verlauf der Krankheit hilft allen Beteiligten, Missverständnisse im zwischenmenschlichen Kontakt als krankheitsbedingt einzuordnen und Kommunikationsprobleme zu erkennen.*« (*Falk* 2004:16)

6.1.3.4 Sorgen

Rosemaries Wunsch zu helfen lässt sich als Ausdruck familiarer Sorge interpretieren. *Schnepp* weist darauf hin, dass sich Angehörigenpflege als eine Art der familiaren Sorge als selbstverständlich verstehen lässt, andererseits von Betroffenen als Krise empfunden werden kann (*Schnepp* 2002, 14). »*Sie sind im Jetzt und Hier gefangen, Zukunftspläne verlieren ihre Gültigkeit und Veralltäglichungsstrategien als Antwort auf die Krise können sogar zurück in die Krise führen.*« (*Schnepp* 2002:9)

Entscheidend für das Kippen der familiaren Situation von der Selbstverständlichkeit der Sorge zur Überforderung und Krise ist die Belastung der pflegenden Angehörigen. Hierunter verstehen *Blom und Duijinstee* das Verhältnis zwischen der von dem Angehörigen zu tragenden Last und seiner Belastbarkeit. Entscheidend wirken sich die Motivation der Angehörigen und ihre Fähigkeit zur Handhabung der Situation aus.

Voraussetzung für die Handhabung der Situation ist die Bereitschaft, den eigenen Lebensalltag an den des an Demenz erkrankten Menschen anzupassen. Im Fall von *Suters* »*Small World*« wird sich herausstellen, dass Rosemaries Bereitschaft zur Sorge begrenzt ist. Sie und Konrad kennen sich erst seit verhältnismäßig kurzer Zeit und Rosemarie stellt sich berechtigter Weise die Frage, ob sie zur Aufrechterhaltung der Beziehung nach deren Wende verpflichtet ist, ehe sie Konrad schließlich verlässt, ohne, dass er sich daran erinnern könnte.

Anders ist es bei Angehörigen, die eine familiare Funktion erfüllen. Hier steht der Aspekt des Zusammenhaltens der Familie als Ganzes im Vordergrund. In der Fachliteratur wird dies unter der Motivation der pflegenden Angehörigen diskutiert, bei der die Beziehung zum demenziell erkrankten Menschen eine entscheidende Rolle spielt. *Hejda* weist darauf hin, dass es Angehörigen leichter fällt, für einen geliebten Menschen zu sorgen (*Hejda* 2002).

Die Herausforderungen einer Demenz können von den pflegenden Angehörigen ohne Hilfe und Unterstützung dauerhaft kaum bewältigt werden. Rosemaries Wunsch zu helfen impliziert zwangsläufig die Frage nach dem Wie.

In *Martin Suters* Beschreibung wird der Spaziergang als ein Bild für den *gemeinsamen Weg* eingeführt. Im Lachen erfahren Konrad und Rosemarie ein gemeinsames

Bedeutungsuniversum. Die Welt, die in der Erkrankung Konrads das gemeinsame Erleben zu entzweien droht, ist durch das gemeinsame Erleben im Gehen, Reden und Lachen für beide gleich. Das Verständnis, das hier in der gelebten Metapher des gemeinsamen Spaziergangs angelegt ist, geht zurück auf die Theorie des symbolischen Interaktionismus.

Interaktion ist keine bloße Abfolge von Aktion und Reaktion zweier Individuen, sondern bedeutet, dass die vom Anderen übermittelten Bedeutungen gemeinsam erfasst werden. In Anlehnung an *Kitwood* stellt sich heraus, dass dieser später in den Sozialwissenschaften im Sozialbehaviorismus konkretisierte Ansatz für die Betrachtung der Angehörigen von an Demenz erkrankenden Menschen deshalb wichtig ist, weil damit eine Sichtweise vermieden wird, in der das Familienmitglied als bloß »sich verhaltend«, im Sinne bedeutungsloser Reaktionen, missverstanden wird und so, trotz der Asymmetrie der Beziehung, eine partnerschaftliche Kommunikation möglich ist. Unter dieser Voraussetzung meint das gemeinsame Beschreiten eines Weges auch, sich vom Anderen leiten zu lassen.

Der Zugang zu einem Verständnis der sich ändernden Lebenswelt ist jedoch nicht selbstverständlich. Die Fachliteratur betont den Unterstützungsbedarf der Angehörigen: »*Pflegende Angehörige brauchen Informationen über den Umgang mit dem Demenzkranken und darüber, wie sie den Krankheitsverlauf durch förderliche und hinderliche Verhaltensweisen beeinflussen können. ... Positiv beeinflusst die pflegende Angehörige die psychischen Störungen und Verhaltensauffälligkeiten, wenn es ihr gelingt, ruhig geduldig und freundlich zu bleiben und dem Demenzkranken mit Toleranz, Respekt und Humor zu begegnen.*« (*Falk* 2004:125)

Pflegende Angehörige treten in ihre Funktion ein, indem sie mit dem Familienmitglied sprechen und dadurch eine alltägliche Gewissheit provozieren: Mein Familienmitglied wird zum Patienten; ich, sein Angehöriger oder seine Bezugsperson, werde zum pflegenden Angehörigen. Diese alltägliche Gewissheit geht zwar jeder echten Diagnose voraus, sie ist dennoch unverzichtbar. Ihre Genese wird von *Martin Suter* am Beispiel des Gesprächs während eines Spaziergangs dargestellt.

In der Fachliteratur wird beschrieben, dass dieses Zur-Sprache-Kommen erst in dem Moment einsetzt, in dem andere Erklärungsversuche, die sich an dem Gewohnten orientieren, nicht mehr funktionieren. Dann ist eine Neudefinition der Beziehung notwendig, um weiterhin einen gemeinsamen Alltag beschreiten zu können. Diese Auseinandersetzung mit den demenziell bedingten Veränderungen des Angehörigen wird als notwendige Voraussetzung beschrieben, einen gemeinsamen Weg einzuschlagen, in der der Angehörige die »Last zu tragen« hat, die die Neuaushandlung der Beziehung mit sich bringt.

6.1.3.5 Identisch Sein

Martin Suter beschreibt sehr genau, wie die an Demenz erkrankende Person ihre Erinnerung und damit sich selbst zu verlieren beginnt. Zu Beginn lautete die These bereits, dass die an dieser Stelle vorgenommene Verknüpfung zwischen Angehörigen,

Patienten und den Möglichkeiten der Literatur durch Begriff und Sache der narrativen Identität ermöglicht wird.

Grundsätzlich ist die Wer-Identität eines jeden Menschen als narrative Identität zu beschreiben. Die Grundidee dieses Konzeptes besagt, dass ich mich in der ersten Person Singular (Ich) an ein Du richte und selbst als zweite Person (Du) angesprochen werde, sowie, dass Andere über mich in der dritten Person (Er/Sie) sprechen (*Schnell* 1999). Das Medium des Sich-aneinander-Richtens und -Sprechens ist die Erzählung; von ihr her sind Einzelsätze und Worte, die den Freunden der sprachanalytischen Philosophie so wichtig sind, zu begreifen (*Schnell* 2005). Dieser gewisse Vorrang der Erzählung korrespondiert mit dem, was man als »existenzielle Verstrickungen« bezeichnen könnte: jede Lebensgeschichte ist mit der der Anderen verwoben und nur von den Anderen her zu verstehen ist. Wer ich bin, weiß ich zum Teil nur durch die Erzählungen Anderer. Meine Abstammung von den Vorfahren, meine Geburt und Frühkindheit sind mir anders gar nicht zugänglich. Mein eigener Name, den ich irgendwann auszusprechen und zu identifizieren lerne, ist mir ebenfalls von Anderen verliehen worden. Mein Tod ist mir schließlich gar nicht zugänglich, er erscheint nur im Modus der »*ehrenden Fürsorge*« (*Heidegger* 1979:238) Anderer.

In der Demenzpflege ist die Biografiearbeit ein wichtiges Element, weil Erinnerungen durch Erzählungen Identität erhalten. Dementsprechend ist die »*Hauptaufgabe der Demenzpflege*« der »*Erhalt des Personseins*« (*Kitwood* 2000, 125). *Kitwood*, der diese Aufgabe wie kein anderer Pflegetheoretiker durchdrungen hat, betrachtet das personale Selbst als ein Anderes, insofern tendenziell der menschlichen Person »*Identität von anderen verliehen wird*«. (ebd.) Die Person ist von der durchlebten und erzählten Lebensgeschichte her zu verstehen, sie hat eine »narrative Identität«: »*Eine Identität haben, bedeutet zu wissen, wer man ist, im Erkennen und im Fühlen. Es bedeutet, ein Gefühl der Kontinuität mit der Vergangenheit und demnach eine «Geschichte», etwas, was man anderen präsentieren kann, zu haben.*« »*...; selbst, wenn jemand nicht mehr in der Lage ist, an seiner narrativen Identität festzuhalten, so können dies andere immer noch tun.*« »*Die Hauptaufgabe der Demenzpflege ... besteht im Erhalt des Personseins angesichts versagender Geisteskräfte. (Kitwood* 2000:125).

Die Erhaltung der Personseins liegt in der Verantwortung Anderer, etwa in der der pflegenden Angehörigen. Es ist ihr Ziel, zur Person des erkrankten Menschen zu gelangen. Für die Erhaltung der Identität des an Demenz erkrankten Menschen ist die Teilhabe am Geschehen des Alltags notwendig. Diese setzt jedoch eben jene Gewohnheit voraus, die verloren zu gehen droht. *Affolter* betont, dass der beste Alltag die Angehörigen sind, die den Erkrankenden begleiten, dass die Aufrechterhaltung und das Tragen der Last allerdings ein Prozess ist, der um so besser gelingt, je besser die Beteiligten über das Verstehen des Anderen die Möglichkeit bekommen, regieren zu können und »das Richtige« zu tun. Der frühzeitigen Beratung von Angehörigen wird dabei ein hoher Stellenwert eingeräumt.

Literatur und der Umweg über den Text sind behilflich, weil das narrativ begriffene Leben selbst erzählerische und damit literarische Aspekte hat.

6.1.4 Bedeutung der Auseinandersetzung mit Literatur für Angehörige

Die Beiträge aus der Fachliteratur lassen erkennen, dass es sich beim Beginn einer demenziellen Erkrankung im familiären Kontext um einen Zusammenbruch der gewohnten (Kommunikations-) Form unter Erwachsenen handelt, der den Versuch der (kommunikativen) Kompensation beinhaltet. Um die Schamhaftigkeit und Entfremdung der Situation zu überwinden, müssen neue Strukturen der Beziehung gefunden werden. Der Eintritt in einen anderen Alltag mit einem an Demenz erkrankten Familienmitglied erfordert das Verstehen seitens der Angehörigen.

Welche Bedeutung hat angesichts dessen die Auseinandersetzung mit der Literatur für pflegende Angehörige? In der pflegewissenschaftlichen Literatur herrscht Einigkeit darüber, dass die Pflege von Menschen mit Demenz eher eine Kunstfertigkeit als eine Wissenschaft (*Schulz* 2000, *Lawton* 2000, *Adams* 2003, *Cantley* 2001) darstellt, so dass die Unterstützung ein ästhetisches Verständnis des Zugangs zur Person nahe legt.

Das entscheidende Kriterium für die Kommunikation ist das *Wie*. Eben dies leistet die Literatur durch die ihr eigene Bildlichkeit.

Literatur ist Teil der schönen Künste und beflügelt die Vorstellungskraft. Es wäre allerdings verfehlt, wenn man die Literatur als bloße Phantasie oder umgekehrt als bloßes Spiegelbild der Realität abtun würde. Mit *Edmund Husserl* sollte man vielmehr davon sprechen, dass die Literatur eine Bildlichkeit ermöglicht, ein Ins-Bild-Setzen der Welt als eine andere.

Wenn wir zu Beginn eines Romans die Zeilen lesen: »*Lange Zeit bin ich früh schlafen gegangen. Manchmal fielen mir die Augen zu, ...*«, dann handelt es sich um eine Inszenierung der Erfahrung, die auf Dauer die Erfahrung des Lesers von sich und der Welt verändert. *Marcel Proust* beschreibt in seinem Buch »*Tage des Lesens*« die Struktur dieser Veränderungen, indem er die Erfahrung des Lesens selbst vorführt. »*Bildlichkeit bezeichnet damit auch eine Kunstfunktion, nämlich die Bestimmung von Kunst als Alternativwahrnehmung, als Wahrnehmungsverfremdung oder -erschwerung.*« Kunst hat die Funktion, »*uns die Welt neu wahrnehmen zu lassen*« (*Lobsien* 1990:89).

Die Welt neu und anders zu sehen, ist eine Aufgabe und Herausforderung für pflegende Angehörige. Die Literatur setzt Lebenskunst frei, worin die grundsätzliche Relevanz von Literatur als Therapie liegt.

6.1.4.1 Auseinandersetzungen mit dem Text

Die Beschäftigung der pflegenden Angehörigen mit den Möglichkeiten einer Alternativwahrnehmung der Lebenswirklichkeit von Menschen mit Demenz, geschieht bei der Auseinandersetzung mit einer Erzählung. Die Erzählung kann als Film, als Text oder als Hörbuch auftreten. In unseren Veranstaltungen haben wir zunehmend auf die Möglichkeit des Films verzichtet, weil die Filmhandlung fotorealistisch oder als bloße Fiktion beurteilt wurde. Beide Haltungen sind kaum fruchtbar, obwohl sie möglicherweise durch das Wesen des Schauspiels nahegelegt werden. Seit *Heinrich von Kleists* kleiner Schrift *Über das Marionettentheater* wird über diesen Punkt in den Kulturwissenschaften bekanntlich gestritten (vgl. bereits: *Plessner* 1948).

In der Regel arbeiten wir mit einem Text, der, wie hier im Falle *Suters*, als Hörbuch präsentiert wird, von den anwesenden Personen gehört und gleichzeitig auf dem Papier mitgelesen wird. Im Unterschied zum Film ermöglicht eine Auseinandersetzung mit dem Text eine größere Kreativität der Bildlichkeit. Der Text lässt mehr Bilder zu als der Film!

Hinsichtlich einer Klärung, was ein Text ist, beginnen wir mit der These, dass die Alltagserzählung ein Medium der Vergesellschaftung darstellt. Ich erzähle Dir von mir und Du sprichst mit Dritten über mich. Dem geht eine Urpassivität voraus. »*Unser Verhältnis zur Erzählung ist zunächst das des Zuhörens gewesen: Man hat uns Geschichten erzählt, bevor wir fähig waren, uns das Vermögen des Erzählens und a fortiori das Vermögen, uns selbst zu erzählen, anzueignen*«*(Ricoeur* 1998:82).

In der Alltagserzählung werden Erfahrungen zur Aussprache gebracht, die einen Alltag bilden, insofern man sie als Meinungen und Überzeugungen austauscht. Ein Text (vor allem ein literarischer) fixiert einen möglichen Austausch, indem er sich von der gelebten Alltäglichkeit distanziert. Literarische Texte sind nicht dasselbe wie Grußpostkarten oder Zeitungsmeldungen, weil sie eigenen Gesetzmäßigkeiten folgen, die nicht nur darauf abzielen, Literatur als Hilfsmittel der Alltagskommunikation erscheinen zu lassen. Eigene Gesetzmäßigkeiten hat der Text in der Geschichtswissenschaft, in der er Stories unter dem Gesichtspunkt der Wahrheit einer Gewesenheit in bestimmter Konsekution nacherzählt. In der Literatur zeigt der Text das Mögliche auf, indem er sich nicht nur dem Leser, sondern auch der Tradition der Literatur stellt. Eine Distanz zum Alltagssprachgeschehen liegt schließlich auch darin, dass der geschriebene Text in Buchform das Leben eines Menschen weit überdauern kann. Das Verhältnis zwischen Text und Alltag ist insgesamt zweideutig: distanziert und nah. Diese Zweideutigkeit konstituiert den positiven Ort *vor dem Text*.

Der Text ist dem Sprachgeschehen aber nicht völlig fremd, da es bereits eine Textualität der Erfahrung gibt (*Schnell* 2002). Es ist dadurch möglich, dass sich Erfahrungen des Alltags in Texten bekunden können. Dadurch ist der Text nicht nur distanziert, sondern er kommt aus der Distanz auch wieder dem Leben entgegen und auf es zurück (*Benjamin* 1936). Die Annäherung des Textes an den Alltag beinhaltet eine unaufhebbare Differenz zwischen beiden, so dass der Text im Alltag als Instanz auftreten kann, *vor* der man sich verantwortlich zu verstehen hat!

Das Verstehen seiner selbst und des Anderen vor dem Text und in Auseinandersetzung mit dem Text hat ethische Implikationen, weil im Text der Literatur fiktive Ausmessungen des Guten und des Bösen hinsichtlich der Ausrichtung des Lebens und der Lebensführung unternommen werden. In der Auseinandersetzung mit der Literatur kann der Leser herausarbeiten, wie sein Leben war, ist und sein könnte.

Die Bedeutung der frühzeitigen Beratung von pflegenden Angehörigen für den Prozess des Verstehens und des Findens eines neuen Alltags ist bereits erwähnt worden. Die Frage, die auch in der Literatur immer wieder gestellt wird, ist, wer mit welchen Kompetenzen Ansprechpartner in der Beratung sein soll. Deutlich wird, dass präventive und beratende Aufgaben vermehrt in das Tätigkeitsfeld der professionellen Pflege gelangen, die eine entsprechende Adaption der Aus- und Fortbildungsstrukturen verlangt. In der Literatur wird zudem vielfach darauf hingewiesen, dass es der deutschen Pflege hinsichtlich eines familienbezogenen Ansatzes noch an Kompetenzen und einer entsprechenden Ausbildung fehlt (*Kean* 2001).

Unser Konzept richtet sich mit Workshops, die mit maximal 30 Teilnehmern durchgeführt werden, daher an in der Beratung und Unterstützung pflegender Angehöriger tätige Professionelle der Heilberufe.

6.1.4.2 Der Text zwischen Erfahrung, Schreiben, Lesen und Hören

Die Distanz, die der Text durch seine Ausdifferenzierung als eigene Gattung gegenüber der Alltagserzählung einnimmt, wird durch die Rezeption und Auseinandersetzung des lesenden und hörenden Angehörigen nicht wieder zu Nichts. Positiv formuliert: Der Text schafft einen Ort, *vor* dem die Angehörigen sich und ihr an Demenz erkrankendes Familienmitglied verantwortlich zu verstehen haben. Vor dem Text bedeutet, dass in der Interpretation der Text wie eine Autorität auftritt. Franz Kafka beschreibt einen ähnlichen Ort *Vor dem Gesetz*. Während das Gesetz jedoch stark in sich bestimmt ist, eröffnet der Text diverse Lesarten (*Derrida* 1992). Es gibt schließlich nicht nur eine Art, sein Leben zu leben!

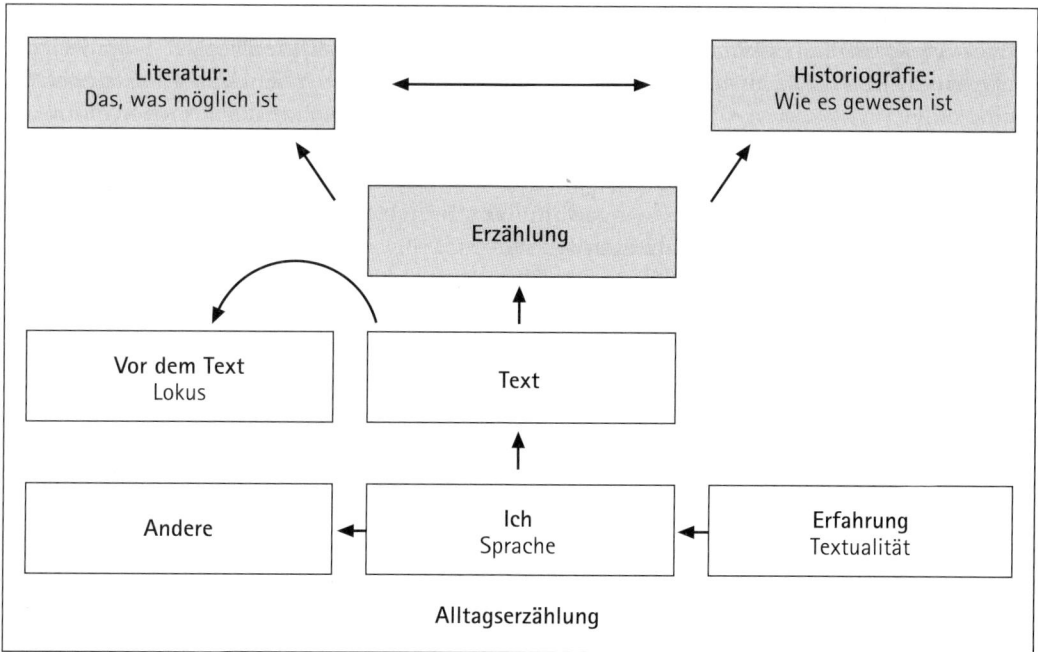

Abb. 7: Vor dem Text.

Die existentielle Hermeneutik geht den Umweg durch den Text, um zur Person seiner selbst und des Anderen zu gelangen. Das »*Sich-verstehen vor dem Text/se comprendre devant le texte*« (*Ricoeur* 1986:130) ermöglicht einen entpragmatisierenden Abstand vom Alltag und macht den Leser »*frei für neue Bewertungen der Realität*« (*Ricoeur* 1991:288). In einer neuen Ausrichtung des Lebens verbinden sich die Leichtigkeit des Durchspielens (*Schiller*) und die Ernsthaftigkeit des Durcharbeitens (*Freud*) existenzieller Möglichkeiten miteinander.

Für Angehörige bedeutet dieses Zusammenspiel, dass wir als existenzielle Hermeneutik bezeichnet haben, zunächst, dass sie die Möglichkeit bekommen, von ihrer eigenen Situation Abstand zu gewinnen. Der Text folgt seiner eigenen Logik, deren sich der Leser hingeben und anvertrauen kann, ohne die Verletzung seiner eigenen Geschichte befürchten zu müssen. »*Dieser Eindruck unterschlägt die Tatsache: daß die* »*Krankheit*« *so plastisch nur werden kann, wenn sie der Berührung durch den Kranken entzogen, wenn sie in diesem Sinne unheilbar geworden ist.*« (*Muschg* 1981:84)

Die Distanz im Text ermöglicht eine andere Blickrichtung auf die eigene Geschichte, als es die Aussprache des eigenen Erlebens ermöglicht. In diesem Sinne erfüllt der Text auch, aber nicht nur eine Dienstfunktion. In seiner Konkretheit ist er anders aber nicht ersetzbar.

Die Hingabe an den Text wird noch deutlicher durch das Medium des Hörspiels. Während er sich als gelesener aktiv an den Verstand wendet, versetzt er als gehörter den Hörer im Hören auch gleichzeitig in eine passive Rolle (*Lehmkuhl* 2005). Dieses Zusammenspiel aus Aktion und Passivität ist dem Text einzigartig und macht ihn unersetzbar. *Plessner* vertritt die Ansicht, dass die Aktionsmöglichkeiten der Sinnesrezeptoren, als Synergie und Synästhesie beschrieben, gleichfalls als Potenziale der menschlichen Aktionsweisen gelten können (*Plessner* 1970). Aus dieser Sicht erzwingt der Text als gelesener ein aktives Verhalten und impliziert als Hörerlebnis ein Gehen mit ihm.

6.1.5 Fazit: Literatur als Therapie? – Bedeutung der Ästhetik für die Heilberufe

In der *Bibliotherapie* wird die Lektüre ausgewählter Texte in den Heilplan des Patienten einbezogen. Im Unterschied dazu steht hier zunächst der Angehörige und nicht der Patient im Mittelpunkt. Es stellt sich somit grundsätzlich die Frage, worin Konvergenzen zwischen ästhetischer Literatur und heilberuflicher Beratung bestehen.

Um sich der Bedeutung der Literatur im therapeutischen Kontext zu nähern, erscheint es sinnvoll, diese zunächst zu unterscheiden. Therapie ist im deutschen Sprachverständnis sinnvoll darauf angelegt, zu einer Entlastung einer als belastend empfundenen Situation zu führen.

Literatur hingegen ist darauf angelegt, der Erfahrung, die als Wahrgenommenes auf Sprache angelegt ist, einen Ausdruck zu verleihen. In diesem Sinne gibt die ästhetische Literatur eine Antwort auf die Frage danach, wie zu sprechen ist, wenn es etwas zu sagen gibt (*Schnell* 2005). Wenn nun aber der Ausdruck des Erlebens kontextual verstanden wird und der Kontext die Form bestimmt, in der der Ausdruck für eine Sache steht, so eröffnet sich durch das Medium der Kunst ein weiterer Bedeutungshorizont, als er in einem engeren sozialem System gegeben ist. Die »*guten alten Fragen*« in *Becketts Endspiel* werden ja gerade dadurch als Festigkeit in einer indifferenten Situation verstanden, weil sie Teil eines Theaterstückes sind, während die gleichen Szenen im Kontext eines Pflegeheimes vermutlich zu anderen Interpretationsergebnissen führen wird. Der Satz: »Ich fühle mich dunkel«, ist für eine literarische Erzählung durchaus konstitutiv, während er als Antwort auf die Frage nach dem Befinden eher auf Unverständnis stoßen dürfte. Die Literatur erlaubt also einen anderen sprachlichen Ausdruck, als ihn die konventionelle Verwendung von Ausdrücken in der Alltagssprache vorgibt. Die Erfahrungen, mit denen sich Literatur und Therapie beschäftigen, werden von Menschen gemacht, die in dem einem wie in dem anderen dieselben sind.

»*Literatur und Therapie haben ihren gemeinsamen Fluchtpunkt in der Lebenskunst.*« (*Muschg* 1981:179)

Der Riss zwischen dem bedeutungsschaffenden Kontext der Literatur einerseits und der Therapie andererseits erfordert eben jene Kreativität der Person, die ihr im Verstehen über den Umweg zu Gute kommt.

»*Das Kunstwerk ist ein Spielfeld, auf dem die Umgangsformen mit dem Erfüllbaren und dem Unerfüllbaren geübt werden können.*« (ebd:177)

Das therapeutische einer durch den Text vermittelten existentiellen Hermeneutik als Beratung besteht darin, dass eine unabweisbare Wahrheit im Bezug auf das Leben gefunden wird, weshalb man sagen, kann, dass mich ein Text unabweisbar anzieht, ich an ihm nicht vorbeikomme.

»*Der Text ist ein Fetischobjekt, und dieser Fetisch begehrt mich. Der Text erwählt mich durch eine ganze Vorrichtung von unsichtbaren Filtern, selektiven Hindernissen: das Vokabular, die Bezüge, die Lesarbeit usw.*« (*Barthes* 1974:43)

In der Arbeit mit Angehörigen kann der Umweg durch den Text eine heilsame Distanzierung von der eigenen, häufig als schmerzhaft empfundenen Situation bedeuten. Die Literatur stellt hierfür zahlreiche Sekundärwelten zur Verfügung, zu einem Verständnis der fremdwerdenden Person zu gelangen.

»*Kunst und Therapie haben ein Ziel: Befähigung zum eigenen Leben.*« (*Muschg* 1981:203)

Literatur

Barthes, R.: Die Lust am Text. Suhrkamp, Frankfurt/M 1974.

Benjamin, W.: Der Erzähler. In: Illuminationen. Suhrkamp, Frankfurt/M. 1969.

Büscher et. Al. (Hrsg.): Familienbezogene Pflege. Huber, Bern 2001.

Derrida, J.: Préjugés. Vor dem Gesetz. Passagen, Wien 1992.

Falk, J.: Basiswissen Demenz. Lern- und Arbeitsbuch für berufliche Kompetenz und Versorgungsqualität. Juventa, Weinheim/München 2004.

Freud, S.: Erinnern, Wiederholen, Durcharbeiten. In: Ders.: Gesammelte Werke. Bd. I. Fischer, Frankfurt/M. 1982.

Friedmann, M. Family Nursing: Research, Theory & Practice, 4th edition. Stanford 1998.

Friesen, H/Schnell, M. W.: Die Entzweiung der gewohnten Lebensweise und ihre Reintegrierung. In: Daseinsanalyse. Phänomenologische Anthropologie und Psychotherapie (August 1990).

Heidegger, M.: Sein und Zeit. Niemeyer, Tübingen 1979.

Hermann, I.: Krankschreibungen. Krankheit und Tod in den Texten von Montaigne, Jean Paul, Kafka, Beckett und Brodkey. In: Brünner, G.; Gülich, E. (Hrsg.): Krankheit verstehen. Interdisziplinäre Beiträge zur Sprache in Krankheitsdarstellungen. Bollert, Bielefeld 2002.

Husserl, E.: Phantasie, Bildbewußtsein, Erinnerung. Zur Phänomenologie der anschaulichen Vergegenwärtigung (Husserliana XXIII). Martinus Nijhoff, Den Haag 1991.

Kean, S.: Family Nursing – Was ist das? In: Büscher et al. (Hrsg.): Familienbezogene Pflege. Huber, Bern 2001.

Kean, S.; Gehring, M.: Theoretische Grundlagen von Family (Systems) Nursing. In: Büscher et al. (Hrsg.): Familienbezogene Pflege. Huber, Bern 2001.

Kitwood, Tom: Demenz. Der personenzentrierte Ansatz im Umgang mit Verwirrten Menschen. Huber, Bern 2000.

Lemkuhl, T.: Bloßer Bügelbegleiter? Über das Hörbuch, in: Merkur 672. 2005

Lobsien: Bildlichkeit, Imagination, Wissen: Zur Phänomenologie der Vorstellungsbildung in literarischen Texten. In: Bohn, V. (Hrsg.): Bildlichkeit. Suhrkamp, Frankfurt/M. 1981.

McCormack, P.: Der Umgang mit der Familiendynamik nach einer Karzinomdiagnose. In: Büscher et al. (Hrsg.): Familienbezogene Pflege. Huber, Bern 2001.

Morse, J.; Johnson, J. L.: The Illness Experience, Dimensions of Suffering. California 1991.

Muschg, A.: Literatur als Therapie?. Ein Exkurs über das Heilsame und das Unheilsame. Suhrkamp, Frankfurt/M. 1981.

Plessner, H.: Zur Anthropologie des Schauspielers. In: Ders.: Zwischen Philosophie und Gesellschaft. Suhrkamp, Frankfurt/M. 1948.

Plessner, H.: Anthropologie der Sinne. In: Ders.: Gesammelte Schriften III. Suhrkamp, Frankfurt/M. 1980.

Ricoeur, P.: Du texte à l'action. Seuil, Paris 1986a.

Ricoeur, P.: Die lebendige Metapher. Fink, München 1986b.

Ricoeur, P.: Zeit und Erzählung I. Fink, München 1988.

Ricoeur, P.: Das Rätsel der Vergangenheit: Erinnern-Vergessen-Verzeihen. Wallstein, Göttingen 1998.

Ricoeur, P.: Gedächtnis, Geschichte, Vergessen. Fink, München 2004.

Ricoeur, P.: Personale und narrative Identität. In: Ders.: Das Selbst als ein Anderer. Fink, München 1990.

Schiller, F.: Über die ästhetische Erziehung des Menschen, in: Ders.: Werke. Bd. IV. Fischer, Frankfurt/M. 1966.

Schnell, M. W.: Narrativität und Menschenwürde. In: Breitling. A. u. a. (Hrsg.): Das herausgeforderte Selbst. Perspektiven auf Paul Ricoeurs Ethik. Königshausen & Neumann, Würzburg 1999.

Schnell, M. W.: Ricoeur und Merleau-Ponty als Kritiker Husserls. In: Vor dem Text, TU-Verlag, Berlin 2002.

Schnell, M. W.: Sprechen – warum und wie? In: Zegelin-Abt, A.; Schnell, M. W. (Hrsg.): Sprache und Pflege. Huber, Bern 2005.

Schnepp, W. (Hrsg.): Angehörige pflegen. Huber, Bern 2002.

Sartre, J. P.: Das Sein und das Nichts. Versuch einer phänomenologischen Ontologie. Rowohlt, Reinbek bei Hamburg 1985.

Sexl, M.: Pflege zwischen Kunst und Wissenschaft – Berufserfahrung und Probleme ihrer sprachlichen Formulierung in der Pflege. In: Pflege 2001; 14: 85–91.

Suter, M.: Small World. Gekürzte Lesung. Gelesen von Dietmar Mues. Hörbuch Hamburg.

Suter, M.: Small World. Diogenes Taschenbuch. Zürich 1999.

Von Bertalanffy, L.: General Systems Theory – Foundations, Developments, Applivations. Revised edition. New York 1969.

Zegelin-Abt, A.; Schnell, M.W. (Hrsg.): Sprache und Pflege. Huber, Bern 2005.

Zorn, F.: Mars. Syndikat, Frankfurt/M. 1991.

6.2 Konstitution der Wirklichkeit von Bettlägerigkeit am Leitfaden von Becketts Roman »Malone stirbt«

Anika Mitzkat

Thema dieses Kapitels ist die Bedeutung der Bettlägerigkeit und die mit ihr einhergehenden Veränderungen der Wahrnehmung für das Erleben der Wirklichkeit.

Ähnlich wie in der Pflege, in der Bettlägegerigkeit ein relativ junges und noch sehr unerforschtes Gebiet ist, taucht das Bild des Liegens in der Literatur mit wenigen Ausnahmen erst im 20. Jahrhundert in Verbindung mit Krankheit, Leiden, Alter und Tod auf. In Texten wie denen von *Susan Sontag*, *Matthias Diggelmann* und *Fritz Zorn* steht die individuelle Krankheitserfahrung als »unwissenschaftliche Rede« im Vordergrund. In der vorliegenden Arbeit geht es um die Darstellung der Erfahrung des unfreiwilligen Liegens.

Eine eigens in der Pflegeliteratur verwendete Definition von Bettlägerigkeit gab es bislang nicht. *Angelika Zegelin* liefert mit ihrer Dissertation erste umfassende Einblicke in die Entstehung von Bettlägerigkeit als Prozess der allmählichen Ortsfixierung (vgl. *Schnell, Mitzkat* 2005).

Für die Schnittstelle zwischen ästhetischer Literatur und Pflegewissenschaft rückt hier die pflegewissenschaftliche Perspektive in den Vordergrund der literarischen Textanalyse und beginnt mit der Frage nach den Möglichkeiten des **hermeneutischen Verstehens** in der Pflege (vgl. Schnell, Mitzkat in diesem Band). Methodisch handelt es sich um die phänomenologische Auslegung eines literarischen Textes als klinische Selbsterfahrung. *Becketts* Roman *Malone stirbt* eignet sich aufgrund seines symbolischen Charakters für das induktive Vorgehen und ist ausgehend von *Zegelins* Begriff der Bettlägerigkeit als differenziert verursachter Daseinszustand gewählt worden.

6.2.1 Becketts Roman »Malone stirbt«

»Der Tod gehört nicht indifferent nur dem Dasein zu, sondern beansprucht dieses als einzelnes« (Heidegger 1979:263).

145

In diese Beanspruchung im Sinne *Heideggers* sieht sich Malone gestellt. Der von *Beckett* vorgelegte Text besteht im Wesentlichen aus einer Art von Reflexion, in der die Identität des Protagonisten und damit auch sein Name *Malone* auf dem Spiel steht. Im Fortgang der Handlung wird der Leser mit dem Paradox konfrontiert, dass unklar ist, ob Malone der Name des reflektierenden Ichs des Romans oder ein beliebiger Name ist. *»Ich werde nun endlich doch bald ganz tot sein.«* (7) Es ist die Empfindung der Endlichkeit, die Malone dazu veranlasst, die Beanspruchung durch den zu erwartenden Tod und damit die Unausweichlichkeit des Endes auf sich zu nehmen und das Sterben zu einem aktiven Prozess zu machen. Er entzieht sich der beiden Pole des *»mich sterben lassen«* (7) und des *»Ich würde heute, an diesem Tage sterben«* (7) und tritt im letzten Akt seines Lebens gleichsam als Autor und Figur auf. Fraglich ist, ob es ihm gelingen wird, Regie über sein *»Programm«*, das er auf fünf Szenen *»Jetzige Lage, drei Geschichten, Inventar«* mit gegebenenfalls *»einigen Zwischenspielen«* (11) festlegt, zu führen. Die Maxime *»Ich werde mir beim Sterben nicht zusehen«* (7), könnte dabei eine Schwierigkeit darstellen. Dem Ausgeliefertsein im Angesicht seines Todes stellt er die rationale Annäherung gegenüber, indem er seine Vorgehensweise als **methodischen Dreiklang** aus Lagebestimmung, Geschichten und Bilanz festlegt.

Die Realisierung dieses Dreiklanges, die auf dem Wege der Durcharbeitung unterschiedlicher Dimensionen menschlicher Erfahrung geschieht, zielt darauf ab, zu einer Gewissheit über sich selbst zu gelangen. Im Mittelpunkt steht dabei das Erzählen der von ihm vorgestellten Geschichten über einen Mann und eine Frau, einen Vogel und schließlich einem Stein, von denen er sich eine *»gewisse Befriedigung«* (8) erhofft. *»Bis dahin«*, Malone meint das Eintreten des Endes, *»werde ich mir Geschichten erzählen, wenn ich kann«*(8). Dass es sich um mehr als einen bloßen Zeitvertreib handelt, wird im Fortgang des Erzählens deutlich.

6.2.1.1 Bestimmung der Lage

Der Roman *Malone stirbt* entwirft sich als narrative Lebensgeschichte von einer ungewissen Lage am Anfang in ein sicheres Ende, das sich in Form einer Bilanz erschließen soll. Das reflektierende Ich ist dabei das zu klärende Thema. Die Feststellung: *»Ich befand mich eines Tages hier in diesem Bett«* (12), bringt die wesentliche Problematik zum Ausdruck, in der sich Malone bei dem Versuch, seine Situation als Ausgangslage seiner Selbst zu beschreiben, befindet.

Die Veränderungen, die Malone in seiner Konstitution von Wirklichkeit (*»hier in diesem Bett«*, *»eines Tages«*, *»befand«*) durchläuft, sind zu betrachten im Kontext seiner Lage, die erstens ungewiss und zweitens hinsichtlich der leiblichen Erfahrung der Bettlägerigkeit einzuordnen ist.

Das Bedürfnis, sich seiner Lage zu vergewissern und sich selbst zu vergegenwärtigen, bezeichnet Malone als eine Schwäche, die sich als ernstes Unternehmen gegenteilig zu dem Spiel des Geschichten-Erzählens und ästhetisch als Gegenstück zur geplanten Inventur verhält. Es geht Malone um das Festlegen seiner Situation, das als ernstes Geschäft im Modus der Unterscheidung zu erfolgen hat. Das heißt, die gegenwärtige

Lage besteht nur in der Relation zu etwas Gewesenem und etwas Zukünftigen. Sie besteht aus einer Reihe von Zuschreibungen als Notwendigkeit der Bestimmung des »Da« im Dasein (vgl. *Heidegger* 1979:263)

Die gewisse Vergegenwärtigung seiner Situation stellt sich zu Beginn des Romans als eine Unmöglichkeit dar. Das Übergehen der Leiblichkeit in der existenziellen Erfahrung durch die rationale Operationalisierung der Vorgehensweise als methodischen Dreiklang erinnert an *Descartes »Meditationen über die Grundlagen der Philosophie«*, in denen von einer gewissen Ausgangslage das Ich allein durch das Denken als ein unzweifelhaftes ausgewiesen werden soll. Die Nähe zur cartesianischen Meditation ist ein bewusst gewähltes Element der Romankonstruktion, die sich zum einen in Entsprechungen zeigt, zum anderen in elementarer Form von ihr abweicht.

Malone bezieht sich auf den von *Descartes* zitierten archimedischen Punkt (»*Archimedes hatte Recht*« 108), als er, bei dem Versuch, sein Bett zu bewegen, seinen Stock verliert und beinahe selbst aus dem Bett fällt. Ein festes Fundament der Selbstvergewisserung steht dem hinfälligen Leib nicht zur Verfügung!

Die Informationen, die der Leser über Malone erhält, sind fragmentarisch über die Länge des Romans verteilt. Den Namen des Protagonisten erfährt der Rezipient erst auf Seite 64 und unter der Einschränkung, dass Malone eventuell nur eine beliebige Bezeichnung des erzählenden Ichs ist. »*Was Malone betrifft (so nenne ich mich nämlich zur Zeit) und den anderen*«(64). Malone ist vermutlich um die 90 Jahre alt (»*seit fast einem Jahrhundert*«, 9; »*ich meine neunzig*«, 15) und männlichen Geschlechts. Sein Alter kann er nicht genau angeben (»*aber ich kann es nicht beweisen*«, 15), ihm ist zwar sein Geburtsjahr bekannt, nicht aber die Jahreszahl der Gegenwart. Obwohl er sein Alter als etwas, worüber er sich schon »*seit einer Ewigkeit [...] keine Rechenschaft mehr*« (15) ablegt, einführt, kommt er auf das Thema zurück und bemerkt in einer der zahlreichen ironischen Bemerkungen im Text »*als wäre ich sechzig*« (98). Er liegt in einem Zimmer in einem Bett auf dem Rücken mit meist zur Seite gedrehtem Kopf. Malone ist nackt und mit mehreren Decken, die er je nach Jahreszeit kombiniert, zugedeckt. Sein Körper ist, »*was man leichthin gebrechlich nennt*«(16) und lässt ihm einen minimalen Bewegungsspielraum. Es ist ihm möglich, seinen Kopf, den er als dick und struppig beschreibt, zu heben und, wenn auch unter zunehmender Anstrengung, seine Arme zu bewegen, um zu schreiben und Dinge in die Hand zu nehmen. Sein Äußeres scheint verwahrlost, seine Haare lang und struppig, seine Nägel scharf wie Krallen, so dass er sie zum Schärfen seines Bleistiftes einsetzen kann, sein Mund ist zahnlos.

Malone dürfte etwas streng riechen, da er sich nicht wäscht, sondern die ihm schmutzig erscheinenden Stellen mit einem speichelnassen Finger reibt. Zu hören ist von ihm vermutlich vor allem der Atem, der flach und von Geräuschen begleitet ist.

Die Frage, die sich nun stellt, ist, **welche Bedeutung das Im-Bett-Liegen am Lebensende für die Erfahrenswelt eines Selbst hat und welche Veränderungen der Wahrnehmung dabei eine Rolle spielen.**

Malones sinnliche Wahrnehmung ist eingeschränkt und erfährt Veränderungen, auf die im Kontext des Geschichten Erzählens einzugehen sein wird. Er hört und sieht »*sehr schlecht*« (16), wobei er an späterer Stelle feststellt, dass seine Ohren »*seit einiger Zeit besser zu hören scheinen*« (44), während sie vorher zwar nicht taub waren, er aber undeutlich hörte, in dem Sinne, dass er unterschiedliche Geräusche nicht differenziert vernehmen konnte. Am Anfang berichtet er noch von Geräuschen aus dem Haus, in dem er sich befindet, die ihn in ihrer Gewöhnlichkeit darauf schließen lassen, dass er sich in einem »*gewöhnlichen Zimmer*« (12) befindet. Das Sehen konzentriert sich hauptsächlich auf den Blick aus dem Fenster, dem der Blick in das Innere, in die Erinnerung, entgegengesetzt zu sein scheint. Für die Konstitution der Wirklichkeit ist die Wahrnehmung von Farben und Schattierungen wichtig, die sich im Verlauf verändert.

Keine Informationen finden sich zu Malones Geschmacks- und Geruchssinn. Man könnte vermuten, dass der immer gleich bleibende Geruch im Zimmer und die Suppe als einzige Kost diese haben abstumpfen lassen. Die Einschränkung seiner sinnlichen Wahrnehmung erklärt sich Malone nicht mit einem Nachlassen der Wahrnehmungsfähigkeit, sondern mit der Fokussierung der Sinne auf sich. »*Alle Sinne sind auf mich gerichtet.*« (16) Malone befindet sich in der Beschreibung seiner selbst außerhalb seines Körpers. Er spricht »*über sich*« (16). Sein Körperbild ist reduziert auf funktionale Aspekte. »*Hauptsache, man ernährt sich und entleert sich, wenn man bestehen will.*« (14)

Der Ausschnitt der Welt, der sich ihm in seiner Lage bietet, besteht in der Hauptsache aus eineinhalb Fenstern des Nachbarhauses, durch die zuweilen eine Frau und ein Mann zu beobachten sind. Er betrachtet sie aus einer Distanz, in der ihm die Vorgänge merkwürdig erscheinen, gleichzeitig aber eine Art von Sicherheit vermitteln. Nach einer ersten Krise beschließt Malone, noch nicht aufzugeben und geht seinen gewohnten Verrichtungen nach. Hierzu zählen auch der Blick aus dem Fenster und der distanzierende Bericht über das Gesehene. Wesentlich für sein Erleben von Wirklichkeit ist der Ausschnitt Himmel, der es ihm zunächst noch ermöglicht, Tag und Nacht zu unterscheiden. »*Es ist keine gewöhnliche Scheibe. Sie bringt mir die Morgendämmerung und sie bringt mir den Sonnenuntergang.*« (47)

Das Fenster als Blick auf die Außenwelt fungiert in der Romankonstruktion als Metapher für die Relation des Subjektes zu seiner Umwelt.[75] »*Außer dem Fenster, daß gewissermaßen mein Nabel zu sein scheint und von dem ich mir sage, daß es an dem Tage, an dem es sich ebenfalls verfinstern wird, ich beinahe wissen werde, woran ich mich zu halten habe.*«(65/66)

---

[75] In der Kulturgeschichte steht das »Fenster« als Motiv für die Verbindung und Trennung zwischen Innen- und Außenwelt immer dort, wo von »Bild« oder »Einbildung« die Rede sein kann (vgl.: Malerei: *Johannes Vermeer*, Film: *Hitchcocks Das Fenster zum Hof*).

6.2.1.2 Geschichten erzählen

Die Vergegenwärtigung seiner Lage lässt Malone mit den offenen Fragen der **Zeit**, des **Ortes** und des **Subjektes** zurück. Die cartesianische Reflexion bietet hierüber keine Sicherheit. Malone beginnt mit dem Erzählen von Geschichten und realisiert dabei schnell, dass dieses Erzählen kein bloßer Zeitvertreib ist, sondern möglicherweise ein alternativer Weg der Selbstvergewisserung. Die Funktion des Erzählens klärt die Identität.

Die erste Geschichte handelt von einem gewissen »Sapo«. Malone schildert ihn als jung und, so dessen Eigenart, als um Kontakt mit der Natur bemüht, die er aber quasi missversteht, da er Tierarten sowie Getreidesorten miteinander verwechselt. Die Schwierigkeiten der Identitätsbildung Sapos, die hier schon sichtbar sind, werden von Malone dann weiterverfolgt. Er berichtet von Sapos Bemühungen, einen Anfang im Leben zu finden, über dessen Ringen um soziale Kontakte zur Mitwelt, über die Berufsausbildung und andere Dinge mehr.

Malone hat große Mühe, in das Erzählen zu gelangen und muss sich mehrmals korrigieren, bevor er in einen Erzählfluss gelangt. Bereits nach wenigen Sätzen bricht Malone mit der Bemerkung »*Wie langweilig.*«(17) ab. Die **Langeweile** tritt zunächst als Unterbrechung der Erzählung auf. Sie hat dabei sowohl für die Textkonstruktion als auch für das Verhältnis des Erzählenden zum Erzählten die Funktion eines Bindeglieds. Malone wird gewahr, dass er nicht unabhängig von der Geschichte ist, die er erzählt. »*Wie langweilig. Und so was nenne ich spielen. Ich frage mich, ob es nicht immer noch ich bin, um den es sich handelt*«(19).

Entscheidend ist hier, dass Malone durch einen Anfall an Langeweile und die leibliche Erinnerung an seine Situation der Bettlägerigkeit und der Todeserwartung mit der Erzählung für längere Zeit aussetzt und in eine noch zu bestimmende Konfusion verfällt.

Bezüglich der ihn in Beschlag nehmenden Langeweile fragt er sich nicht, was sie ist, sondern was sie im Kontext von Bettlägerigkeit und Sterben will. »*Aber wie sollen wir dieser zunächst unwesentlichen, unfaßlichen Langeweile Raum geben? Nur so, daß wir nicht gegen sie sind, sondern uns ihr nähern und uns sagen lassen, was sie denn wolle, daß wir das, was wir so Langeweile nennen und scheinbar kennen, überhaupt erst einmal aus der Unbestimmtheit herausnehmen. All das aber nicht im Sinne einer Zergliederung eines seelischen Erlebnisses, sondern so, daß wir uns damit uns nähern. Wem? Uns selbst – uns selbst als einem Da-sein*« (Heidegger 1992:123).

Heidegger identifiziert die Langeweile als eine *Grundstimmung des Daseins*, das heißt, als eine Weise der Zeitlichkeit, wie sich Welt, Mitsein und Existenz dem Dasein erschließen. Zeit verhält sich relativ zur Wirklichkeit und wird im Modus der Befindlichkeit für sich genommen, ohne die Frage nach dem Woher zu stellen. In dieser Uneigentlichkeit ist die Langeweile ein negativer und zu beseitigender Zustand, in dem es gilt, die Zeit zu vertreiben. *Heidegger* verweist darauf, dass das Zeitvertreiben-Wollen **nicht** der eigentümliche Charakter der Langeweile ist, sondern

149

lediglich eine Möglichkeit, wie sie im Dasein lange weilt. Somit ist Malones Erfahrung, dass man sich »*ruhig weiter zu Tode gelangweilt*«(68)[76] haben kann, ohne sich selbst näher zu kommen, durchaus auch eine positive Möglichkeit.

Langeweile gehört als »*schweigender Nebel in den Abgründen des Daseins*« zu dem, »*wie wir sind, zu unserer Lage*« dazu (*Heidegger* 1929/30:22), man muss sie nur wach sein lassen. Malone gelangt in diese **eigentliche** und bleibende Erfahrung der Langeweile. »*Das*«, [gemeint ist die Vernunft und Geduld des jungen Sapo, der versucht, sich selbst zu ergründen, der Verf.] »*ist so recht die leichte, dünne Luft, die ich brauchte, weit weg von dem nährenden Nebel, der mich umbringt*« (25)

Von pflegewissenschaftlicher Relevanz ist die Langeweile im Kontext der Bettlägerigkeit als eine Möglichkeit, sich selbst zu begegnen. *Heidegger* bestimmte das Eigentliche der Langeweile: »*1. daß die Stimmung in sich offenbart, nämlich das Dasein selbst in dem, wie es ist, bei sich selbst und bei den Dingen sich befindet. 2. Daß sie das nur kann, wenn sie aus dem Grunde des Wesens des Daseins aufsteigt, zumeist seiner Freiheit entzogen.*« (*Heidegger* 1992:238)

Hierin ist das **kreative Potenzial** der Langeweile zu sehen[77] und die Verbindung zwischen der Endlichkeit und der Möglichkeit des Ganzseinkönnens.

Als Malone seine Geschichte fortsetzt, ist auch in Sapos Leben Zeit vergangen und er tritt als gealterte Person wieder auf. (»*Ich habe lange gebraucht, um ihn zu finden, aber es ist geschafft.*«, 69). Malone entschließt sich, dem alten Sapo einen neuen und anderen Namen zu geben: Macmann. Hier beginnt die zweite Geschichte über einen Vagabunden, der, aus der bürgerlichen Ordnung heraus gefallen, seinen Platz nicht im wirklichen Leben, sondern im Irrenhaus gefunden hat.[78] Dort war er eine Zeitlang mit der Lustgreisin Moll liiert, zu der neben einer sexuellen Bindung auch eine Art Pflegebeziehung bestand.

Die in die Geschichte Macmanns eingeflochtenen Sequenzen aus dieser Beziehung bilden die dritte Geschichte. Entscheidend ist hier wiederum, dass Malone, der Erzähler all dessen, Macmann am Ende mit dem Worten »*nichts mehr*« (394) sterben lässt, was auf das Überleben Malones hinweist. Kurz: Als die Erzählungen und mit ihnen das Buch Becketts beendet sind, lebt Malone noch. Anfang und Ende seiner selbst erlebt niemand am eigenen Leibe!

---

[76] In *Warten auf Godot* fallen Langeweile und Idee der Langenweile in der sprachlichen Umsetzung zusammen. »Wir warten. Wir langweilen uns. (Er hebt die Hand.) Nein, widersprich mir nicht, wir langweilen uns zu Tode, das ist unbestreitbar.«(*Beckett* 1981, 199) Die Themen des Stückes, das Warten und die Langeweile finden nicht nur in der Sprache statt, sondern werden über diese erfahrbar vermittelt. (Vgl. Fletcher 1969)

[77] Auch *Georg Simenons* Roman *Die Glocken von Bicêtre* kommt das kreative Potential der Langeweile zur Geltung. Der Text handelt von einem Mann, der nach einem Schlaganfall bettlägerig ist und seine Zeit zur Aufarbeitung seines bisherigen Lebens nutzt, wozu er unter »normalen Umständen« keine Zeit hätte. »Das ist es, was er braucht: in Ruhe nachdenken, ohne daß ihn ständig jemand beobachtet, ohne daß ihn jemand möglichst schnell aus seinem inneren Monolog herausholen will.« (63)

[78] klassische Definition des Irrenhauses, vgl. *Foucault* 1973; *Castel* 1997.

6.2.1.3 Konfusion der Erfahrungsstruktur

Während des Erzählens gerät Malone zunehmend in Konfusion über die Relationen zu **Raum, Zeit** und schließlich seiner eigenen **Identität** in Abgrenzung zu der Anderer.

Konfusion meint die Unklarheit, die Malone bestürzende Verwirrung über die fragmentarische Erfahrung. Das heißt, dass die chronologischen und kausalen Sinnstrukturen aufgehoben sind, die normalerweise der Erfahrung Ordnung und Halt verleihen. Es stellt sich also die Frage, wie sich für den bettlägerigen Malone die Wirklichkeit konstituiert. Der Begriff der Konstitution geht auf den phänomenologischen Ansatz *Husserls* zurück, der menschliches Erleben als ein Bewusstsein von etwas versteht. Hinsichtlich dieser Intentionalität stellt sich die Frage nach den der Wahrnehmung zugrunde liegenden wesentlichen Gesetzen des Erlebens von Wirklichkeit.

Was das Erleben des Raumes anbelangt, ist zunächst Malones Lage zu berücksichtigen. Aus der Perspektive eines im Bett Liegenden werden die Wände nicht als gerade wahrgenommen, sondern auf einen Fluchtpunkt zulaufend konvex gekrümmt (»*es fällt mir zunächst auf, daß es*« [das Fenster, d. Verf.] »*sonderbar rund geworden ist*«, 85). Das Gesichtsfeld ist aufgrund der geringen Beweglichkeit von Oberkörper und Kopf stark eingeschränkt, der Blick – Malone liegt auf dem Rücken – überwiegend diagonal an die Zimmerdecke gerichtet. Normalerweise erfolgt die räumliche Wahrnehmung durch Abgleichung sich ändernder Sinneseindrücke in Bewegung, also durch die Veränderung im Raum.

Im Bett liegend bleiben die Sinneseindrücke jedoch weitgehend gleich. Der Raum verliert an Tiefe, an Substanz, weil er unverändert gleich bleibt und immer anwesend ist. Ein Raum stellt sich normalerweise als ein solcher dar, weil er betreten und verlassen werden kann. In ihm befinden sich in der Regel Möbel, die bewegt werden können. Die Einheit des Raumes erschließt sich durch seine Möglichkeiten und Veränderungen. Malone berichtet von einem Schwinden der Farbe aus seiner Umgebung. Es ist alles grau (61 f.). Das Sehen hat sich auf eine innere Ebene verlagert. Die Bilder, die Malone sieht, entstammen seiner Erinnerung, die sich ihm vergegenwärtigt. Ähnliches lässt sich für seine akustische Wahrnehmung sagen. Der Widerspruch, dass er zugleich schlechter (16) und besser (44) hört, löst sich in der Verstrickung von Malones Erleben der gegenwärtigen Lage und seiner Erinnerung. Dass auch die leiblichen Grenzen seines Selbst sich nicht mehr scharf von seiner Liegestatt abheben, wird daran deutlich, dass er in Gedanken seine Bewegung nicht aus dem Bett heraus vollzieht, sondern sich mit dem Bett bewegt (107).

Malone hat keine Anhaltspunkte mehr. Der Tag-Nacht-Rhythmus ist aufgelöst. Das heißt, dass ihm jeglicher Bezug fehlt, um seinen Tagesablauf zu strukturieren. Es gibt keinen Tag mehr, den er strukturieren könnte!

Die Desynchronisierung ist auch im Hinblick auf Malones alltägliche Verrichtungen, den lebenspragmatischen Handlungsbezug, problematisch. Zu Malones »Pflegearrangement« zählt die regelmäßige Versorgung mit Suppe. Malone isst davon gewöhnlich alle drei Tage. Als seine Schüssel einmal nicht aufgefüllt ist, zieht Malone den Schluss, dass er keine Suppe mehr erhält und es befällt ihn die paradoxe Angst, vor seinem Ende zu verhungern. Dem Leser (und Malone selbst) ist es nicht möglich, nachzuvollziehen, ob seine Suppe tatsächlich nicht erneuert wurde, oder ob es sich um ein zeitliches Problem handelt. Es ist ebenso gut möglich, dass seit der letzten »Füllung« nur wenige Stunden oder vielleicht nur Minuten vergangen sind, die sich für Malone aber länger konstituieren.

Obwohl Malone wenig von seinen Schmerzen schreibt, scheinen sie permanent vorhanden und vertraut. Als leibliche Erfahrung sind sie ihm eigen. Einige Textstellen weisen darauf hin, dass der Zustand chronischer Schmerzen zuweilen von Schmerzattacken unterbrochen wird. (»*jetzt packt es mich wieder*«, 44; »*uff, da ist es wieder*«, 76). Die Schmerzen haben dann einen von außen einwirkenden Charakter.

Als leibliche Erfahrung hat der Schmerz erstens durch seine Permanenz als etwas zu Malone Gehörigem und als ein ihn von außen Anfallendes eine Mittelposition zwischen Innen- und Außenwelt. Zweitens ist er für die Konstitution der Wirklichkeit maßgeblich, da er Malones Dasein bestimmt.

Entscheidend ist, dass Malone in Folge seiner Bettlägerigkeit seinen Körper sehr eingeschränkt wahrnimmt. Die Körpergrenzen lassen sich nicht eindeutig bestimmen, Malone hat keinen Anfang und kein Ende. »*Denn mein Arsch, zum Beispiel, dem man nicht nachsagen kann, das Ende von irgendwas zu sein, es sei denn, man hielte ihn für die Mündung der Lippen, wenn er jetzt im Moment zu scheißen anfinge, was mich wundern würde, so glaube ich wirklich, daß die Kötel in Australien herauskommen würden.*« (81)

6.2.1.4 Narrative Identität

Das Erzählen ist Ausdruck eines gelebten Lebens, in dem das Selbst sich erzählt und damit verstehend kennen lernt.[79] Der Begriff der narrativen Identität meint, dass Menschen in einer Zeitlichkeit in der Welt sind, weil sie die Fähigkeit haben, Geschichten zu erzählen und indem sie Teil dieser Geschichten sind.[80]

»**Ich**« sagen bedeutet, von mir zu erzählen. In der monologischen Form des Textes *Malone stirbt* verwundert es nicht, dass das Personalpronomen anfangs gehäuft, streckenweise in jedem Satz zu finden ist. Bemerkenswert ist der Punkt, an dem Malone schreibt: »*Ich sage nicht mehr ich.*«(147) Der Begriff von Identität, der es Malone ermöglicht, fortzufahren, obwohl er sein Ich einklammert, expliziert *Ricoeur* in *Das Selbst als ein Anderer*. »*Die Erzählung konstruiert die Identität der Figur, die man als narrative Identität nennen darf, indem sie die Idenität der erzählten Ge-*

---

[79] Das Erstellen einer sinnvollen Lebenseinheit wird durch das Verhältnis von Erleben, Ausdruck und Verstehen ermöglicht. »*So lernt er*«, der Mensch, »*sich nur über den Umweg des Verstehens selber kennen.*« (*Dilthey* 1981:99)

[80] Die Theorie der narrativen Identität liefert somit quasi den »Unterbau« zu *Heideggers* Theorie der Sorge als Notwendigkeit der Zeit, sich aufgrund des »*Geworfen-Seins*« auf etwas zu richten. Das fragmentarische Erleben im Jetzt referiert immer auf ein potentiell Ganzes durch sein Sein in der Zeit.

schichte konstruiert. Es ist die Identität der Geschichte, die die Identität der Figur bewirkt.« (ebd., 182)

Identität ist trotz der Veränderung in der Zeit beständig durch das **erzählende Selbst,** das **sich erzählende Selbst** und das **erzählte Selbst** (vgl. *Schnell* 1999). In *Becketts* Roman kommen die Positionen Malones als Autor, Erzähler und Figur zum Ausdruck. Malone ist Autor, was durch den Akt des Schreibens betont wird, er ist Erzähler, indem er Geschichten und Erzählender, indem er seine Geschichte, die Reflexionen auf seine gegenwärtige Lage, erzählt. Er ist Figur, indem er mit den Figuren sich selbst aus einer distanzierten Haltung beschreibt. Die Mehrdeutigkeit seiner Funktion als Autor zeigt sich in den vielen Korrekturen, die Malone an seinen Geschichten vornimmt. *»Was aber den Begriff der narrativen Einheit des Lebens anbelangt, so muß man auch in ihm ein unbeständiges Gemisch von Phantasiegebilde und lebendiger Erfahrung sehen. Gerade wegen der flüchtigen Charaktere des wirklichen Lebens bedürfen wir der Hilfe der Fiktion, um letzteres rückblickend nachträglich zu organisieren – auch auf die Gefahr hin, daß man jede Figur der Fabelkomposition, die der Fiktion oder Geschichte entlehnt wurde, für revisionsbedürftig und provisorisch hält.«* (*Ricoeur* 1990:199)

Bei *Beckett* heisst es: *»Eine Menge Kleinigkeiten zu berichten, die recht merkwürdig sind, in Anbetracht meiner Lage, wenn ich sie richtig deute. Aber meine Notizen neigen, wie ich endlich begriffen habe, leider dazu, alles, was sie sozusagen betreffen sollen, verschwinden zu lassen.«* (115)

Malone geht es darum, Rechenschaft abzulegen am Ende des Lebens mit Hilfe erzählter Geschichte, die Fiktion, aber nicht bloße Fiktion sind. Das Geschichten-Erzählen versteht sich als Spiel, um die Ohnmacht angesichts der Unausweichlichkeit seiner Lage zu überwinden und nicht allein zu sein. *»... ich werde so tun, wie ich immer getan habe, nicht wissend, was ich tue, wer ich bin, wo ich bin, ob ich bin. Ja. Ich werde versuchen, um sie in meinen Armen zu halten, eine kleine Kreatur zu machen, nach meinem Ebenbild, was ich auch sagen mag. Und wenn ich erkenne, daß sie mißraten oder zu ähnlich ist, werde ich sie fressen.«* (69)

6.2.1.5 Gewohnheit

Im Verlauf der Erzählung und des Erzählens wird die Rolle der Gewohnheit als ein Realitätsbezug deutlich, zumeist dann, wenn das Erzählen und damit die Selbstvergewisserung in eine Krise geraten. Neben den körperlichen Verrichtungen und »Entleerungen« gehört auch das Schreiben zu Malones gewohnten Verrichtungen. In diesem Kontext ist entscheidend, das es die Funktion des Gedächtnisses einerseits und die eines Mediums des zur Sprache-Kommens einnimmt. Die Dinge sind, indem sie gesagt werden. Und sie sind in der Zeit, weil er sie aufschreibt. *»Ich wollte nicht schreiben, aber ich habe mich schließlich doch darin gefügt. Und zwar, um zu wissen, woran ich bin, woran er ist. Anfangs schrieb ich nicht sondern redete nur. Dann vergaß ich das, wovon ich geredet hatte. Ein Minimum an Gedächtnis ist unerläßlich, um wirklich zu leben. [...] Ich kenne auch meine eigene Geschichte nicht, ich* *vergesse sie, ich brauche sie ja auch nicht zu kennen. Und doch schreibe ich mit demselben Bleistift.«* (44/45)

Der Zusammenhang von Gedächtnis, Erinnerung und Gewohnheitsbildung findet sich in dem Werk *Prousts*, über den der Literaturdozent *Beckett* ein eigenes Buch geschrieben hat. *Ulrich Pothast* betrachtet diesen Zusammenhang aus der Sicht *Schopenhauers* und führt der Sache nach aus: »Gewohnheit« ist in der Definition *Becketts* *»eine Konvention des Erfahrens von Welthaftem, die den Erlebnissen des Subjekts alles, was nicht mit vorgefaßter Begrifflichkeit abgehakt werden kann, im Zustand des Unbemerktbleibens zurückhält.«* (Pothast 1982:149)

Entscheidend an der Theorie der Gewohnheit ist, dass sich Anpassung und Wahrnehmung gegenseitig bedingen, ausgehandelt und abgeglichen werden müssen. Gewohnheit ist ein zeitlicher Prozess, der es durch Anpassung ermöglicht, der Wahrnehmung einen kausalen Bezug beizumessen. Die Übergänge zwischen den Anpassungsformen sind die Perioden, in denen die Gewohnheit zusammenbrechen kann und die Möglichkeit der Erfahrung einer Welt außerhalb aller Relationen gegeben ist. Für das Erleben Malones ist der Begriff des *»wachen Wahnsinns«* (Pothast 1982:159) relevant. Hier wird die *unwillentliche Erinnerung*, die *Beckett* als Erkenntnismittel bei *Proust* ausfindig macht, mit dem Zustand genuin willenloser Anschauung bei *Schopenhauer* zusammen gedacht. Das heißt, dass außerhalb der Gewohnheit und dem Vorhandensein von kausalen Ordnungsstruktur und denkbaren Relationen die isolierte Wahrnehmung in einem Zustand äußerster Klarheit endet. Diese genuine Erfahrung mag das im Bett endende Leben auszeichnen.

6.2.1.6 Inventar

Malone geht es darum, am Lebensende dasjenige zu bestimmen, was in seinem Besitz bleibt. Das Feststellen des Inventars ist an seine leibliche Erfahrungsstruktur gebunden und beginnt folglich mit den nächsten Sachen, mit denen Malone täglich umgeht und die es ihm ermöglichen, auf die Wirklichkeit einzuwirken. Malone erwägt daher, diese Sachen (Bleistift, Heft, Pfeife, Topf etc.) in sein Bett zu holen, um sie in den Händen zu haben, in den Mund zu nehmen, sich darauf zu legen. Neben dem Ausdruck des Angewiesenseins auf das Bett als einzigen beeinflussbaren Raum, verweist hier das Inventar wieder auf die leibliche Erfahrung der Lage zurück. Hinsichtlich der metaphorischen Bedeutung der Inventur als summierte Lebenserfahrung zeigt sich eine ähnliche Struktur. Das Erzählen wird keine Vollständigkeit erlangen, weil sich erstens das Vergessen dem Schreiben entgegenstellt und weil es zweitens unmöglich ist, sein eigenes Leben bis zum Tode jenseits der Leiblichen Verortung zu fassen.

6.2.2 Zusammenfassung der Ergebnisse und pflegewissenschaftliche Relevanz

Im Kontext der Bettlägerigkeit zeigt sich am Beispiel von *Malone stirbt*, dass der Bezug zu einer Wirklichkeit keine sich gleichbleibende Selbstverständlichkeit der alltäglichen Erfahrung ist, sondern eine Konstruktion anhand verbleibender Ordnungsstrukturen der Wahrnehmung.

Bettlägerig zu sein bedeutet, sich in einer Unausweichlichkeit der Situation zu befinden. In *Becketts* Roman kommt es zu einer Art von Versöhnung des Selbst mit seinen Zweifeln. Von pflegewissenschaftlicher Relevanz ist daher das positive Potenzial der Bettlägerigkeit, das diese nicht nur negativ als »Pflegeproblem« ausweist. Dem Aus-dem-Leben-geworfen-Sein als Erfahrung der Isolation steht hier die Möglichkeit gegenüber, jenseits des Gewohnten zu denken und zu sich zu finden.

Sich im Zustand der Bettlägerigkeit zu befinden bedeutet, sich zu langweilen. Mit einem Exkurs auf *Heidegger* konnte die Langeweile im Kontext von Bettlägerigkeit in ihrer Eigentlichkeit als eine Möglichkeit, sich selbst zu begegnen, herausgestellt werden. Langeweile birgt ein kreatives Potenzial des Ganz-sein-Könnens in der endenden Zeit.

Für die Erfahrungswelt des Selbst am Lebensende stellte sich die veränderte Wahrnehmung als gewohnheitsbrechend heraus. Die anschließende Frage war, welche Veränderungen der Wahrnehmung dabei eine Rolle spielen.

Die Konstitution der Wirklichkeit wird im Modus der Konfusion zu einer brüchigen Angelegenheit, in der das Selbst immer wieder auf sich selbst geworfen wird. Der einheitlichen Erfahrung von Raum, Zeit und Identität steht im Zustand der Bettlägerigkeit das fragmentarische Erleben entgegen. Hinsichtlich der Zeiterfahrung ist im Kontext der Bettlägerigkeit von einer zunehmende Desynchronisierung zu sprechen. Die Wahrnehmung der Abfolge von messbaren Minuten und Stunden und erfahrbaren Tag- und Nachphasen läuft der »gefühlten« Zeit entgegen. Durch die Auflösung einer objektiven Zeitstruktur verlieren alltägliche Verrichtungen ihre lebenspragmatische Funktion. Nicht mehr »aktiv werden wollen« wird durch den Zeitverlust und die Beschränkung auf den Raum erhöht (vgl. *Zegelin* 2004).

Bettlägerigkeit bedeutet, nicht mehr sagen können, wann und wo sich etwas befindet. Eine einheitliche Sinnbildung der Identität in der Welt ist nur über den eigenen Leib möglich. Die Konstitution der Wirklichkeit als eine leibliche steht somit in direktem Bezug zu anderen Menschen, sie ist intersubjektiv.

Literarische Texte können einen Zugang darstellen, die Mir-Fremdheit der Erfahrung einer Situation zu verstehen. Bettlägerigkeit und ihre Auswirkungen rücken anhand der exemplarischen Konkretisierung aus dem Bereich des Marginalen in das Feld eines individuellen und biographische begründbaren Phänomens.

»*Das Ergebnis unserer Diskussion besteht darin, daß literarische Erzählungen und Lebensgeschichten sich nicht nur einander nicht ausschließen, sondern sich – trotz oder wegen ihres Kontrates – ergänzen. Diese Dialektik erinnert uns daran, daß die Erzählung zum Leben gehört, ehe sie sich vom Leben ins Exil der Schrift begibt: Auf den vielfältigen Wegen der Aneignung und um den Preis der unaufhebbaren Spannungen, wie wir sie oben besprochen haben, kehrt sie ins Leben zurück.*« (Ricoeur 1996:200)

Literatur

Adorno, Th. W.: Versuch das Endspiel zu verstehen. Suhrkamp, Frankfurt/M 1973.

Beckelt, S.: Proust. Arche, Zürich 1960.

Beckett, S.: Der Namenlose. Suhrkamp, Frankfurt/M 1995.

Beckett, S.: Endspiel/Fin de partie/Endgame. Suhrkamp, Frankfurt/M 1981.

Beckett, S.: Malone stirbt. Suhrkamp, Frankfurt/M 1995.

Beckett, S.: Molloy. Suhrkamp, Frankfurt/M 1995.

Beckett, S.: Warten auf Godot/En attend Godot/Waiting for Godot. Suhrkamp, Frankfurt/M. 1981.

Beckett, S. und Georges, D.: Drei Dialoge. In: Engelhardt, H./Mettler, D. (Hrsg.): Materialien zu Samuel Becketts Romanen »Molloy«, »Malone stirbt«, »Der Namenlose«. Suhrkamp, Frankfurt/M 1976.

Benner, P.: Stufen der Pflegekompetenz (From Novice to Expert), Huber, Bern 1994.

Brünner, G.; Gülich, E. (Hrsg.): Krankheit verstehen. Interdisziplinäre Beiträge zur Sprache in Krankheitsdarstellungen. Bollert, Bielefeld 2002.

Castel, R.: Die psychiatrische Ordnung. Suhrkamp, Frankfurt/M 1997.

Descartes, R.: Meditationen über die Grundlagen der Philosophie. Meiner, Hamburg 1960.

Diggelmann, W. M.: Schatten. Tagebuch einer Krankheit. Artemis, Zürich 1979.

Dilthey, W.: Der Aufbau der geschichtlichen Welt in den Geisteswissenschaften. Suhrkamp, Frankfurt/M 1981.

Ebersbach, V.: Heine liegt. Aus der Matratzengruft. Ein Monolog. Lotersbach, Winsen/Luhe/Weimar 1997.

Fletcher, J.: Die Kunst des Samuel Beckett. Suhrkamp, Frankfurt/M 1969.

Foucault, M.: Wahnsinn und Gesellschaft. Suhrkamp, Frankfurt/M 1973.

Fredriksson, L.; Eriksson, K.: The patient's narrative of suffering – a path to health? An interpretative research synthesis on narrative understanding. In: Scandinavian Journal of Caring Science 15. 3–11

Heidegger, M.: Grundstimmung des heutigen Daseins. in: Ders.: Die Grundbegriffe der Metaphysik. Welt-Endlichkeit-Einsamkeit. Klostermann, Freiburg 1929/30.

Heidegger, M.: Sein und Zeit. Niemeyer, Tübingen 1977.

Gontscharow, I.: Oblomow. dtv, München 2003.

Lüdke, M.: Anmerkungen zu einer«Logik des Zerfalls»: Adorno – Beckett. Suhrkamp, Frankfurt/M 1981.

Pothast, U.: Die eigentliche metaphysische Tätigkeit. Suhrkamp, Frankfurt/M 1982.

Ricoeur, P.: Personale und narrative Identität. In: Ders.: Das Selbst als ein Anderer. Fink, München 1990.

Ricoeur, P.: Zeit und Erzählung, Bd. 1. Fink, München 1988.

Ricoeur, P.: Zeit und Erzählung, Bd. 3. Fink, München 1991.

Sacks, O.: Der Tag an dem mein Bein fortging. Fischer, Hamburg 1991.

Schnell, M. W.: Leib, Körper, Maschine im Zeichen des pflegebedürftigen Menschen. In: Ders. (Hrsg.): Leib. Körper. Maschine. Interdisziplinäre Studien über den bedürftigen Menschen. Selbstbestimmtes leben, Düsseldorf 2004.

Schnell, M. W.: Narrative Identität und Menschenwürde. In: Orth, St.: Das Herausgeforderte Selbst, Perspektiven auf Paul Ricouers Ethik. Könighausen & Neumann, Würzburg 1999.

Schnell, M. W.; Mitzkat, A.: »Festgenagelt sein« Angelika Zegelin über den Prozess des Bettlägerigwerdens. In: PrInterNet 10/2005, 578–579

Sexl, M.: Pflege zwischen Kunst und Wissenschaft – Berufserfahrung und Probleme ihrer sprachlichen Formulierung in der Pflege. In: Pflege 2001; 14: 85–91

Simenôn, G.: Die Glocken von Bicêtre. Diogenes, Zürich 1998.

Sontag, S.: Krankheit als Metapher. Fischer, Frankfurt/M. 2003.

Strauß, E. Die aufrechte Haltung. Eine anthropologische Studie. In: Ders.: Psychologie der menschlichen Welt. Gesammelte Schriften. Sproinger, Berlin/Göttingen/Heidelberg 1960.

Tengelyi. Laszlo: Der Zwitterbegriff der Lebensgeschichte. Fink, München 2003.

Zegelin, A.: »Festgenagelt sein«. Der Prozess des Bettlägerigwerdens durch allmähliche Ortsfixierung. Huber, Bern 2005.

Zegelin, A.; Schnell, M.W, (Hrsg): Sprache und Pflege. Huber, Bern 2005.

Zorn, F.: Mars. Syndikat, Frankfurt/M. 1991.

7 Die Pflege und die Sprache der Zeichen

Martin W. Schnell, Anika Mitzkat

7.1 Das Krankenhaus – Ein Reich der Zeichen

7.1.1 Einleitung

In einem Krankenhaus im Ruhrgebiet haben wir 405 Fotos von verschiedenen Zeichen (Türschilder, Wegweiser, Hinweisschilder usw.) aufgenommen sowie persönliche Eindrücke des Krankenhauses als »Reich der Zeichen« gesammelt. Die Fragestellung war, wie die Zeichen den Betrachter ansprechen und welche Erfahrungen sie ihm im Krankenhaus ermöglichen.

Das Krankenhaus gehört zu einem katholischen Klinikverbund, dem auch ein Pflegezentrum angeschlossen ist, das ebenfalls in die Analyse einbezogen wurde.

Die Methode der Diskursanalyse geht davon aus, dass ein Zeichen kein singuläres Ereignis in der Erfahrung eines Individuums ist, sondern auf einen relativ geschlossenen Sozialzusammenhang verweist. Zeichen haben dann für einen Adressaten Sinn und Bedeutung, wenn sie auf ein gegebenes Interesse antworten und handlungabschließende Eigenschaften haben. Was hier rekonstruiert wird, ist nicht das Krankenhaus, sondern die Art und Weise, *wie* die Erfahrung im Krankenhaus durch das Ansprechen und Positionieren des Adressaten gelenkt wird.

7.1.2 Das Reich der Zeichen

Die kommunikative Struktur, die die Zeichen ausmachen, ist **Orientierung**; jedoch anders als im Straßenverkehr, weil im Krankenhaus kranke Menschen mit dem Zeichen leben müssen. Die Zeichen haben hinsichtlich ihrer Affektion und Aufdringlichkeit Pietät zu wahren: nicht zu laut, nicht zu schrill, nicht zu bunt! Dennoch existiert auch im Krankenhaus das Grundproblem der Orientierung. Ich bin hier, aber wo ist die Röntgenabteilung? Zur Beantwortung dieser Frage gibt es die Zeichen.

Sie vermitteln zwischen dem Hier des Zeichens und dem Dort, indem sie Orientierung ermöglichen. Wenn beides zusammenfällt, ist die erfolgreiche Orientierung am Wegweiser abgeschlossen. Ich bin ich dort, wo ich hin wollte, also hier.

7.1.2.1 Aufmerksamkeit wecken

Zeichen müssen, um Orientierung geben zu können, auffällig sein und zwar optisch, akustisch, semantisch usw. Zeichen treten im oder als Kontrast auf. Sie sind bunter, lauter, wichtiger als die Umgebung, die damit zum Hintergrund der Information wird. Das erfolgreich orientierende Zeichen lässt ein *Aufmerksamkeitsrelief* entstehen. Das

Wichtige, Laute oder Bunte hebt sich von anderem ab, drängt sich auf und bietet sich zur Orientierung an.

Desorientierung entsteht, wenn der Weckruf zu schwach ist oder das Wichtige unwichtig wird, das Laute übertönt, das Bunte blass. Als schlecht beschildert bezeichnet man einen sozialen Raum, indem sich die Zeichen nicht nachhaltig und kohärent aufeinander beziehen und den Suchenden daher allein lassen. Obwohl im Krankenhaus das Milieu von reizüberflutenden Zwischentönen und so genannten Störungen frei gehalten wird, ist die Weckung der Aufmerksamkeit dennoch als dynamisch zu bezeichnen.

Die Zeichen des Krankenhauses, die Grundlage dieser Diskursanalyse waren, sind vornehmlich Schrift- und Symbolzeichen. Anders als etwa Lautsprechansagen auf dem Bahnhof wenden sich die Zeichen im Krankenhaus an das Auge des Betrachters. Er muss hingucken!

Vorgefunden haben wir Schilder unterschiedlicher Epochen. Türschilder stammen zum Beispiel noch aus den Gründungsjahren, die im Laufe der Jahre um weitere Zeichen, Aufkleber, laminierte Ausdrucke und Ausdrucke in Klarsichthüllen ergänzt wurden. Als letzte Stufe lassen sich handschriftliche Zettel oder Unterstreichungen und Hervorhebungen auf den Schildern benennen. Die Schilder lassen sich generell in solche unterscheiden, die Tatsachen ausweisen, normativen Charakter haben, Tun oder Unterlassen einer Handlung beschreiben, optative Zeichen, die die Möglichkeiten, etwas zu tun, ansprechen und Zeichen, die über den Rahmen hinaus verweisen. Was dies im Einzelnen bedeutet, wird nachfolgend ausgeführt.

Mit diesen sparsamen Vorüberlegungen wenden wir uns nun der Auswertung der Diskursanalyse zu.

7.1.3 Ins Krankenhaus!

Unsere Exkursion in das Krankenhaus, das Reich der Zeichen, beginnt mit dem Weg dorthin.

Die Aufmerksamkeit wird gleich beim Eingang oder der Einfahrt in die Stadt auf Verschiedenes gelenkt: Hauptbahnhof: geradeaus, Museum: rechts, Fußballarena: links. Kurz hinter den ersten Zeichen, dem Ortseingangsschild und der Anzeige der Geschwindigkeitsbegrenzung, kommt es zu einer Weichenstellung. Vor allem die europäischen Städte zeigen ihren Besuchern an, was und wo ihre wichtigsten Institutionen sind. Der Autofahrer folgt diesen Schildern und befindet sich am Krankenhaus angekommen in der Regel erneut auf der Suche: nämlich nach einem Parkplatz. Öffentliche Verkehrsmittel erleichtern es dem Besucher, das Krankenhaus zu finden, indem die Haltestelle entsprechend benannt ist. Anderenfalls muss dem Besucher nicht nur das gewünschte Ziel »Krankenhaus«, sondern darüber hinaus auch Stadtteil und Straßenname bekannt sein.

Je näher wir dem Krankenhaus kommen, desto deutlicher tritt seine Präsenz in Erscheinung. Die Schilder häufen sich, differenzieren in »Klinikum für Frauenheilkunde: links, Klinik für Chirurgie: rechts, Ambulanz: hier, Notaufnahme: dort«. Neben dem Verweis auf das Krankenhaus als Ganzes werden bereits im Außenbereich einzelne Teile von einander abgegrenzt.

Wer das Krankenhaus betritt, gelangt in einen relativ geschlossenen Sozialzusammenhang, der sich deutlich von den Rathäusern, die heute so genannte »Servicecenter« sind, unterscheidet. *Ervin Goffman* weist daraufhin, dass Krankenhäuser mehr oder weniger zu den totalen Institutionen zählen, die regiert werden wie ein Reich, also mit Autorität und Regeln (vgl.: *Goffman* 1973:17).

Wer das Krankenhaus betritt, vollzieht einen abrupten Wechsel von außen nach innen, denn es gibt kaum Übergangszeichen wie »Herzlich willkommen«. Wer drinnen ist, aufrecht oder durch die »Liegendanfahrt«, ist unvermittelt in einem Reich der Zeichen, in dem er sich nun anhand der hier geltenden Regeln der Institution, orientieren muss.

Die erste Erfahrung, die die Zeichen dem Betrachter ermöglichen, ist die des Passierens einer Grenze.

Nahe dem Eingang findet der Blick das Schild »Patientenaufnahme«. Darunter finden sich die »Öffnungszeiten: Montag–Freitag 7.00–16.00 Uhr« »Samstag und Sonntag 9.00–14.00 Uhr«, »Bitte an der Pforte melden«. Links neben diesem Schild befindet sich das EC-Emblem, dass auf die Möglichkeit, bargeldlos zu bezahlen, hinweist (vgl.: Kaufhaus). Die Ansprache besagt zweierlei: Hier ist die erste Anlaufstation für Patienten, die laufen können, und: Gehen Sie nicht anderswo hin, kommen sie zuerst hierher! Die Angabe der Öffnungszeiten und ein Aufkleber mit der Signatur des EC-Emblems ergänzen die Ansprache um die Information, wann man aufgenommen wird und dass in bestimmter Weise bezahlt werden darf.

Die Erfahrung, dass eine Grenze überschritten wurde, zeigt sich in der expliziten Ansprache des Patienten. Wer hier aufgenommen wird, wird dies in bestimmter Hinsicht, nämlich als Patient des Krankenhauses. Äquivalent hierzu werden aus Nicht-Patienten Besucher, die entsprechend angesprochen werden: »Öffnungszeiten für Besucher«.

Wer die Grenze passiert hat, findet sich im Reich der Zeichen wieder, in dem ein besonderer Verweisungszusammenhang der Zeichen (vor-)herrscht.

Von einem Reich der Zeichen kann insofern gesprochen werden, als dass sich die Zeichen nicht in beliebiger, sondern in planvoller Absicht an jemanden richten. Die Aufmerksamkeit wird in einer bestimmten Hinsicht geleitet.

Wir befinden uns nun im Krankenhaus.

7.1.4 Im Krankenhaus: Erwartungen

Die Lenkung der Aufmerksamkeit ist eine zweite elementare Erfahrung, die die Zeichen im Krankenhaus ermöglichen. Erwartungen werden geweckt und erfüllt. In der Eingangshalle, zwischen Pförtnerbüro und Patientenaufnahme, erstreckt sich die große Hinweistafel, die angibt, in welchen Himmelsrichtungen welche Stationen liegen. Diese Grundorientierung, vergleichbar der am Eingang des Ortes oder der Stadt, setzt Erwartungen frei.

Erwartungen stehen in gewissem Gegensatz zu Tatsachen. Die Eigenart einer Erwartung liegt darin, gegenwärtig zu unterstellen, dass etwas in der Zukunft und als zukünftig vorgefunden werden wird. »Röntgenabteilung: 2. Stock, rechts.« Die Suche nach der Röntgenabteilung gibt der Erwartung die Sinnhaftigkeit. Die Erwartung drängt auf Erfüllung. Erfüllt ist die Erwartung, wenn Zeigfeld und Zeichenfeld übereinstimmen. Das leibliche Hier und das institutionelle Hier sind identisch. Hier, das ist dort, wo ich jetzt bin, das ist die Röntgenabteilung. Ich habe sie gesucht und gefunden. Die Erwartung, die das Zeichen in der Eingangshalle geweckt hat, ist erfüllt.

7.1.5 Aufmerksamkeit wecken

Die Ansprache steht nicht isoliert, sondern ist vom Gesamtmilieu des Krankenhauses und der Art der dort vorfindlichen Weckung der Aufmerksamkeit her zu verstehen. Zeichen müssen das Ich des Betrachters affizieren, um dessen Aufmerksamkeit zu erregen zu können. Sie tun dies, indem sie sich optisch vor einem Hintergrund abheben, indem sie in ihrer Aussage bedeutend sind oder indem sie den Betrachter direkt oder indirekt ansprechen.

Die *optische Reliefbildung* der Aufmerksamkeit erfolgt durch die Art, wie sich die Zeichen durch Form, Farbe und Kontrast voneinander abheben.

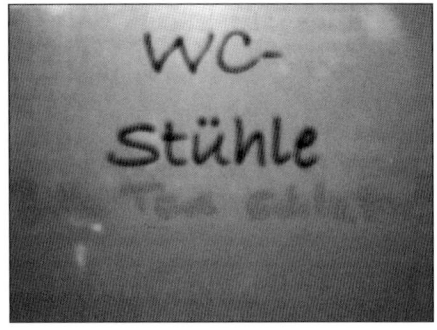

Abb. 8: WC-Stühle (175)

Ein starker Kontrast wird durch ein im Original pinkfarbenes Schild geweckt (Abb. 8). Das Zeichen hebt sich als Ganzes von dem Hintergrund der Wand ab und beinhaltet wiederum eine Ausdifferenzierung des optischen Reliefs innerhalb des Zeichens: Der im Original blauen Schrift »WC-Stühle« ist in roter Farbe »Bitte Türe schließen« hinzugefügt.

Ein Beispiel für ein Zeichen geringer optischer Reliefbildung hingegen hebt sich durch Farbe kaum vom Hintergrund ab, es verschwindet quasi in der Wand, an der es hängt. So zum Beispiel die »Notaufnahme« (Abb. 9) in schwarzer Schrift auf weißem Papier an einer weißen Wand, das zudem noch aufgrund seiner glatten Oberfläche das Licht reflektiert, so dass die Schrift schlecht zu lesen ist.

Die *semantische Reliefbildung* hingegen vertraut darauf, durch den Inhalt ihrer Botschaft beachtet zu werden. D. h., durch ihre Bedeutung.

Von einem Milieu wirksam erlebbarer Dinge kann hier gesprochen werden, wenn man das *Verhältnis* von optischer und semantischer Refliefbildung insgesamt betrachtet.

Kontrastwirkung des Zeichens einerseits und seine Bedeutsamkeit andererseits verhalten sich hierbei, wie das Beispiel der WC-Stühle (Abb. 8) gezeigt hat, keineswegs linear zueinander.

Die »Notaufnahme« ist ein Beispiel für ein Zeichen, das sich durch eine sehr geringe Kraft der Aufmerksamkeitsweckung bei hoher inhaltlicher Relevanz auszeichnet. Der Inhalt der Botschaft lautet: Notaufnahme. Das DIN-A4-Schild ist im Original aufgrund seiner geringen Kontrastwirkung mit der Lichtreflexion auf der Laminierung kaum zu erkennen. Der »Notfall«, der hier aufgenommen wird, impliziert die Notwendigkeit eines schnellen Vorgehens und die Erwartung, sich in einem Notfall befindend schnellstmöglich Hilfe zu erlangen. Der

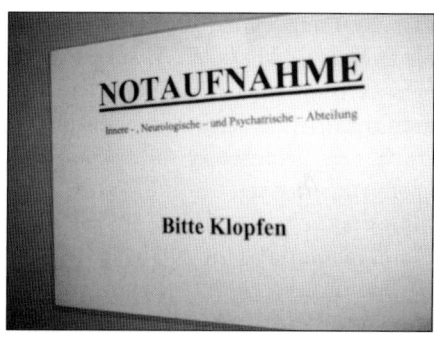

Abb. 9: Notaufnahme (162)

Zugang zur Notfallaufnahme ist dagegen weder sonderlich auffällig markiert, noch direkt zugänglich: Der »Notfall« ist aufgefordert, bitte zu klopfen.

Auf manchen Zeichen wird deutlich, dass für die Erfüllung des Interesses des Betrachters nicht nur die inhaltliche Relevanz in Übereinstimmung mit der Signalwirkung gegeben sein muss: In vielen Fällen zeigt sich auch, dass weniger mehr sein kann, wenn zum Beispiel, wie auf einem Schild im Stationszimmer, das über das korrekte Vorgehen beim Zubereiten von Antibiotikalösung informiert, vor lauter Anstrengung, die Aufmerksamkeit mit Farbe, Pfeilen und außergewöhnlicher Schrift zu wecken,vergessen wird, dass letztere möglichst einfach zu entziffern sein sollte, damit sich der Inhalt schnell erschließt.

7.1.6 Erste Zwischenbetrachtung: das Auge und die Zeichen

Zeichen im Krankenhaus sind vornehmlich Schrift- und Symbolzeichen, die sich an den Blick wenden und die der Blick zu entziffern hat. Man muss schon genau hinsehen! Das Auge ist hier der Hauptakteur und zwar im Unterschied zu anderen Milieus. Akustische Zeichen sind in Kaufhäusern, auf Bahnhöfen oder an Ampeln viel dominanter. Das Ohr ist der passivste Sinn. Es kann sich nicht entziehen. Ihm sind deshalb im Rahmen der Menschheitskultur wichtigste ethische Dinge zugedacht wie die 10 Gebote, der kategorische Imperativ, das Jawort vor dem Altar, der Geburtsschrei des Säuglings oder der Schmerz des Erlösers. Im Krankenhaus dominieren hingegen die visuelle Erfahrung und ein aktives Mitwirken des Betrachters.

Die Information der Zeichen ist relativ auf dessen Interesse und Motive. Seine Interessen und Motive können in der Signalwirkung des Zeichens über- oder unterrepräsentiert sein, indem sich das Signal eher stark oder eher schwach von anderen abhebt. Entscheidend ist, dass die Signalwirkung der Zeichen einen Adressaten hat, deren Sender oft nicht hervortritt. Wer spricht? Das Krankenhaus, die Verwaltung, das Team oder der liebe Gott?

Es dominieren die Schriftzeichen in deutscher Sprache. Bilder, Piktogramme sind in der Minderheit. Informationen für ausländische Patienten und Angehörige sind nicht vorhanden.

Die vorhandenen Zeichen verweisen aufeinander in unterschiedlichen Möglichkeiten:
syntaktisch: Verweis auf andere im Zusammenhang (rotes Licht und »Nicht Eintreten«)
semantisch: indexikalischer Zusammenhang. Etwas bestimmt sich in Unterscheidung von anderem (»Nicht Eintreten« bezieht sich auf einen Raum, in den man eintreten könnte).
pragmatisch: das Zeichen ruft etwas zu tun hervor, indem es passiv den Blick einfängt, lenkt oder aktiv zu einer bestimmten Handlung auffordert.

Erfahrungen, die die Zeichen ermöglichen, sind der Widerstreit zwischen Auffälligkeit und Relevanz, welcher aus dem Verhältnis zwischen optischer und semantischer Reliefbildung erwächst. Das Wichtige ist nicht deutlich zu sehen, das Deutliche ist nicht wichtig. Wollte man demgegenüber eine reine Positivität einführen, müsste man sagen, dass wichtig ist, was auffällt. Dann wären aber WC-Stühle wichtiger als die Notaufnahme!

Obwohl Zeichen zu unterscheiden sind in jene, die Tatsachen ausweisen, Normen betonen, Optative benennen und in Zeichen, die über das Krankenhaus hinausweisen, ist eine gewisse Dominanz der Imperativität zu verzeichnen. Im Krankenhaus herrscht Ordnung. Wer sich orientieren will, muss sie entziffern.

7.1.7 Tatsachen

Wie bereits mehrfach erwähnt, handelt es sich bei dem Verweisungszusammenhang um einen Dreiklang von Tatsachen, Verpflichtungen und Optionen. Wir wenden uns nun den Tatsachen zu.

Schilder zeigen Tatsachen an. Das Türschild »Arztzimmer« verstehen wir als Versprechen: Hier ist das Arztzimmer. Das Symbol beansprucht, eine Wahrheit anzuzeigen: die Übereinstimmung von Zeig- und Zeichenfeld. Hier, wo ich bin, ist auch das Arztzimmer.

Tatsachenkennzeichnungen haben eine kommunikative Funktion, wenn auch eine sehr minimale. Tatsachen sind der Nullpunkt der Anrede, aber eben noch von der Anrede her zu verstehen.

Die Kennzeichnung der *positiven* Tatsache besagt, dass hier etwas ist und wie es dem Namen nach heisst. Die Kennzeichnung der *negativen* Tatsache besagt umgekehrt, dass hier etwas nicht ist und welchen Namen dieses Nichts trägt.

Das eine Tatsachenbeschreibung immer auch kommunikativer Struktur ist, dass heißt, neben Information auch eine hiervon unabhängig zu interpretierende Mitteilung beinhaltet, wird in diesem Zeichen deutlich (Abb. 10). Hier wird zunächst eine positive Tatsache beschrieben, nämlich dass hier der Schwesterndienstplatz ist, der Betrachter also die Erwartung hegen darf, an diesem Ort Schwestern bei der Arbeit anzutreffen. Als Mitteilung wird hier aber ebenso kommuniziert, dass es sich um »Schwestern«, nicht etwa um »Pfleger« handelt und dass es sich um

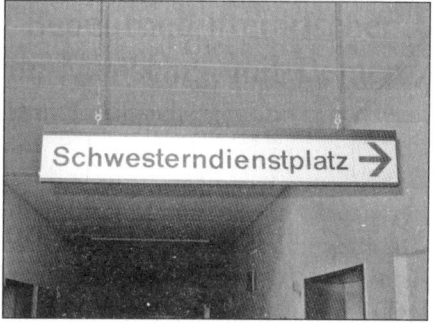

Abb. 10: Schwesterndienstplatz (123)

einen »Dienst«, also eine institutionell geprägte Verrichtung von vorgeschriebenen Tätigkeiten handelt. Welche Mitteilung eine Tatsache an den Betrachter weitergibt, ist abhängig von der Beziehung, in der der unbekannte Absender und der Adressat stehen. In diesem Fall handelt es sich bei der Bezeichnung »Schwesterndienstplatz« bei einem älteren Patienten, der die Zeit, zu der das Schild aufgehängt wurde, miterlebt hat, eventuell nicht um eine darüber hinausverweisende Information, während ein jüngerer Patient, der nicht selbstverständlich von »Dienst« und »Schwester« ausgeht, eher zu einer Information auf der Metaebene gelangt.

Hier hingegen finden wir eine negative Tatsache beschrieben (Abb. 11): es ist nicht geöffnet, niemand kann hier sprechen. Es könnte geöffnet sein, denn geschlossen kann nur sein, was auch offen möglich ist, aber es ist nicht so. Die Bezeichnung der negativen Tatsache sagt, was nicht ist und hier nicht getan werden kann. Sie ermöglicht die Erfahrung der Negativität, denn sie gibt auf die Frage, wann und wo gesprochen werden könnte, keine Antwort.

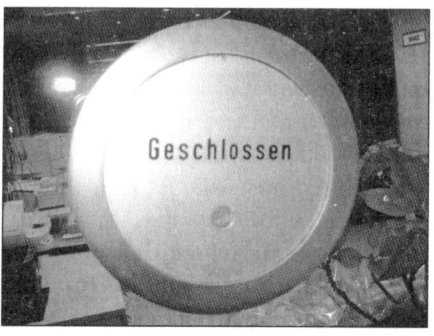

Abb. 11: Geschlossen (77)

7.1.8 Verpflichtungen

Verpflichtungen sind nicht der normative Gegensatz zur Tatsachen, da im Krankenhaus die Tatsachen keineswegs neutral sind, sondern Respekt und Autorität ausstrahlen.

Die Anzeige einer Verpflichtung sagt, daß etwas getan werden soll, dass etwas verbindlich ist. Der Verpflichtungscharakter der Zeichen kann drei mögliche Formen von Strenge bzw. Milde annehmen:

Ein »Du sollst« bzw. »Du sollst nicht« gilt ausnahmslos und unbedingt und zwar entweder explizit oder implizit wie ein »Zutritt verboten« als Zeichen für »Du sollst diesen Bereich nicht betreten«

Etwas schwächer ist die Form des »Du möchtest bitte«. »Auf dem WC bitte nicht rauchen« impliziert ein »du sollst«, dass allerdings eine gewisse Bereitschaft des Lesers voraussetzt, das zu wollen, was er soll. Es beinhaltet die Option eines »nicht unbedingt und immer«, d. h. es lässt Ausnahmen zu.

Der Optativ des *Du darfst* ist die schwächste Form der Verpflichtung, da er auf Freiheit und eigene Gestaltungsspielräume verweist. Der Optativ ist für das Krankenhaus untypisch, da in ihm Zeichen von Tatsachen und Verpflichtungen vorherrschen.

7.1.9 Optativ

Der Optativ tritt im Krankenhaus in zweifacher Hinsicht auf. Einerseits ist er unabhängig von der Kranheitssituation. Man darf sich die Haare schneiden lassen, an der Ostermesse teilnehmen, wird zum Gebet eingeladen usw. Diese Möglichkeiten werden geboten, ihre Realisierung ist keine Pflicht. Die Ehre, die sich das Krankenhaus gibt, einen Patienten als Gast einzuladen, ist eine Rarität.

Andererseits wird der Optativ vom Krankenhaus in die Verpflichtungsordnung hineingezogen. Der Optativ der eigenen Möglichkeiten wird mit der Notwendigkeit verbunden. Er wird dadurch zum eingeschränkten Optativ. D. h., hier besteht die Möglichkeit, etwas zu tun, die einschränkend keine andere Wahl läßt, als genau dieses zu tun.

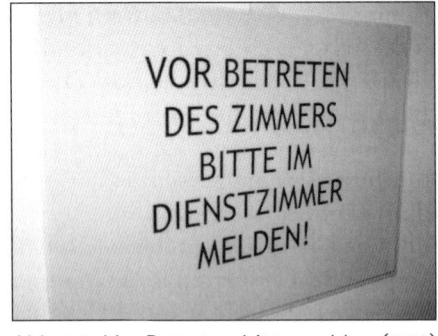

Abb. 12: Vor Betreten bitte melden (168)

Wer sich entschieden hat, eintreten zu wollen, was durchaus möglich ist, wird verpflichtet, sich zuvor zu melden. Das Schild (Abb. 12) sagt eigentlich nur *Du sollst Dich melden!*. Wie aus der Diskussion um den Kategorischen Imperativs bekannt ist, benötigt die Pflicht einen Kontext, andernfalls müsste sich jeder Mensch andauernd melden. Den Kontext bildet hier die Eigeninitiative, ein Zimmer betreten zu wollen.

7.1.10 Ansprache

Thomas Hobbes zufolge, ist der Imperativ die wichtigste Sprachfunktion. Befehle zu geben heißt: Tu das! Der Imperativ ist deshalb wichtiger als andere Sprachfunktionen, da er auch im Gewand scheinbar neutraler Kennzeichnungen auftreten kann.

Die Ansprache wendet sich an ihre Adressaten meist in einer Allgemeinheit, die sich skalenförmig in verschiedene Modi auffächert:

Zeichen im Krankenhaus wecken die Aufmerksamkeit, indem sie den Betrachter direkt oder indirekt ansprechen. Die unpersönlichste Form der Ansprache findet sich in Zeichen, die sich an einen unbestimmten Adressaten wenden, also für Patienten, Besucher und Personal in gleicher Weise gelten können. »Achtung wichtig« folgt einer vornormativen allgemeinen Aufmerksamkeitsweckung. Ob es sich hierbei überhaupt um eine Ansprache handelt, ist abhängig von dem Betrachter, der sich, weiterlesend, angesprochen fühlt oder eben nicht. Zu diesen

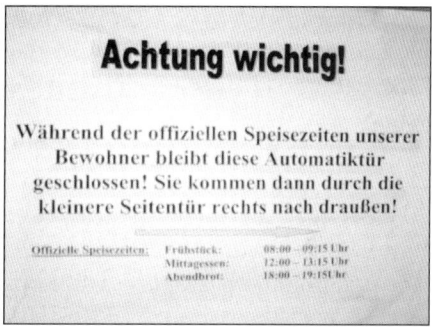

Abb. 13: Achtung wichtig (7)

Zeichen gehören vorwiegend solche, die der Aufrechterhaltung der Ordnung dienen. Die Ansprache ist somit nicht nur vom Betrachter sondern ebenso vom Kontext abhängig: nicht-sprachliche Zeichen, wie das Symbol für einen Feuerlöscher treten aufmerksamkeitsweckend und ansprechend in Kraft, wenn ein Ausnahmezustand eingetreten ist.

Der andere Pol einer Skala der Ansprache wird von der direkten Zuwendung an jemanden bestimmten gebildet. »Liebe Patienten« spricht eben diese und nicht den Besucher an. Sie tun es in bestimmter Weise: persönlich wird die Ansprache durch die Wendung »Lieber« und konventionelle Zusätze wie »Bitte« und »Vielen Dank«.

Zwischenstufen der persönlichen und unpersönlichen Ansprache lassen sich in direkten und indirekten Formen finden.

Der Hinweis auf einer automatisch betriebenen Tür »Nicht von Hand öffnen« ist ja genau deshalb sinnvoll, weil es sich an einen Menschen, der dies zu tun vorhaben könnte, wendet, diesen also anspricht, auch wenn er auf dem Zeichen nicht erwähnt wird.

Direkt hingegen ist der Hinweis »Beachten Sie, dass der Nebenausgang immer geöffnet ist«. Hier wird auf die Umgangsform einer Anrede verzichtet, der Betrachter wird durch das Personalpronomen dennoch direkt angesprochen.

7.1.11 Wer spricht?

Das Vorhandensein einer spezifischen Ansprache klärt noch nicht, wer der Autor der Rede ist. Wenn auf einem Türschild zu lesen ist »Arztzimmer«, wer spricht dann an dieser Stelle? *Michel Foucault* zufolge besteht die minimale *Ordnung des Diskurses* darin, dass in die Klinik nicht jeder kommen und sprechen darf.

Die Sprecher im Krankenhaus sind im Plural. Die Rede der Institution ist polyphon, wie man mit Michail Bachtin sagen könnte. Es gilt dabei folgende Erfahrungsregel: In Zeichen, die in der Grundfarbe des Krankenhauses auftreten, Normschrift aufweisen und aus starrem Material sind, spricht die gesamte Institution an die Adresse aller. Zeichen, die hingegen mit der Hand geschrieben oder gemalt sind, auf buntem Papier und in Folie geschweisst, sind von wenigen an die Adresse weniger und von begrenzter Dauer.

Als Beispiel für die institutionelle Ordnung als Sprecher lassen sich »Einfahrt freihalten« aber auch der Hinweis, wie viele Personen maximal den Aufzug benutzen dürfen, benennen. Diese Aussagen erklären sich weniger aus ihrem Inhalt, als aus ihrer normativen Form heraus.

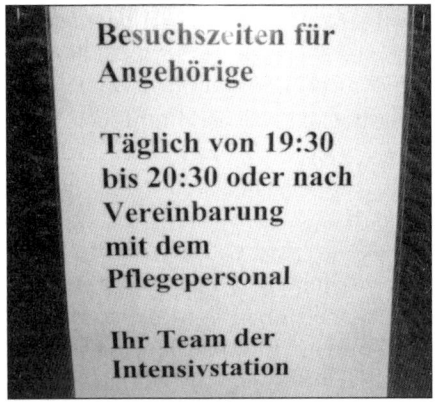

Abb. 14: Besuchszeiten für Angehörige (22)

Anders verhält es sich mit Zeichen, die eine bestimmte nur im Krankenhaus oder einem Bereich des Krankenhaus geltende Norm ausweisen (Abb. 14). »Besuchzeiten für Angehörige« impliziert die Frage, wer hier mit welcher Berechtigung Vorgaben macht. In diesem Fall ist es das »Team der Intensivstation«, dass durch seine Profession bzw. den Versorgungsauftrag autorisiert zu sein scheint, Regeln für den Bereich der Intensivstation zu erlassen.

Eine Sonderstellung nimmt das Sprechen einzelner Mitglieder von Berufsgruppen untereinander ein. Als gesonderten Bereich haben wir uns in der Diskursanalyse mit dem Stationszimmer beschäftigt. Auffällig war hier der persönliche Duktus der Zeichen. Für das Abräumen des Frühstückstisches wird mit einem handgemalten Schild geworben, dass mit Blumen und Sternchen verziet ist. Ebenso, wie die dort zu sehenden Post-It-Notizen, die zum Lächeln und zum positiven Denken auffordern, unterstreichen aufgehängte Urlaubspostkarten u.ä., dass an diesem Ort das »Team« nicht nur aus Ärzten und Pflegern besteht, sondern aus Menschen, die mtiteinadner mehr als nur die Arbeit teilen und miteinander in Beziehung stehen.

Manchmal sind es auch die Dinge, die sprechen, etwa der im Eingangsbereich aufgestellte Zigarettenautomat der für das Bargeldlose bezahlen mit dem Emblem der Geldkarte und der Aufschrift »Ich bin Dein Zigarettengeld!« wirbt.

7.1.12 Wer wird angesprochen?

Ebenso, wie die Frage nach dem Sprecher, ist die Frage nach dem Adressaten, also demjenigen, der angesprochen wird, zu stellen.

Als Adressat der Anrede kommen wiederum unterschiedliche Personen in Frage. Die Skala hat folgende Ausdehnung: Jedermann ist im Notfall angesprochen, etwa auf einem Fluchtplan.

Einleitend hatten wir bereits darauf hingewiesen, dass sich die Spezifität des Krankenhauses als Reich der Zeichen dadurch auszeichnet, dass hier kranke Menschen eine gewisse Zeit lang mit den Zeichen leben müssen. Es fragt sich daher, wie der Zustand ihrer Vulnerabilität und Bedürftigkeit in dem Beziehungsaspekt der Ansprache aufgegriffen wird.

Ein Beispiel, wo dies der Fall ist, findet sich in dem Aushang an der Pinwand neben der hauseigenen Kapelle: »Gute Besserung«. Als Zeichen der Zuwendung bildet dies jedoch die Ausnahme. Lediglich die Bücherei wendet sich ebenfalls in fürsorglicher Absicht an den Patienten und fordert um Gebrauch auf mit den Worten: »Lesen ist gesund«.

Ähnlich wie die negative Tatsache läßt sich auch eine negative Ansprache formulieren: »Zutritt nur für Personal« wendet sich an alle jenen, die nicht zu der angesprochenden Berufsgruppe angehören und sich von diesen in ihren Rechten unterscheiden. Die Ansprache, die darauf verweist dass man nicht nicht kommunizieren kann, ist: »Allen anderen außer dem Personal ist der Zutritt verboten«.

Als Beispiel, in dem Angehörige und Besucher angesprochen werden, erwähnten wir bereits die »Besuchszeiten für Angehörige«. Häufig finden sich auch Zeichen, in denen diese implizit angesprochen werden: »Die Besuchszeit endet um 20.15 Uhr« ist sinnvoll für einen Angehörigen, der das Krankenhaus bzw. die jeweilige Station als Besucher betritt.

7.1.13 Die Art der Anrede

Die Anrede erfolgt fast ausschließlich in deutscher Sprache. Ausnahme bilden medizinische Begriffe mit griechischem oder lateinischem Sprachkern. Als Besonderheit im medizinischen Milieu tritt die *enteignende Sprache* auf. Sie verfehlt Ihrem Adressaten, indem sie eine unpassende Art der Anrede wählt.

Die meisten Stationen informieren über ihre Bestände (Abb. 15).

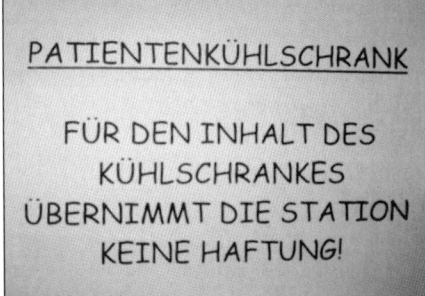

Abb. 15: Patientenkühlschrank (203)

Diese Sprache der Pflege meint es hier positiv: »Lieber Patient, in diesem Kühlschrank können Sie Ihre eigenen Lebensmittel deponieren.« Die Pflege hat nur vergessen, dass diese Information nicht an Pflegende, sondern an Patienten gerichtet ist, die nicht sprechen als ob sie selbst im Kühlschrank frisch gehalten werden sollen.

7.1.14 Komplexe und widersprüchliche Erfahrungen

Zeichen umwerben den Blick. Sie fordern Aufmerksamkeit, antwortet auf Interessen, wecken Erwartungen und versprechen deren Erfüllung. Sie sind erfüllt, wenn Zeig- und Zeichenfeld sich decken. Das ist aber nicht der Normalfall! Die Konstellation der Zeichen ermöglicht auch komplexe und widersprüchliche Erfahrungen.

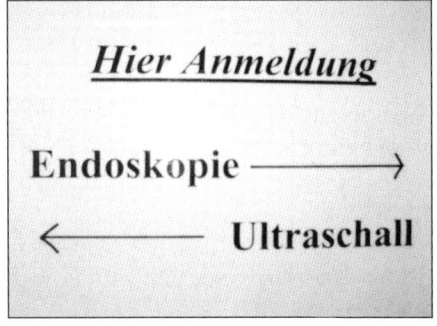

Abb. 16: Anmeldung (132)

Auf diesem Zeichen (Abb. 16) fällt zunächst auf, dass sich das »Hier« Anmeldung widersprüchlich zu der Zeichensetzung der Pfeile verhält. »Hier« ist »sowohl dort als auch dort«. Es kann nur entweder so sein, dass die Anmeldung gar nicht »hier« ist, sondern für die Endoskopie und den Ultraschall an verschiedenen Orten dort, oder, dass es sich bei den Pfeilen um falsche Angaben handelt. Ignoriert man die Angabe »Hier« ob der Tatsache, an dem Ort, an dem man sich vor dem Zeichen befindet, offensichtlich keine Anmeldung vorzufinden und wendet sich in eine der von den Pfeilen angegebenen Richtungen, wird die Erfüllung der Erwartung nicht direkt enttäuscht, sondern aufgeschoben. Wir erleben die Erfahrung des ›Hier ist anderswo‹: Noch ist es nicht soweit, aber bald und zwar dort. Und wenn das **Dort** erreicht ist, heisst es: »Hier keine Anmeldung« (Abb. 17).

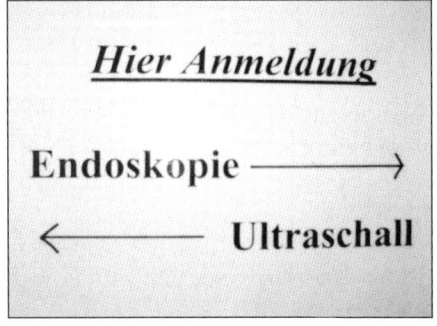

Abb. 17: Hier keine Anmeldung (134)

Die Erwartung wird jetzt enttäuscht, die Zeichen halten ihr Versprechen nicht ein. Hier ist nicht hier, auch nicht dort, sondern an gar keinem Ort. Die Anmeldung wird zur Utopie. Nie werden wir uns anmelden, nie werden wir im Reich der Zeichen Orientierung finden!

7.1.15 Außen im Innen

Der Optativ steht meist im Zusammenhang mit der Aussenwelt, da er sich auf Dinge bezieht, die mit der medizinischen Behandlung nichts oder kaum etwas zu tun haben. Bücherei, Gottesdienstes, Cafeteria, Frisör sind vom bürgerlichen Leben her bekannt. Die damit innerhalb des Krankenhauses verbundenen Orte bezeichnet Ervin Goffman als »Freiräume« (*Goffman* 1973:222), die dem Imperativ der Ordnung entzogen sind. In der Raucherecke muss man nichts tun, man darf, ist eingeladen und fühlt sich deshalb als Mensch, kann lachen und Neuigkeiten austauschen. In der Raucherecke kann man sich vom Kranksein erholen.

7.1.15.1 Zeichen des Außen im Innen

Das Krankenhaus ist ein geschlossenes Reich, da in ihm die Aussenwelt kaum repäsentiert wird. Wer nicht weiss, dass es eine Welt ausserhalb des Krankenhauses gibt, wird durch das Krankenhaus selbst auch nicht darauf hingewiesen. Thomas Mann hat im seinem Roman *Der Zauberberg* bereits die Veränderung des Zeitsinns in der Heilanstalt beschrieben. Von den 405 erfassten Zeichen zeugten 10 Zeichen von der Aussenwelt. Tageszeitungen, die in Aufenthaltsräumen ausliegen und von der Welt berichten, sind hier einbezogen. Die Speisekarten sind optisch gestaltet, wie die Speisenkarten, die die Patienten aus der gut bürgerlichen Gastronomie kennen.

Im Pflegebereich wird, vor allem älteren Menschen, eine komplexe Orientierung in grossen Lettern angeboten (Abb. 18). 14.24 Uhr. Freitag. 1. April. Frühling. Die Komplexität betrifft das Miteinader dreier Zeiten:

Angabe der **kosmischen Zeit**: es ist Frühling, die Natur wird grüner und grüner und die Sonne wärmer und wärmer.

Angabe der **institutionellen Zeit**: wir messen die Zeit und geben ihr Namen.

Herausforderung der **gefühlten Zeit**: das Zeitempfinden soll durch die kosmische und die institutionelle Zeit gestützt werden.

Orientierte Zeit ist nie rein subjektiv! In-der-Zeit-zu-sein heisst zu sagen: Endlich ist der Winter vorbei, die Sonne wird wärmer, auch

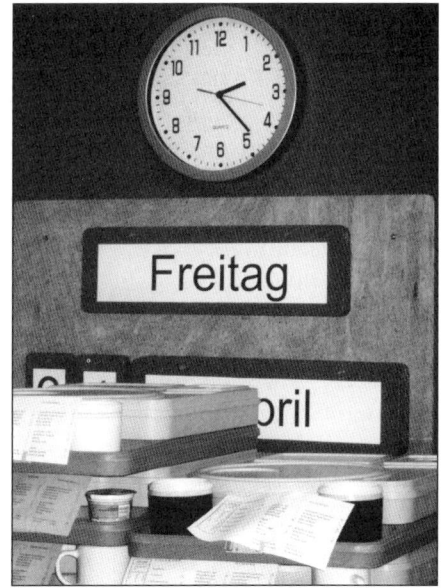

Abb. 18: Datum (48)

nachmittags, es ist länger hell, die Blumen tragen erste Blüten, der Frühling kommt und es ist kein Aprilscherz!

Das Krankenhaus macht dumm, weil es zur Derealisierung beiträgt und damit zum raum-zeitlichen Orientierungsverlust! In Wissenschaft und Literatur ist das Auseinanderklaffen der drei Zeiten oft beschrieben worden. Krankenhaus und Isolierhaft im Gefängnis praktizieren dieses Auseinanderklaffen. Die Tafel, die zur zeitlichen Orientierung beitragen soll, wird als Ort wahrgenommen, an dem schmutziges Geschirr, Wäsche, Rollstühle, Kisten, Papierhandtücher gelagert werden, auch über den Moment hinaus. Woher soll man nun wissen, welche Jahreszeit gerade ist?

Die Derealisierung als krankenhaustypische Erfahrung funktioniert in allen Varianten. Es ist Frühling, es wird aber nicht gesagt. Oder: es wird zwar gesagt, aber es ist kein Frühling. Auf der Station wird der Besucher mit »frohe Ostern« gegrüsst. Die selbstgebastelten Wünsche sind gut gemeint, aber deplaziert, wenn die Ostertage längst vorbei sind. Heinrich Böll fragte einst, warum man Weihnachten nicht auch im Juli oder Karneval im November feiern könne.

7.1.16 Aus dem Krankenhaus

Wir nähern und dem Ende unsere Darstellungen. Eine letzte Frage an die Zeichen im Krankenhaus ist, wie die Erfahrung des Verlassens desselbigen ermöglicht wird. Hier ist heraus zu stellen, dass, anders als die Grenzüberschreitung beim Betreten des Krankenhauses, das Verlassen durch keine solche Markierung begleitet ist. Es gibt kein »Auf Wiedersehen«, kein Check-out, keine guten Wünsche für die Zukunft. Besucher und Patienten müssen sich damit begnügen, den Weg aus dem Krankenhaus gewiesen zu bekommen und sich in der »Welt draußen« nach ihrem Aufenthalt wieder zurecht zu finden.

7.1.17 Ergebnisse der Diskursanalyse

Wir beenden unsere Exkursion in das Krankenhaus als Reich der Zeichen mit folgenden Punkten:
- Die Zeichen im Krankenhaus zielen darauf ab, Aufmerksamkeit zu wecken und Orientierung zu geben.
- Die Aufmerksamkeit zielt auf das Auge. Etwas hebt sich inhaltlich oder optisch von etwas anderem ab. Die Konstellation von Optik und Semantik wird vom Widerspruch zwischen Auffälligkeit und Relevanz regiert.
- Die zu gebende Orientierung besteht darin, die Erfahrungen der Erwartung, der kommenden Hilfe, der Erlösung, der Widersprüchlichkeit und Enttäuschung zu ermöglichen.
- Das Krankenhaus ist ein nahezu geschlossenes Reich der Zeichen, das verschweigt, dass es eine Aussenwelt und ein Leben in Freiheit geben könnte. Der Eintritt ins Krankenhaus bietet die Erfahrung einer Grenzüberschreitung. Wer sich im Krankenhaus befindet, tut dies in bestimmter Hinsicht, als Patient oder Besucher.
- In der Ansprache der Zeichen dominiert die Imperativität. Sie sagt, in der Bekundung von Tatsachen und Verpflichtungen, was zu tun und zu lassen ist.
- Der Optativ verweist auf Zonen der Freiheit im Reich der Zeichen. Er verweist auf Möglichkeiten, etwas zu tun, schränkt diese allerdings häufig dahin gehend ein, dass es keine andere Wahl gibt, als genau dieses zu tun.

7.1.18 Ethik der Zeichen

Die fundamentalste Erfahrung, die die Zeichen im Krankenhaus provozieren und gleichermassen in Anspruch nehmen, ist das **Vertrauen**. Man soll sich auf die Zeichen verlassen können und tut es auch. Wer im Erdgeschoss in den Aufzug steigt und den Knopf mit Zeichen »2« drückt, der schenkt Vertrauen. Er vertraut, dass es in den zweiten Stock geht, dass es den zweiten Stock überhaupt gibt, dass es nach oben geht, dass der Körper gespannt und das Kreuz nach oben hin durchgedrückt werden mussen, um die Fahrtbewegung unterstützen zu können. Das Vertauen wird im Krankenhaus in vielen Einzelfällen nicht missbraucht, auch wenn viele Zeichen deplaziert, unauffällig und zu unwichtig sind. Von einem Leitsystem, innerhalb dessen die Zeichen untereinander aufeinander verweisen, kann jedoch nicht gesprochen werden. Vor allem dann nicht, wenn lebenswichtige Orte wie die Intensivstation Angehörigen keinen Zutritt gewährt und sie vor der Tür warten lässt, während dahinter Familienmitglieder sterben. Ein Reich der Zeichen ist immer auch ein Reich der Macht (*Schnell/Mitzkat* 2005).

Literatur

Goffman, E.: Asyle. Suhrkamp, Frankfurt/M. 1973.

Schnell, M.W./Mitzkat, A.: Die Intensivstation – Zutritt verboten! In: Die Schwester/Der Pfleger, 8/2005, S. 624–628.

Die Autorinnen und Autoren

Dr. Angelika Abt-Zegelin
Institut für Pflegewissenschaft
Universität Witten/Herdecke
Stockumerstr. 10−12
58453 Witten

Hauptschwerpunkte:
Curriculumentwicklung, Patientenedukation, Bettlägerigkeit u. a. Pflegethemen,
Sprache und Pflege, Professionalisierung der Pflege
E-mail: Zegelin@uni-wh.de

Dr. Stefan Arend
Unternehmensgruppe Mediana
Martin-Luther-Platz/Rangstr. 33
36043 Fulda

Hauptarbeitsschwerpunkte:
Entwicklung neuer Wohnformen für ältere und/oder pflegebedürftige Menschen,
Biografiearbeit, Sprache und Geschichte
E-Mail: info@mediana.de

Ulrike Böhnke (Dipl. Berufspädagogin Pflegewissenschaft)
Fachbereich 11 Human- und Gesundheitswissenschaften/Institut für Public Health
und Pflegeforschung (ipp)
Abteilung: Qualifikations- und Curriculumforschung
Grazer Str. 6
28359 Bremen

Hauptarbeitsschwerpunkte:
Dissertationsprojekt zur Bedeutung des Leibes im Kontext intensivpflegerischer Interaktionen; professionelle Könnerschaft, Theorie-Praxis-Verhältnis, Reflexion und
kritisch-rekonstruktive Fallarbeit im Kontext von Pflege- und LehrerInnenbildung in
den Berufsfeldern Gesundheit und Pflege;
E-Mail: ulrike.boehnke@uni-bremen.de

Univ.-Prof. Dr. Gisela Brünner
Universität Dortmund
Institut für deutsche Sprache und Literatur
Emil-Figge-Str. 50
44227 Dortmund

Arbeitsschwerpunkte:
Linguistische Pragmatik und Diskursanalyse; Kommunikation in Institutionen; fachliche und berufliche Kommunikation; Experten-Laien-Kommunikation im Gesund-

heitswesen und in den Medien; Wirtschaftskommunikation; linguistische Kommunikationsberatung und -training; Sprachdidaktik
E-Mail: gisela.bruenner@uni-dortmund.de

Yvonne Ford
Centre for Communication in Health Care
Darmstädter Landstr. 109
60598 Frankfurt am Main

Hauptschwerpunkte:
Englischunterricht für das Gesundheitswesen, Kultur-sensible Pflege
E-Mail: Yvonne.Ford@cchc.de

Prof. Dr. Gunnar Haase Nielsen
Evangelische Fachhochschule Darmstadt
Zweifalltorweg 12
64293 Darmstadt

Hauptarbeitsschwerpunkte:
IT als Steuerungsmittel in Einrichtungen des Gesundheitswesens: Pflege- und Public Health Informatics.
E-Mail: nielsen@efh-darmstadt.de

Manfred Hülsken-Giesler, Diplom-Berufspädagoge Pflegewissenschaft
Universität Osnabrück, Studiengang »Lehramt an berufsbildenden Schulen/berufliche Fachrichtung: Pflegewissenschaft«
Universität Osnabrück
Fachbereich Humanwissenschaften/Fachgebiet Pflegewissenschaft
Albrechtstr. 28
49069 Osnabrück

Hauptarbeitsschwerpunkte:
Intersubjektivität in der Pflege: Sprachliche, körperliche und leibliche Expressionen als Bezugspunkte pflegerischen Handelns
E-Mail: mhuelske@uni-osnabrueck.de

Peter König, Dipl. Pflegewirt (FH)
Klinik für Tumorbiologie
Breisacherstraße 117
79106 Freiburg

Hauptarbeitsschwerpunkte:
Pflegedienstleiter, DRG-Beauftragter, Projekte im Bereich Pflegedokumentation, Pflegediagnostik, Leistungserfassung, Pflegeklassifikationen, verschiedene Lehraufträge
E-Mail: peter-koenig@tumorbio.uni-freiburg.de

Dr. med. Mechthilde Kütemeyer
Klinik für Psychosomatik und Psychotherapie
Univ.-Kliniken Köln
Burg Kendenich 17
50354 Hürth

Hauptarbeitsschwerpunkte:
psychosomatische Neurologie, Trauma, Angst, Anfälle, Schmerz
E-Mail: kuete@arcor.de

Anika Mitzkat, Pflegewissenschaftlerin, BScN
Fakultät für Medizin
Private Universität Witten/Herdecke gGmbH
Stockumer Straße 12
58453 Witten

Studentin der Pflegewissenschaft (MScN), Studentin der Philosophie und Kulturreflexion (B.A.), Mitarbeitern der *Integrierten Curricula* an der Fakultät für Medizin der Universität Witten/Herdecke, wissenschaftliche Mitarbeitern in der Fresdorf GmbH & Co. KG Projektentwicklung und der previdenza GmbH & Co. KG.

Hauptarbeitsschwerpunkte:
Philosophie, Sprache, Pflege, Ethik im Gesundheitswesen.
Spezielle Felder: Pflege und Versorgungsforschung, die Stellung Angehöriger in der Gesundheitsversorgung, alternative Wohnformen für hilfe- u. pflegebedürftige Menschen, Curriculumsentwicklung im Bereich kommunikativer Kompetenzen von Medizinern (Palliativmedizin, Geriatrie u. a. m.).
E-Mail: amitzkat@uni-wh.de

Prof. Dr. Christa Olbrich
Katholische Fachhochschule Mainz
Saarstr. 3
55122 Mainz

Professur für Pflegewissenschaft und Pflegedidaktik im Fachbereich Pflege und Gesundheit,
E-Mail: olbrichc@lycos.de
olbrich@kfh-mainz.de

Lena Oesterlen, MScN
Private Universität Witten/Herdecke
Institut für Pflegewissenschaft
Stockumer Str. 12
58453 Witten

Hauptarbeitsschwerpunkte:
Patientenedukation, Pflegedokumentation
E-Mail: oesterlena@web.de

Prof. Dr. phil. Martin W. Schnell, M.A.
Institut für Pflegewissenschaft; Leiter der »Integrierten Curricula: Kommunikation,
Wissenschaft, Ethik, Gesundheitsökomomie«
Fakultät für Medizin
Universität Witten/Herdecke
Stockumer Straße 12
58453 Witten

Hauptarbeitsschwerpunkte:
Ethik als Schutzbereich; Forschungsethik; Ethik als empirisches Phänomen; Kom-
munikation, Ethik und Wissenschaft der Heilberufe; Anthropologie des bedürftigen
Menschen; Phänomenologie des Politischen
E-Mail: Schnell@uni-wh.de

Prof. Dr. Rudolf Schmitt
Fachbereich Sozialwesen, Hochschule Zittau/Görlitz (FH),
Brückenstr. 1, G1
02826 Görlitz

Hauptarbeitsschwerpunkte:
Beratung und Behandlung in Kontexten der Sozialarbeit/Sozialpädagogik; Meta-
phernanalyse als qualitative Forschungsmethode.
E-Mail: r.schmitt@hs-zigr.de

Franz Sitzmann
Gemeinschaftskrankenhaus Herdecke
Gerhard Kienle Weg 4
58313 Herdecke

Arbeitsschwerpunkte:
Fachkrankenpfleger für Krankenhaushygiene, Lehrer für Pflegeberufe
E-Mail: f.sitzmann@gemeinschaftskrankenhaus.de

Register

Angelika Abt-Zegelin (Hrsg.)

Fokus: Intensivpflege

Bewusstmachung einer verdeckten Realität

2004. 308 Seiten, 17,3 x 24,5 cm, kartoniert
ISBN-10: 3-89993-108-4
ISBN-13: 978-3-89993-108-2
€ 29,90 / sFr 49,90

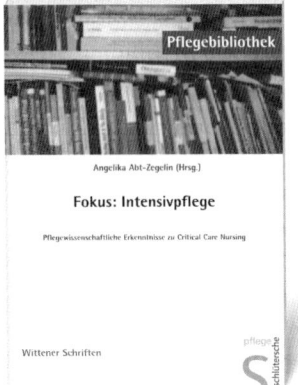

Wie erleben Patienten den Alltag auf der Intensivstation?
Dieses Buch hilft, die Perspektive der Patienten klar wahrzu-
nehmen und sie mit dem beruflichen Wissen in Verbindung zu
setzen, um daraus Unterstützungsstrategien und -handlun-
gen abzuleiten.

»Das Buch bedeutet spannende Lektüre für alle Pflegenden auf Intensivstationen, deren
neben dem medizinischen Befund auch die Befindlichkeiten ihrer Patienten ein zentrales
Anliegen ist. Die vorgestellten Studien bieten außerdem einen guten Einblick in die qualitative Pflegeforschung. Für alle interessierten Pflegenden ergeben sich wertvolle Anregungen
zu einem sensibleren Umgang mit dem Erleben ihrer Patienten und deren Angehörigen auf
Intensivstationen.«   *Krankenpflege*

Margareta Halek • Sabine Bartholomeyczik

Verstehen und Handeln

Forschungsergebnisse zur Pflege von Menschen mit Demenz und herausforderndem Verhalten

2006. 112 Seiten, 17,3 x 24,5 cm, kartoniert
ISBN-10: 3-89993-167-X
ISBN-13: 978-3-89993-167-9
€ 26,90 / sFr 45,–

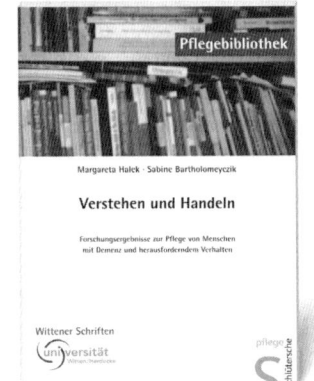

»Dieses Buch, für das die Autorinnen mehr als 400 Quellen
ausgewertet haben, bringt es an den Tag: Tatsächlich kann
man Demenzkranke in ihren Gefühlen, ihrer Zufriedenheit
und ihrem Wohlbefinden fördern. Es kommt jedoch darauf an,
die jeweils richtige Methode zu finden und adäquat anzuwen-
den. Dabei hilft dieses Buch. Der Leser erhält Informationen und Argumente, um die behan-
delten Interventionen zu bewerten und einen Weg zu finden, die geeigneten Maßnahmen für
die individuelle Problematik im Verhalten von Menschen mit Demenz zu finden.«   *PADUA*

»Die einzelnen Abschnitte des Buches sind klar gegliedert und verständlich geschrieben.
Durch den Aufbau wird die Vorgehensweise bei der Literaturanalyse deutlich und transparent.
Die im Text enthaltenen Tabellen und Grafiken unterstützen die Lesenden beim Erkennen der
Zusammenhänge. Das Buch sollte zur Pflichtlektüre für alle Pflegenden (und Betreuungs-
kräfte) werden, die Konzepte für die Arbeit mit Menschen mit Demenz entwickeln.«

Dr. med. Mabuse